W0084287

Kaapke / Kleber-Herbel / Hüsgen

Mythos Apotheke

Zwischen Vorurteilen und Wahrheit

Eine Studie von Prof. Kaapke Projekte
im Auftrag der NOWEDA Apothekergenossenschaft eG

Andreas Kaapke
Nina Kleber-Herbel
Uwe Hüsgen

2., völlig neu bearbeitete Auflage

mit 12 Abbildungen und 10 Tabellen

Deutscher
Apotheker Verlag

Zuschriften an
lektorat@dav-medien.de

Anschrift der Autoren

Prof. Dr. Andreas Kaapke
Prof. Kaapke Projekte
Am Zuckerberg 27
71640 Ludwigsburg

Telefon: 07141 913767
E-Mail: a.kaapke@kaapke-projekte.de

Nina Kleber-Herbel
Prof. Kaapke Projekte
Am Zuckerberg 27
71640 Ludwigsburg

Telefon: 07141 2992681
E-Mail: n.kleber-herbel@kaapke-projekte.de

Uwe Hüsgen
An der Braut 6
45239 Essen

Telefon: 0201 8405171
E-Mail: uwe.huesgen@web.de

NOWEDA Apothekergenossenschaft eG
Heinrich-Strunk-Straße 77
45143 Essen

Alle Angaben in diesem Werk wurden sorgfältig geprüft. Dennoch können die Autoren
und der Verlag keine Gewähr für deren Richtigkeit übernehmen.

Ein Markenzeichen kann markenrechtlich geschützt sein, auch wenn ein Hinweis
auf etwa bestehende Schutzrechte fehlt.

Bibliografische Information der Deutschen Nationalbibliothek
Die Deutsche Nationalbibliothek verzeichnet diese Publikation in der Deutschen –
Nationalbibliografie; detaillierte bibliografische Daten sind im Internet
unter https://portal.dnb.de abrufbar.

Jede Verwertung des Werkes außerhalb der Grenzen des Urheberrechtsgesetzes ist unzulässig
und strafbar. Das gilt insbesondere für Übersetzungen, Nachdrucke, Mikroverfilmungen oder
vergleichbare Verfahren sowie für die Speicherung in Datenverarbeitungsanlagen.

2., völlig neu bearbeitete Auflage 2020
ISBN 978-3-7692-7642-8
ISBN 978-3-7692-7709-8 (E-Book, PDF)

© Deutscher Apotheker Verlag
Birkenwaldstr. 44, 70191 Stuttgart
www.deutscher-apotheker-verlag.de
Printed in Germany

Druck und Bindung: W. Kohlhammer Druckerei GmbH & Co. KG, Stuttgart
Umschlaggestaltung: deblik, Berlin

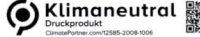

Vorwort

Jeden Tag besuchen laut ABDA in Deutschland knapp vier Millionen Kunden eine Apotheke. Das zeigt, dass jeder – früher oder später – die Institution Apotheke – mehr oder weniger intensiv – braucht. Viele Menschen haben eine oder zwei Stammapotheken, in denen sie ihren Bedarf an Arzneimitteln und Gesundheitsprodukten decken. Apotheken gehören damit ähnlich wie Lebensmittelgeschäfte zu unserem täglichen Leben; sie stellen für die überwiegende Mehrheit der Bevölkerung nichts Außergewöhnliches und nichts Unbekanntes dar. Auf der anderen Seite rankt sich um Apotheken, um deren Inhaberinnen und Inhaber, mithin um die gesamte Distribution von Arzneimitteln eine Vielzahl von Vorurteilen, Unwahrheiten und Gerüchten, sodass es notwendig erscheint aufzuzeigen, welche „Geschichten und Anekdoten", welche „vermeintlichen Wahrheiten" im Markt kursieren und wie es sich tatsächlich verhält.

In der ersten Auflage, die zum Jahreswechsel 2013/2014 veröffentlicht wurde, haben wir diese Idee „Mythos Apotheke" genannt, obgleich damit nicht nur die Apotheke in Gänze gemeint sein soll, sondern in mehreren Themen die gesamte Distribution von Arzneimitteln von den pharmazeutischen Herstellern über den Großhandel bis zu Apotheken oder auch Versandhändlern unter Einbindung der Ärzte im Fokus des Projektes stand. In der Ihnen vorliegenden zweiten Auflage unter identischem Titel wurden damalige Mythen zusammengefasst, aktualisiert oder erweitert, manche auch gestrichen. Dazu kamen neue Aspekte, die sich in den letzten Jahren ergeben oder signifikant verstärkt haben. Herr Dr. Wolfgang Bucke, der in der ersten Auflage noch bei einigen Mythen involviert war, gehört nicht mehr zum aktuellen Autorenteam. Die in der zweiten Auflage bearbeiteten Themen wurden entweder von Dipl.-Math. Uwe Hüsgen oder vom Team Prof. Kaapke Projekte, namentlich Frau Dipl.-Sowi. Nina Kleber-Herbel und Prof. Dr. Andreas Kaapke, bearbeitet.

Initiator für die Studie war wie schon bei der ersten Auflage die NOWEDA eG. Als Verlag konnte neuerlich der DAV (Deutscher Apotheker Verlag) gewonnen werden. Entsprechend ist Herrn Dr. Kuck, Frau Kahlert und Frau Wicher von der NOWEDA eG sowie Frau Dr. Milek vom DAV herzlich zu danken.

Die Studie richtet sich in erster Linie an Apothekerinnen und Apotheker, die sich argumentativ wappnen wollen, und an alle am Arzneimittelmarkt Partizipierenden, denen ein realistisches Bild auf die Gegebenheiten zusammenfassend geboten werden soll. Dazu zählen neben den Krankenkassen und den Ärzten, dem Großhandel und den Herstellerbetrieben auch die Politik, die oft nicht unwesentlich zur Mythenbildung beiträgt. Dem Leser sei die Lektüre ans Herz gelegt. Die nach wie vor gewaltigen Umbrüche im Gesundheitsmarkt haben die Strukturen und Prozesse der Arzneimittelversorgung signifikant verändert, jedoch kaum an den Mythen rühren können. Umso wichtiger ist es, auf Unwahrheiten hinzuweisen und diese auszuräumen. Wie systemrelevant die stationären Apotheken sind, konnte jeder Leser während der Corona-Pandemie erkennen, in der die 2. Auflage des Buches maßgeblich finalisiert wurde.

Viel Spaß beim Lesen wünscht
Andreas Kaapke

Geleitwort

Ohne jeden Zweifel rankt sich manch ein Mythos um Apotheken. Je nach Betrachtungsweise kann das belustigend, ärgerlich oder durchaus auch gefährlich sein. Denn Mythen zeichnen sich vor allem dadurch aus, dass sie hartnäckig sind und gern unreflektiert weitergegeben werden. Ein Effekt, den sich Dritte zunutze machen können, indem sie Hypothesen oder erwiesene Unwahrheiten anheizen und die öffentliche Wahrnehmung zu ihrem eigenen Vorteil nutzen. Etwa dann, wenn sie aus wirtschaftlichen Gründen ein Interesse daran haben, die funktionierenden Strukturen der Arzneimittelversorgung in Deutschland aufzubrechen.

Mythen gibt es in vielen Berufsgruppen. Apothekerinnen und Apotheker befinden sich als Heilberufler jedoch in einer gesonderten Position: Zwar bringt ihnen die Bevölkerung großes Vertrauen entgegen, doch nehmen die Gegner des Apothekensystems die Kombination aus notwendigem wirtschaftlichen Erfolg und heilberuflicher Tätigkeit gerne zum Anlass für kritische Bemerkungen. Unternehmerinnen und Unternehmern der meisten anderen Branchen ist diese Betrachtungsweise hingegen weitgehend unbekannt. Wenn sie erfolgreich sind, Arbeitsplätze schaffen und ihre Kommune durch Steuergelder fördern, ernten sie Anerkennung. Eine erfolgreiche Apotheke, die sich über jahrelange Optimierung ihrer Services und exzellenter Beratungskompetenz einen großen Kundenstamm aufgebaut hat und aufgrund dessen auch wirtschaftlich erfolgreich ist, wird im Vergleich schnell kritisiert: Sie würden zu hohe Preise verlangen, überhaupt gebe es zu viele Apotheken und zudem sei auch nicht jedes Arzneimittel ständig verfügbar. Ich bezweifle, dass es einen niedergelassenen Apotheker gibt, der noch nie erklären musste, dass er zum einen weder die Preise von verschreibungspflichtigen Arzneimitteln bestimmt noch der Hauptverdiener an der abgegebenen Arznei ist, und dass es zum anderen nicht seine Schuld ist, wenn das verordnete Medikament ausnahmsweise nicht verfügbar ist. Wir möchten Apothekerinnen und Apothekern mit der zweiten Auflage „Mythos Apotheke" die leider immer wieder notwendige Argumentation und Aufklärungsarbeit in dieser Sparte erleichtern.

Auf den nachfolgenden Seiten haben die Autoren des Buches, Prof. Dr. Andreas Kaapke, Nina Kleber-Herbel und Uwe Hüsgen, eine wunderbare Grundlage für sachliche Diskussionen rund um die gängigsten Apothekenmythen geschaffen. Als Basis diente die Erstauflage von „Mythos Apotheke", die Ihnen mit diesem Werk vollständig überarbeitet vorliegt. In komprimierter Form wurden die Legenden und ihre Richtigstellung bereits im Apothekenkundenmagazin My Life (Ausgabe 15, 1. August 2020) veröffentlicht und auf diesem Weg Millionen Menschen in ganz Deutschland zugänglich gemacht.

„Mythos Apotheke" stellt richtig, was über Jahre oder Jahrzehnte unbedarft und fehlerhaft weitergegeben wurde. Denn das Werk liefert wichtige Fakten, die das Potenzial haben, sachlich und verständlich über die Realität zu informieren und dadurch die Bedeutung der Vor-Ort-Apotheken für unsere Arzneimittelversorgung hervorzuheben. Ich empfehle „Mythos Apotheke" jedem, der sich ein vollumfängliches Bild machen will oder selbst Aufklärungsarbeit leisten möchte.

Essen, im September 2020   Dr. Michael Kuck
NOWEDA Apothekergenossenschaft eG

Inhaltsverzeichnis

Abkürzungsverzeichnis

Institutionen/Ausschüsse/Verbände

ABDA	Bundesvereinigung Deutscher Apothekerverbände
BMG	Bundesministerium für Gesundheit
DAV	Deutscher Apotheker Verlag
EU	Europäische Union
EuGH	Europäischer Gerichtshof
GKV	Gesetzliche Krankenversicherung
G-BA	Gemeinsamer Bundesausschuss
KBV	Kassenärztliche Bundesvereinigung
KV	Kassenärztliche Vereinigung

Begriffe der Arzneimitteldistribution

AEP	Apothekeneinkaufspreis
AM	Arzneimittel
ApU	Abgabepreis des pharmazeutischen Unternehmens (auch Herstellerabgabepreis, HAP)
AVK	Apothekenverkaufspreis
FAM	Fertigarzneimittel
GH	Großhandel
OTC	Rezeptfrei erhältliche (apothekenpflichtige und freiverkäufliche) Arzneimittel („Over the Counter")
Rx	Rezeptpflichtige Arzneimittel

Gesetze

AMG	Gesetz über den Verkehr mit Arzneimitteln – Arzneimittelgesetz
AMNOG	Arzneimittelmarktneuordnungsgesetz
ANSG	Apothekennotdienstsicherstellungsgesetz
ApoG	Gesetz über das Apothekenwesen – Apothekengesetz
GRG	Gesundheitsreformgesetz
GKV-WSG	GKV-Wettbewerbsstärkungsgesetz
GMG	Gesetz zur Modernisierung der GKV – GKV-Modernisierungsgesetz
GSAV	Gesetz für mehr Sicherheit in der Arzneimittelversorgung
HHVG	Gesetz zur Stärkung der Heil- und Hilfsmittelversorgung
LadSchlG	Ladenschlussgesetz
SGB V	Sozialgesetzbuch
TSVG	Terminservice- und Versorgungsgesetz

Verordnungen

AMPreisV	Arzneimittelpreisverordnung
ApBetrO	Verordnung über den Betrieb von Apotheken – Apothekenbetriebsordnung

1 Apothekenzahl

Mythos 1: Es gibt (in Deutschland) zu viele Apotheken – im europäischen Vergleich

Uwe Hüsgen

Der Mythos

Allgemein herrscht in Deutschland die Meinung vor: „Wir haben viel zu viele Apotheken. An jeder Straßenkreuzung trifft man auf mindestens eine." Dazu beispielhaft drei am 15.02.2017 – in der Tageszeitung einer westfälischen Mittelstadt mit gut 50.000 Einwohnern[1] – veröffentlichte Lesermeinungen:

„Ob es Bedarf für neun Apotheken in der Innenstadt gibt? Ich bin da, ehrlich gesagt, skeptisch. Ich weiß gar nicht, was man in diesen an Medikamenten alles kaufen soll."

„Ja, ich denke, neun Apotheken in der Innenstadt sind eindeutig zu viel. Zwei haben vor einiger Zeit ja schon dicht gemacht. …"

„Es gibt jedenfalls reichlich Apotheken in der Altstadt. Ob die alle überleben werden?"

Anders dagegen die Auffassung, wenn man – außerhalb der allgemeinen Ladenöffnungszeiten – dringend eine Apotheke benötigt. Dann kann sie nicht nah genug liegen.

Die Wahrheit

Im Durchschnitt über alle 27 Staaten der Europäischen Union versorgt jede Apotheke statistisch 3.200 Einwohner (EU-Durchschnitt; ▫ Tab. 1.1)[2]. Die reziproke Kennziffer „Zahl der Apotheken je 100.000 Einwohner" wird dabei als Apothekendichte bezeichnet. Je kleiner diese Zahl, umso mehr Einwohner hat eine Apotheke in diesem Land zu versorgen. Im Umkehrschluss bedeutet dies, dass eine höhere Apothekendichte darauf hinweist, dass den Menschen in diesem Land relativ mehr Apotheken zur Versorgung mit Arzneimitteln zur Verfügung stehen.

---

1 https://www.waz.de/staedte/hattingen/gibt-es-in-der-innenstadt-zu-viele-apotheken-id209614771. html vom 15.02.2017

2 Die Schweiz ist in die Tabelle mit aufgenommen worden, auch weil sie von EU-Mitgliedsstaaten umschlossen wird.

In Deutschland versorgt eine Apotheke durchschnittlich knapp 4.230 Einwohner, also gut 32 Prozent mehr als im EU-Durchschnitt.

Angesichts der Alterung unserer Bevölkerung und des damit verbundenen höheren Arzneimittelverbrauchs wird es immer wichtiger, dass die Arzneimittel (in entsprechender Menge, zum richtigen Zeitpunkt, in entsprechender Dosis, …) eingenommen sowie Neben- und Wechselwirkungen frühzeitig und richtig eingeschätzt werden. Hier werden die Apotheken in Zukunft noch mehr Verantwortung als bisher zu übernehmen haben. Deshalb hat z. B. die ehemalige nordrhein-westfälische Gesundheitsministerin Barbara Steffens, heute Leiterin der Landesvertretung Nordrhein-Westfalen der Techniker Krankenkasse, gebetsmühlenartig die „Apotheken in Pantoffelnähe" gefordert[3].

Es gibt Länder, in denen die Apothekendichte geringer ist als in Deutschland. Dafür gibt es plausible Gründe, wie das Beispiel der Niederlande zeigt. Versorgt in Deutschland eine Apotheke im Durchschnitt knapp 4.230 Einwohner, so liegt der entsprechende Wert bei unseren westlichen Nachbarn bei deutlich über 8.500. Das liegt einerseits an der Bevölkerungsdichte. So kommen in den Niederlanden 410 Einwohner auf einen km^2, in Deutschland dagegen sind es nur 230. Bei gleicher Apothekenverteilung (Apothekendichte) wären die Anmarschwege zur Apotheke in Deutschland also durchschnittlich fast doppelt so lang wie bei unseren Nachbarn. Wenn man dagegen die Zahl der Apotheken je km^2 in beiden Ländern miteinander vergleicht, so haben die Niederländer (mit 20,8 Apotheken je km^2) gegenüber Deutschland (mit 18,4 Apotheken je km^2) die Nase vorn.

Außerdem ist das System der ambulanten Gesundheitsversorgung in den Niederlanden anders organisiert als in Deutschland. Dort haben die Fachärzte ihren Sitz an bzw. in den Krankenhäusern, von denen es im ganzen Land gerade einmal 132 gibt[4], während es in Deutschland 1.942 sind[5]. Kein Wunder also, dass in der Nähe dieser niederländischen Kliniken viele Apotheken ihren Standort gefunden haben.

Ein weiteres Beispiel für eine niedrige Apothekendichte: Österreich.

Der Gebietsschutz für öffentliche Apotheken beträgt in Österreich in der Regel sechs Kilometer. In diesem Umkreis dürfen Hausärzte grundsätzlich nicht dispensieren, d. h. keine ärztliche Hausapotheke betreiben, also von ihnen verordnete Arzneimittel nicht abgeben (und abrechnen). Neben den 1.370 öffentlichen und den 29 Filial-Apotheken[6] existieren in Österreich immer noch knapp 850 ärztliche Hausapotheken, die vor allem in ländlichen Regionen tätig sind. Von daher ist es verständlich, dass die Apothekendichte in Österreich deutlich unter der von Deutschland liegt. Würde man die ärztlichen Hausapotheken zu den öffentlichen Apotheken addieren, betrüge die daraus resultierende (Apotheken-)Dichte 25,5 – und läge über dem deutschen Wert.

(Unabhängige) Untersuchungen haben zudem ergeben, dass die Arzneimittelkosten bei einem Dispensierrecht der Ärzte höher ausfallen als ohne Dispensierrecht.

Übrigens: Auch in der Schweiz dürfen Ärzte in einigen Kantonen dispensieren.

---

3   https://www.healthpolicy-online.de/industrie/apotheken-in-pantoffelnaehe

4   https://www.aerztezeitung.de/politik_gesellschaft/article/956348/krankenhausstatistik-benchmark-niederlande-bitte-nicht-warnen-kliniken.html

5   https://www.dkgev.de/fileadmin/default/Mediapool/3_Service/3.2._Zahlen-Fakten/Eckdaten_Krankenhausstatistik.pdf

6   https://www.apotheker.or.at/internet/oeak/NewsPresse.nsf/WebTeaser/NewsTeaser/

◻ **Tab. 1.1** Apothekendichte im europäischen Vergleich

Land	Einwohner in Tsd. (2017)[1, 2]	Anzahl der Apotheken[3]	Apotheken je 100.000 EW	Fläche in km²	EW	km²	Einwohner je km²
					Je Apotheke		
Griechenland	11.159,8	9.500	85,1	131.957	1.175	13,9	84,6
Republik Zypern[4]	848,3	477	56,2	5.896	1.778	12,4	143,9
Bulgarien	7.084,6	3.714	52,4	110.994	1.908	29,9	63,8
Malta	430,8	210	48,7	316	2.052	1,5	1.363,4
Litauen	2.890,3	1.387	48,0	65.301	2.084	47,1	44,3
Spanien	46.354,3	22.046	47,6	504.645	2.103	22,9	91,9
Lettland	1.949,7	871	44,7	64.589	2.238	74,2	30,2
Rumänien	19.679,3	8.673	44,1	238.391	2.269	27,5	82,6
Belgien	11.429,3	4.850	42,4	32.545	2.357	6,7	351,2
Irland	4.761,7	1.854	38,9	70.273	2.568	37,9	67,8
Polen	38.170,7	14.584	38,2	312.685	2.617	21,4	122,1
Estland	1.309,6	490	37,4	45.227	2.673	92,3	29,0
Frankreich[2]	64.979,5	21.403	32,9	543.965	3.036	25,4	119,5
Italien	59.359,9	18.549	31,2	301.336	3.200	16,2	197,0
EU (Durchschnitt)	508.700,0	158.955	31,2	4.377.418	3.200	27,5	116,2
Portugal	10.329,5	2.935	28,4	92.345	3.519	31,5	111,9
Slowakei	5.447,7	1.516	27,8	49.034	3.593	32,3	111,1
Kroatien	4.189,4	1.114	26,6	56.542	3.761	50,8	74,1
Tschechien	10.618,3	2.559	24,1	78.866	4.149	30,8	134,6
Ungarn	9.721,6	2.315	23,8	93.030	4.199	40,2	104,5
Deutschland	82.114,2	19.423	23,7	357.121	4.228	18,4	229,9
Vereinigtes Königreich[2]	66.181,6	14.000	21,2	242.910	4.727	17,4	272,5

1

◘ **Tab. 1.1** Apothekendichte im europäischen Vergleich (Fortsetzung)

Land	Einwohner in Tsd. (2017)[1,2]	Anzahl der Apotheken[3]	Apotheken je 100.000 EW	Fläche in km^2	EW	km^2	Einwohner je km^2
					Je Apotheke		
Luxemburg	583,5	95	16,3	2.586	6.142	27,2	225,6
Slowenien	2.080,0	331	15,9	20.253	6.284	61,2	102,7
Österreich	8.823,1	1.399	15,9	83.879	6.307	60,0	105,2
Finnland	5.523,2	812	14,7	338.144	6.802	416,4	16,3
Schweden	9.910,7	1.392	14,0	449.964	7.120	323,3	22,0
Niederlande	17.035,9	1.994	11,7	41.526	8.544	20,8	410,2
Dänemark[2]	5.733,6	462	8,1	43.098	12.410	93,3	133,0
Schweiz	8.476	1.972	23,3	41.285	4.298	20,9	205,3

[1] Quelle: https://de.wikipedia.org/wiki/Liste_der_L%C3%A4nder_Europas, vom 15.04.2019
[2] für Staaten, die über exterritoriale Gebiete verfügen, sind nur die Einwohner des Mutterlandes aufgeführt
[3] Quelle: ABDA-Statistik, letztverfügbares Jahr und eigene Recherchen
[4] nur (EU-Mitglied) Republik Zypern

Mythos 2: Es gibt in Deutschland mehr Apotheken als Bäckereien

Uwe Hüsgen

Der Mythos

Die Ansicht, dass es in Deutschland mehr Apotheken als Bäckereien gebe, hat sich in der veröffentlichten Meinung festgesetzt. Gestützt wird diese Auffassung durch Berichte in Presse, Funk und Fernsehen. Prominentes Beispiel: Eine Meldung der Tagesschau vom 23. April 2019[7], die genau das suggeriert: *„Immer mehr Bäcker und Fleischer hören auf. […] Waren im Jahr 2008 bundesweit noch rund 15.337 Bäckereien in der Handwerksrolle eingetragen, sank die Zahl Ende 2018 auf 10.926."* Dieselbe Meldung ist am 23. April 2019 auch vom Deutschlandfunk gesendet worden. Wenn dann noch die Statistik der ABDA-Bundesvereinigung Deutscher Apothekerverbände besagt, dass zu Ende 2018 19.423 Apotheken die Bevölkerung mit Arzneimitteln versorgt haben, muss die Aussage doch wohl stimmen. Oder ist es doch wie mit dem Mythos vom Eisengehalt im Spinat[8]?

7   https://www.tagesschau.de/wirtschaft/handwerk-101.html
8   s. hierzu z. B.: https://www.akademie-sport-gesundheit.de/magazin/spinat-enthaelt-viel-eisen.html

Die Wahrheit

Wir konnten das nicht glauben; deshalb haben wir recherchiert.

Ausgangspunkt unserer Untersuchung ist der im Essener Süden gelegene Stadtteil Werden mit gut 11.000 Einwohnern. Hier versorgen aktuell drei Apotheken die Bevölkerung mit Arzneimitteln. Fragt man alteingesessene Stadtteilbewohner nach der Anzahl der Bäckereien, so werden spontan fünf aufgezählt, die in der Altstadt – dicht beieinander – ihren Standort gefunden haben. Nach einigem Nachdenken werden zwei weitere Bäckereien genannt: Eine als Untermieter eines großflächigen Lebensmittelmarktes etwas außerhalb des Ortskerns und eine weitere im außerhalb gelegenen Gewerbegebiet auf der anderen Ruhrseite, direkt neben einem stark frequentierten Discounter mit großem Parkplatzangebot.

Damit gibt es in diesem Stadtteil zumindest sieben typische (vollsortierte) Bäckereien.

Eine ökologische Bäckerei, zwei Konditoreien und eine Vielzahl von Cafés, alle in der Altstadt gelegen, sowie Backautomaten in den Discountern sind bewusst nicht in die Aufzählung mit aufgenommen worden. Zumindest für Werden kann damit festgehalten werden: Vor Ort gibt es mehr als doppelt so viele typische Bäckereien wie Apotheken.

Wir haben weiter recherchiert und sind auf Fakten gestoßen, die unsere Analyse vor Ort bestätigt haben: Keine der sieben Bäckereien hat ihren Firmensitz in Essen-Werden, sechs sind Filialen von Großbäckereien mit Sitz außerhalb der Großstadt Essen, zum überwiegenden Teil mit Verkaufsstellen im dreistelligen Bereich. Die siebte Bäckerei ist ein Familienbetrieb mit Firmensitz in einem anderen Stadtteil von Essen, der mit weiteren fünf Filialen im Essener Stadtgebiet vertreten ist.

Bei den o. g. Tagesschau-Bericht genannten 10.926 Betrieben handelt es sich folglich – wie auch korrekt dargestellt – um solche Bäckereien, die in der Handwerksrolle eingetragen sind. Und die Zahl dieser in die Handwerksrolle eingetragenen Betriebe sinkt seit Jahren kontinuierlich (○ Abb. 1.1). Von 11.347 Betrieben im Jahre 2017 fiel sie auf 10.926 Betriebe im Jahre 2018 (bzw. um 3,7 Prozent).

Neben der Konkurrenz von Discountern und Supermärkten belastet auch die zunehmende Bürokratie das Lebensmittelhandwerk. Die kleinen Handwerksbetriebe litten, so der Sprecher der Arbeitsgemeinschaft der Fachverbände des Lebensmittelhandwerks, unter einer Flut neuer Vorschriften. Gesetzliche Vorschriften, die auf Großunternehmen zugeschnitten seien, würden auf Familienbetriebe mit zehn Mitarbeitern angewandt. Und die könnten den zeitlichen Aufwand oft nicht erbringen. Vor allem aber der Fachkräftemangel und das gesunkene Interesse von Schulabgängern an einer Lehre bereiteten den Betrieben Sorge. *„Das Problem ist der Mangel an qualifiziertem Personal und an Nachwuchskräften, aus denen eine neue Generation von Inhabern entstehen müsste"*, so der Sprecher der Arbeitsgemeinschaft[9]. Laut dem Bundesinstitut für Berufsbildung mangelte es den Bäckereien im vergangenen Jahr (2018) mit 906 nicht vergebenen Ausbildungsstellen an Nachwuchs.

Für die Apotheken stellt sich das Problem in gleicher Weise dar. Angesichts von geschätzten 1,3 Millionen fehlenden Fachkräften in den Gesundheitsberufen bis 2030 müssen die Apotheken überdurchschnittlich attraktiv sein, schließlich konkurrieren sie mit anderen Gesundheitsberufen um den Nachwuchs. So kommt auch auf Bäckereien

---

9   https://www.spiegel.de/karriere/baecker-und-fleischer-jeder-dritte-betrieb-hat-aufgegeben-a-1263968.html

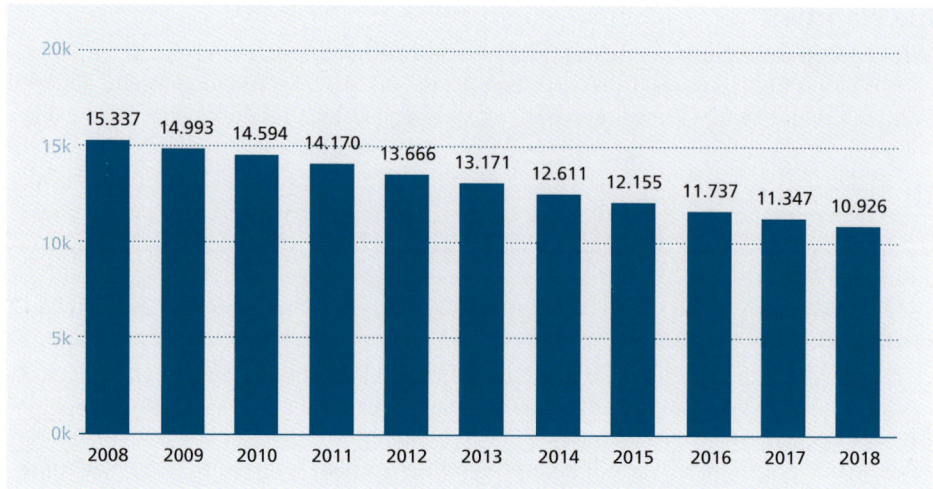

○ **Abb. 1.1** Entwicklung der Betriebszahlen im Bäckerhandwerk 2008–2018[10]

und Apotheken eine geänderte Einstellung der jungen Generation[11] zu, die Beruf und Familie gerne „unter einen Hut" bringen möchte. „Work-Life-Balance" wird diese Grundeinstellung auf Neudeutsch genannt. Modern und zukunftsfähig sind die Attribute, mit denen die Jugend begeistert werden möchte.

Ein Blick in die Statistiken des Zentralverbandes des Deutschen Bäckerhandwerks[12] zeigt, dass es neben den in der Handwerksrolle eingetragenen 10.926 Betrieben im Jahre 2018 weitere rund 35.000 Filialen gibt (□ Tab. 1.2). Zum Vergleich: Bei den öffentlichen Apotheken stellt sich die Situation wie folgt dar: 14.882 Hauptapotheken zuzüglich 4.541 Filialen.

Folglich stehen bei den Betriebsstätten rund 46.000 Bäckereien 19.423 Apotheken gegenüber. Damit versorgt die Durchschnittsapotheke in Deutschland weit mehr als doppelt so viele Einwohner mit Arzneimitteln wie die Durchschnittsbäckerei mit Backwaren. „Mehr Apotheken als Bäcker"? Das war wohl nichts.

Filialen bzw. Verkaufsstellen spielen demnach bei den Bäckereien – im Gegensatz zu den Apotheken – eine zentrale Rolle. Es gibt ihn zwar noch – den Bäcker um die Ecke, der in den frühen Morgenstunden in seinem eigenen Betrieb Brot oder Brötchen backt. Aber die Zahl solcher „klassischen Backhandwerker" sinkt seit vielen Jahren. Stattdessen hat die Bedeutung von Großbäckereien stark zugenommen. Mehr als ein Drittel des Umsatzes in der „Backbranche" entfällt inzwischen auf Unternehmen mit mehr als 50 Beschäftigten – Tendenz steigend. Der Konzentrationsprozess dürfte sich in den nächsten Jahren fortsetzen. Vier große Player prägen – neben vielen kleinen Betrieben – das Bäckerhandwerk in Deutschland.

---

10 Zentralverband des Deutschen Bäckerhandwerks e. V. nach Werten der Handwerkerrolle, Berlin 2018.

11 S. dazu auch: Hüsgen, Uwe: PTA dringend gesucht – Wünsche und Erwartungen angehender PTA, in: Deutsche Apotheker Zeitung Nr. 39/2018, und Hüsgen, Uwe: Nachwuchssorgen – Wünsche und Erwartungen von Pharmaziestudierenden, in: Deutsche Apotheker Zeitung Nr. 47/2018.

12 https://www.baeckerhandwerk.de/baeckerhandwerk/zahlen-fakten/

□ Tab. 1.2 Strukturdaten von Bäckereien und Apotheken im Vergleich[13]

Auswertungsposition	Bäckereien	Apotheken
Handwerkliche Betriebe/Hauptapotheken[1]	10.926	14.882
Filialen[2]	35.000	4.541
Betriebsstätten insgesamt[2]	46.000	19.423
Betriebsstätten je 100.000 Einwohner	55,5	23,7
Beschäftigte	270.400	159.141
davon Auszubildende[3]	16.018	5.752
Gesamtumsatz in Mrd. Euro[4]	14,67	50,90
Mitarbeiterzahl je Betrieb	24,7	10,7
Mitarbeiterzahl je Betriebsstätte	5,9	8,2
Umsatz je Betrieb in 1.000 Euro[4]	1.343	3.420
Umsatz je Betriebsstätte in 1.000 Euro[4]	320	2.621

[1] Stand: 31.12.2018
[2] Hochrechnung (für Bäckereien) lt. Zentralverband des Deutschen Bäckerhandwerks
[3] Bäckerei: Ausbildung zum/zur Bäcker*in oder Bäckereifachverkäufer*in; Apotheke: ohne Studierende der Pharmazie
[4] ohne Mehrwertsteuer

Aufschluss über die Verteilung der Betriebe nach Umsatz im Jahre 2016 gibt □ Tab. 1.3. Allein die führenden 20 Backwaren-Filialisten in Deutschland haben nach Angaben der Statista GmbH, Hamburg, im Jahre 2018 mehr als 7.100 Filialen, inkl. Franchise- und Partnerkonzepte, betrieben.[14]

Die Kennziffer „Zahl der Betriebe je 100.000 Einwohner" wird als Betriebsdichte bezeichnet, wobei im Folgenden als Betriebe bei den Bäckereien die Verkaufsstellen und bei den Apotheken auch die Filialen miteinbezogen sind. Je kleiner diese Zahl, umso mehr Einwohner versorgt ein Betrieb. Während die Bäckereidichte von 54,2 (im Jahr 2012) auf 55,5 (2018) zugenommen hat, ist die Apothekendichte im selben Zeitraum von 26,0 auf 23,7 gefallen. Die Versorgung mit Brot und Backwaren hat sich aus Verbrauchersicht also weiter verbessert; die ordnungsgemäße Versorgung der Bevölkerung mit Arzneimitteln stößt, zumindest in der Fläche, wie unabhängige Untersuchungen zeigen, offensichtlich an Grenzen.

Und immer noch gehen Personen, die es aufgrund ihres Berufes eigentlich besser wissen müssten, mit der Aussage „Es gibt mehr Apotheken als Bäcker" an die Öffentlichkeit. Dazu zwei typische Beispiele: Die Aachener Zeitung (mit damals über 360.000 Lesern lt. Media-Analyse 2012) hatte in einem Beitrag vom 9. Oktober 2012 sachlich über die Situ-

---

13 Statistisches Bundesamt, Zentralverband des Deutschen Bäckerhandwerks, ABDA; eigene Berechnungen Uwe Hüsgen ©; eigene Darstellung
14 https://de.statista.com/statistik/daten/studie/261281/umfrage/fuehrende-backwaren-filialisten-nach-anzahl-der-filialen/

◻ **Tab. 1.3** Umsatzverteilung der Bäckereien 2016[15]

Umsatz	Anzahl der Betriebe in Prozent	Umsatzverteilung in Prozent	Umsatz je Betrieb in 1.000 Euro
Unter 500.000 €	63 %	8 %	154
500.000 € bis 5 Mio. €	32 %	25 %	950
Mehr als 5 Mio. €	5 %	67 %	16.310

ation der öffentlichen Apotheken berichtet. Offensichtlich aus Gründen der Meinungsvielfalt war auch der (immer noch amtierende) Vorstandsvorsitzende einer großen gesetzlichen Krankenkasse (mit fast 3 Mio. Versicherten) um eine Stellungnahme gebeten worden. Er wurde dort – unter der plakativen Überschrift „Mehr Apotheken als Bäckereien" – mit den Worten zitiert: „In Deutschland gibt es bekanntlich mehr Apotheken als Bäckereien." Und dieses Vorurteil hat heute noch Bestand, denn erst am 26.11.2018 hat der amtierende Gesundheitsminister von Nordrhein-Westfalen anlässlich einer Präsentation der Studie „Zukunft der Apotheken – Trends und Herausforderungen" (von Professor Augurzky vom Essener Leibnitz-Institut für Wirtschaft) in Berlin gesagt[16]: „In meinem Wahlkreis gibt es mehr Apotheken als Bäcker."

Eine bewusste Falschaussage wird den o. g. Personen nicht unterstellt, obwohl sie es eigentlich besser wissen sollten.

Schön, wenn der Minister in seinen Ausführungen fortfährt[17]: *„Um die Apothekendichte mache ich mir keine Sorgen."* Kernprobleme seien eher die schwierige demografische Entwicklung auf dem Land und der Ärztemangel: *„Wenn im Dorf niemand mehr ist, der ein Rezept ausstellt, dann hat auch die Apotheke ein Problem",* so der Minister. Wichtig sei vielmehr, dass strukturelle Fragen praxisnah gelöst würden. Es müsse beispielsweise gewährleistet werden, dass Notdienste von Ärzten und Apotheken besser koordiniert würden. *„Es kann nicht sein, dass ein Patient in dringenden Fällen 30 Kilometer fahren muss, um das Rezept einzulösen, das er vom Arzt bekommen hat."* Das sei ein Problem, das er in Nordrhein-Westfalen bereits angehe.

Gemäß den Richtlinien für die Dienstbereitschaft der öffentlichen Apotheken im Bereich der Apothekerkammer Nordrhein vom 19. Juni 2013 gilt (Auszug):

Für das Kammergebiet Nordrhein wird zur Sicherstellung der ordnungsgemäßen Versorgung der Bevölkerung mit Arzneimitteln die Dienstbereitschaft der öffentlichen Apotheken im Bereich der Apothekerkammer Nordrhein geregelt. Hierfür wird ein flächendeckendes Versorgungsnetz festgelegt. Dabei werden grundsätzlich folgende Kriterien berücksichtigt:

---

15 Zentralverband des Deutschen Bäckerhandwerks nach Daten der Umsatzsteuerstatistik des Statistischen Bundesamtes, Berlin, 2016

16 https://www.apotheke-adhoc.de/nachrichten/detail/politik/weniger-jammern-und-sich-nicht-so-aufregen-studie-zukunft-der-apotheken/

17 s. ebenda

- *Vom Ortsmittelpunkt muss zumindest eine dienstbereite Apotheke in folgender Entfernung erreichbar sein:*
  - *für Großstädte gilt eine Entfernung bis zu 10 Straßenkilometer,*
  - *für Mittelstädte gilt eine Entfernung bis zu 15 Straßenkilometer,*
  - *für Kleinstädte gilt eine Entfernung bis zu 20 Straßenkilometer,*
  - *für ländliche Gemeinden gilt eine Entfernung bis zu 30 Straßenkilometer,*
- *die Einwohnerzahl,*
- *die Entfernung der dienstbereiten Apotheken zueinander, wobei der Abstand zwischen den dienstbereiten Apotheken in bevölkerungsarmen Regionen größer sein kann als in bevölkerungsreichen.*

Nach Angaben der Geschäftsstelle der Kammer werden diese maximalen Entfernungen in der Regel deutlich unterschritten. Einzig in der Eifel könne es derzeit an einigen Tagen zu entsprechenden maximalen Entfernungen für ländliche Gemeinden kommen.

Sollte das vom zuständigen Minister angesprochene Problem in NRW tatsächlich existent sein, wäre das Ministerium gut beraten, neben der neu und erfolgreich eingeführten Landarztquote für das Medizinstudium in Nordrhein-Westfalen[18] auch zu prüfen, wie Landapotheken gefördert werden können, um neben dem beklagten Ärztemangel auf dem Land auch einem ggf. existierenden Landapothekenmangel zu begegnen.

Wer – nicht nur sonntagsmorgens – am Frühstückstisch sein frisches Brötchen genießen kann, weiß die Arbeit seines Bäckers und die Präsenz der Bäckerei vor Ort zu schätzen. Bei der Backkette sieht das schon etwas anders aus: Nicht selten haben die Rohlinge einen langen Weg (aus dem Ausland?) hinter sich – und nach dem Aufbacken im Kettenbetrieb schmecken sie dann vielfach auch so. Zwar sind die Deutschen weltweit noch für ihre schmackhaften und vielfältigen Brotsorten bekannt, aber wenn sich der Konzentrationsprozess bei den Bäckereien so fortsetzt, könnte damit bald Schluss sein. Für alle jene, denen eine Bäckerei vor Ort fehlt, sei es nun eine Backkette oder die Individualbäckerei, werden immer noch tiefgefrorene „Brötchen" in anderen Einzelhandelsgeschäften angeboten, die man selber aufbacken muss. Im Einzelfall backt ein Familienmitglied sogar selbst.

Selbstverständlich gibt es dabei Preisunterschiede, aber auch Unterschiede in Qualität und Genuss, die jedem bekannt sein dürften. Man kann sich froh und glücklich schätzen, wenn man seine Brötchen vor Ort frisch kaufen kann. Aber selbst wenn es mal keine Brötchen gibt: Man kann immer noch auf Brot oder Stuten zurückgreifen.

Was sagt uns das? Grundnahrungsmittel wie Brot (und Brötchen) sind austauschbar, substituierbar, und der Bedarf ist über Tage im Voraus kalkulierbar. Bei Arzneimitteln sieht das nicht selten anders aus. Alle chronisch Kranken können sich ihre „gewohnten Arzneimittel" in der Regel zwar auch frühzeitig genug besorgen: Nach dem anstehenden Arztbesuch ist die nächste Apotheke – häufig fußläufig – zu erreichen. Im Falle einer Akut- oder Notfallversorgung oder auch bei lästigen, plötzlich auftretenden Beschwerden, die nicht der ärztlichen Behandlung bedürfen, wird besonders deutlich, worin sich die Versorgung mit Backwaren von der mit Arzneimitteln unterscheidet. Im Rahmen der Selbstmedikation hat der Apotheker zusammen mit seinem Patienten zu entscheiden, welches in der aktuellen Situation das Arzneimittel der Wahl ist. Ggf. ist zu überprüfen,

---

18 https://www.aerztezeitung.de/politik_gesellschaft/bedarfsplanung/article/985773/nordrhein-westfalen-medizinstudienplaetze-mit-landarztquote-beliebt.html

ob das infrage kommende Arzneimittel zu anderen Arzneimitteln, die man regelmäßig einnehmen muss, passt.

Ab und an müssen die Apothekenmitarbeiter einem Patienten sogar von der Einnahme (und damit vom Kauf) eines Arzneimittels abraten – der Patient wird dann zunächst zum Arzt geschickt. Und wer schon einmal mit seinem Kleinkind unbedingt auf Fieberzäpfchen angewiesen war, weil Wadenwickel wahrlich nicht mehr weitergeholfen haben, dem vermag auch kein Arzneimittelversandhändler in dieser Notsituation zu helfen. Spätestens dann hat er – womöglich weit nach Mitternacht – die Notdienstbereitschaft der Apotheke in der Nähe zu schätzen gelernt. Im Rahmen des Sachleistungsprinzips erhält der GKV-Versicherte das Arzneimittel gegen Erstattung der Zuzahlung (und ggf. der Notdienstgebühr). Die Apotheke stellt der Krankenkasse das abgegebene (verschreibungspflichtige) Arzneimittel zu einem vom Verordnungsgeber festgelegten, bundeseinheitlichen Abgabepreis in Rechnung, abzüglich Kassenrabatt und Zuzahlung des Versicherten, ohne die Notsituation des Betroffenen jemals in die Kalkulation einzupreisen!

Nicht aus reinem Spaß leisten täglich rund 1.300 Apotheken in Deutschland[19] für die Bevölkerung in ihrem Einzugsgebiet Nacht- und Notdienst, auf den, davon darf man ausgehen, die Apothekerinnen und Apotheker sowohl aus betriebswirtschaftlichen als auch aus Gründen der persönlichen Freizeit gern verzichten würden. So werden pro Nacht- und Notdienst durchschnittlich 20.000 Patienten[20] versorgt. Mit der Eröffnung oder Übernahme der Apotheke war ihnen aber allen bewusst, dass sie im Rahmen ihrer Berufsausübung aus gesundheitspolitischen Gründen regelmäßig Nacht- und Notdienst zu leisten haben.

Viele Bürger sind jedenfalls glücklich, ihre Bäckerei und ihre Apotheke noch vor Ort zu wissen. Das ist ein Stück Lebensqualität, auf das man gerade mit zunehmendem Alter nicht verzichten möchte. Wenn man dann noch bedenkt, dass mit jeder Geschäftsaufgabe einer Bäckerei oder einer Apotheke sich nicht nur hochqualifizierte Handwerksmeister bzw. Freiberufler i. A. für immer aus dem Erwerbsleben verabschieden, sondern zugleich qualifizierte, wohnortnahe Arbeits- und Ausbildungsplätze wegfallen (Ketten arbeiten nicht selten mit angelernten Aushilfen zu Dumpinglöhnen auf 450-Euro-Basis), kommen nicht wenige Bürger zu dem Ergebnis, dass viele „Experten" in Deutschland wohl erst nach dem Verlust der heutigen Versorgungsqualität feststellen werden, was ihnen und uns an Lebensqualität verloren gegangen ist.

---

19   ABDA, Die Apotheke – Zahlen Daten Fakten 2018
20   s. ebenda

2 Apotheken und Krankenkassen

Mythos 3: Die Arzneimittelversorgung der Versicherten durch Apotheken kommt die Solidargemeinschaft teuer zu stehen

Uwe Hüsgen

Der Mythos

Nach Expertenmeinung sind bei der Apothekenvergütung 1.240 Millionen Euro einzusparen – jährlich! Zu diesem Ergebnis kommt jedenfalls ein vom Bundesministerium für Wirtschaft und Energie (BMWi) in Auftrag gegebenes Gutachten[21], das Ende 2017 veröffentlicht wurde. Zitat: *„Trotz teilweise erheblicher Steigerungen der Vergütungsbestandteile für Nacht- und Notdienst, BtM[22]-Abgabe und Rezepturherstellung kommt es nach der aktuellen, auf Kostendeckung basierenden Preisberechnung zu Reduktionen der Kosten für GKV [gesetzliche Krankenkassen], PKV [private Krankenversicherung], Beihilfe und Selbstzahlern bei Rx-Arzneimitteln[23] [bezogen auf Apotheken] von insgesamt ca. 1,24 Mrd. Euro[24]."*

Deutlicher kann nicht formuliert werden, dass Apotheken zu teuer sind.

Die Wahrheit

Selbst wenn die Gutachterin anlässlich einer nichtöffentlichen Sitzung des Wirtschaftsausschusses des Deutschen Bundestages später (am 12.12.2018) – aufgrund heftiger Kritik an der Seriosität des Gutachtens – eingeräumt haben soll, dass die Einsparungen immer noch bei 500 Millionen Euro lägen[25], sind die Zahlen nicht nachvollziehbar.

Wir haben recherchiert.

---

21 2HM-Gutachten zur „Ermittlung der Erforderlichkeit und des Ausmaßes von Änderungen in der Arzneimittelpreisverordnung (AMPreisV) geregelter Preise", Version 1.21 vom 16.03.2018; erstellt im Auftrag des Bundesministeriums für Wirtschaft und Energie (BMWi)

22 BtM = Betäubungsmittel

23 Mit Rx-Arzneimitteln sind verschreibungspflichtige Arzneimittel gemeint, die in Apotheken nur aufgrund ärztlicher Verordnung (mittels Rezept) bezogen werden können.

24 2HM-Gutachten (s. ebenda), Version 1.21 vom 16.03.2018

25 https://www.deutsche-apotheker-zeitung.de/news/artikel/2018/12/13/schulz-asche-wirtschaftsministerium-ist-korrektiv-fuer-apotheker-bmg-gemauschel/chapter:1

Anteil der Arzneimittelausgaben an den GKV-Gesamtausgaben seit Jahren stabil

Nach wie vor gilt in unserem Gesundheitssystem, sowohl aus Patientensicht als auch aus Gründen der Wirtschaftlichkeit, die Maxime: „So viel stationär wie nötig, so viel ambulant wie möglich." Im Ergebnis hat dies bewirkt, dass die durchschnittliche Verweildauer im Krankenhaus seit Jahren rückläufig ist. Betrug diese im Jahr 2008 noch 8,1 Tage, machte sie – trotz der demografischen Entwicklung – 2017 (letztverfügbarer Wert) gerade noch 7,3 Tage aus[26]. Nach dem stationären Aufenthalt wird der Patient heute also schneller in die ambulante ärztliche Behandlung entlassen. Auch hier benötigt er in den meisten Fällen seine bereits im Krankenhaus verabreichten Medikamente weiter; d. h., durch die ambulante Folgebehandlung wird das Arzneimittelbudget des (behandelnden) niedergelassenen Arztes vermehrt in Anspruch genommen; die Ausgaben für Arzneimittel aus Apotheken steigen. Allerdings macht sich dies nicht am Anteil der Arzneimittelausgaben an den GKV-Gesamtausgaben bemerkbar, denn dieser Anteil ist seit fünf Jahren so gut wie stabil, er liegt bei rund 14,5 Prozent, nachdem er 2008 noch 16,1 Prozent betragen hat[27].

Und es gibt in diesem Zusammenhang einen zweiten bemerkenswerten Grund: Der medizinische Fortschritt macht es möglich, dass ehemals tödlich verlaufende Krankheiten heute immer häufiger medikamentös ambulant behandelt werden können. Für die Behandlungen notwendige, häufig innovative Arzneimittel ist der Preis allerdings zum Teil sehr hoch. Dabei machen gerade extrem teure Medikamente, von denen nur wenige Patienten profitieren, den Krankenkassen immer stärker zu schaffen. Der Vorstandsvorsitzende des AOK-Bundesverbandes nannte anlässlich der Präsentation des Arzneiverordnungs-Reports 2018 diese Entwicklung alarmierend. Der „Hochpreistrend" gefährde zunehmend die Versorgung, warnte er. Man müsse sich fragen, wie lange die gesetzlichen Versicherer noch in Lage seien, derartige Preise zu tragen. Als Extrembeispiel nannte er ein neues Mittel namens „Brineura" zur Behandlung einer Erbkrankheit bei Kindern. Die Jahrestherapiekosten lägen bei rund 750.000 Euro. Für „Spinraza", ein Medikament zur Behandlung einer seltenen neuromuskulären Erkrankung, seien im ersten Jahr pro Patient 622.000 Euro aufzubringen[28].

1. Zwischenergebnis

Bisher konnten die Patienten immer noch ordnungsgemäß mit – auch solch extrem teuren – Medikamenten versorgt werden, ohne dass die Arzneimittelausgaben im Verhältnis zu den GKV-Gesamtausgaben aus dem Ruder gelaufen wären.

Aber es kommt noch heftiger. Der Schweizer Arzneimittelkonzern Novartis hat Ende 2018 bekannt gegeben, dass die – einmalig anzuwendende! – Therapie für Kleinkinder mit dem Arzneimittel AVXS-101 zur Behandlung der Erbkrankheit SMA (spinale Muskelatrophie) wohl im ersten Halbjahr 2019 zugelassen werde[29]. Das Besondere: Der Preis für das Arzneimittel dieser neuen Gentherapie könnte 3 Mio. Euro (oder mehr) kosten.

Die Frage „Was darf ein Medikament kosten?" ist schwer zu beantworten, geht es im Umkehrschluss doch auch darum, was ein Menschenleben wert ist. Und wer mag sich

---

26 https://www.dkgev.de
27 ABDA, Die Apotheke – Zahlen Daten Fakten, verschiedene Jahrgänge
28 https://www.tagesspiegel.de/wirtschaft/preisschub-bei-arznei-alarmiert-krankenkassen-bis-zu-750–000-euro-pro-patient/23094996.html
29 https://de.reuters.com/article/schweiz-novartis-gentherapie-idDEKCN1NA1Y4

schon anmaßen, das festzulegen? Zumal, wenn es um das Leben kleiner Kinder geht. Hier ist an die ethische Verantwortung des Konzerns zu appellieren, wobei auch diese Kosten, selbst wenn sie in dieser Größenordnung anfallen sollten, den Ausgabenrahmen nicht sprengen werden, da nur eine kleine Anzahl von Patienten für diese Behandlung infrage kommt. Das zeigen Beispiele aus der Vergangenheit.

Vorbemerkung: Im Jahre 1982 wurde das erste Biopharmazeutikum (Biological), ein biosynthetisch hergestelltes Insulin, für therapeutische Zwecke zugelassen und von der Firma Eli Lilly (in Lizenz von Genentech) in den Markt eingeführt. Dabei sind Biopharmazeutika (Biologicals) Arzneistoffe, die mit Mitteln der Biotechnologie und gentechnisch veränderten Organismen hergestellt werden.

Im Zuge der Analyse der Arzneimittelausgaben seiner Krankenkasse gab der Vorstandsvorsitzende der BARMER anlässlich einer Pressekonferenz am 22. Juni 2017 speziell mit Blick auf Biopharmazeutika folgendes Statement ab[30]: *„Der Wirkstoff Adalimumab war auch im Jahr 2016 das umsatzstärkste patentgeschützte Arzneimittel für BARMER-Versicherte. Die Kosten für das unter dem Handelsnamen Humira® bekannte Medikament gegen rheumatoide Arthritis und chronische entzündliche Darmerkrankungen lagen im Jahr 2016 bei 134 Millionen Euro und damit noch einmal sechs Millionen Euro höher als im Jahr zuvor. Auf den Plätzen zwei und drei der umsatzstärksten Arzneimittel bei BARMER-Versicherten folgen …"*

Am 17. Oktober 2018 lief für o. g. Arzneimittel in Europa der Patentschutz aus. Bereits wenige Tage später waren die ersten Nachahmerprodukte (Biosimilars) auf dem Markt mit der Meldung: Ein(e) 40 mg Fertigpen/Fertigspritze (6 Stück) kosten bei zwei Anbietern 3.354,43 Euro verglichen mit 5.324,49 für die gleiche Packungsgröße [o. g. Arzneimittels][31]. Bereits knapp sechs Monate später hatten vier Anbieter von Nachahmerprodukten dieses Medikaments einen Marktanteil von 24,9 Prozent erreicht. Dabei haben Ärzte das Alternativangebot bei der Neueinstellung von Rheuma-Patienten besonders intensiv genutzt: *„56 Prozent erhalten seit Oktober 2018 von Anfang an ein Biosimilar. Dagegen geht die Umstellung bereits in Therapie befindlicher Patienten vom Original auf ein Biosimilar langsamer vonstatten. Von den rund 51.000 Patienten, die bereits vor dem Patentablauf mit dem Biopharmazeutikum behandelt worden waren, wurden bis Ende März dieses Jahres knapp 5.800 auf ein Biosimilar umgestellt, das sind mehr als elf Prozent[32]".*

An diesem Beispiel wird deutlich, dass die Hersteller von extrem teuren Arzneimitteln spätestens dann Preiszugeständnisse machen (müssen), wenn das Patent ausläuft und Nachahmerprodukte auf den Markt drängen. Mit dem am 1.01.2011 in Kraft getretenen Gesetz zur Neuordnung des Arzneimittelmarktes (AMNOG) ist der Gemeinsame Bundesausschuss (G-BA) als oberstes Beschlussgremium der gemeinsamen Selbstverwaltung im deutschen Gesundheitswesen verpflichtet, für alle neu zugelassenen Arzneimittel mit neuen Wirkstoffen sofort nach Markteintritt eine (Zusatz-)Nutzenbewertung durchzuführen (§ 35a SGB V). Deren Ergebnis ist die Entscheidungsgrundlage dafür, wie viel die gesetzliche Krankenversicherung für ein neues Arzneimittel mit einem neuen Wirkstoff

---

30   https://www.barmer.de/blob/121884/7761f7e1250ace22579449fa93b65fc2/data/dl-pressemappe.pdf

31   https://www.aerzteblatt.de/nachrichten/98769/Adalimumab-Biosimilars-Erster-Anbieter-korrigiert-Preise-weiter-nach-unten

32   https://www.aerztezeitung.de/politik_gesellschaft/arzneimittelpolitik/article/985951/adalimumab-kassen-sparen-enorm-durch-biosimilars.html

zahlt. Kommt der G-BA dabei zu dem Ergebnis, dass das neue Arzneimittel gegenüber der zweckmäßigen Vergleichstherapie (vorzugsweise einer Therapie, für die Endpunktstudien vorliegen und die sich in der praktischen Anwendung bewährt hat) keinen Zusatznutzen aufweist, kann das Arzneimittel in das Festbetragssystem überführt werden. Wenn ein Arzneimittel ohne Zusatznutzen keiner Festbetragsgruppe zugeordnet werden kann, wird ebenfalls ein Erstattungsbetrag vereinbart, bei dem die Jahrestherapiekosten jedoch nicht höher sind als bei der zweckmäßigen Vergleichstherapie[33].

Apotheken sind nicht die Kostentreiber bei den Arzneimittelausgaben

Die GKV-Ausgaben für Arzneimittel resultieren zum größten Teil aus der ärztlichen Verordnung verschreibungspflichtiger Fertigarzneimittel (Rx-FAM). Diese haben 2018 immerhin 84,4 Prozent aller zulasten der GKV abgegebenen Packungen ausgemacht, ihr Anteil am Apothekenumsatz hat sogar 86,5 Prozent betragen. Diese Rx-FAM unterliegen in Deutschland immer noch der Arzneimittelpreisverordnung (AMPreisV), die sicherstellt, dass ein bestimmtes verschreibungspflichtiges Arzneimittel von Flensburg bis Passau, vom Selfkant bis Görlitz, in allen Apotheken denselben Preis hat.

Weiter gibt es verschreibungspflichtige Nicht-Fertigarzneimittel wie z. B. Rezepturen und bestimmte Impfstoffe, für die der Verordnungsgeber einheitliche Preise festgesetzt hat oder für die feste Preise zwischen den Krankenkassen und den Apotheken vereinbart worden sind. Addiert man diese in aller Regel verschreibungspflichtigen (Spezial-)Rezepturen noch zu den Rx-FAM, vergrößert sich der o. g. Umsatzanteil auf mehr als 95 Prozent.

Zulasten der GKV dürfen die Apotheken – in Ausnahmefällen – auch noch rein apothekenpflichtige Arzneimittel abgeben, die in der Mehrzahl der Fälle für Kinder gedacht sind und die dann ebenfalls der AMPreisV unterliegen. Allerdings differieren in diesem Fall die Aufschlagsätze in Abhängigkeit vom (wiederum einheitlichen) Einkaufspreis der Apotheken sehr stark. Wegen des geringen Umsatzes sind sie für die Apotheken – mit Blick auf die GKV-Erlöse – deshalb auch nur von geringer Bedeutung. Außerdem fallen in Apotheken noch Umsätze zulasten der GKV mit Verbandstoffen und Hilfsmitteln an, die umsatzmäßig ebenfalls relativ unbedeutend sind.

Weiter hat der Gesetzgeber festgelegt, dass Hersteller und Apotheken den gesetzlichen Krankenkassen Rabatte gewähren müssen; sie sind für die Öffentlichkeit nachvollziehbar. Diese gesetzlichen Rabatte haben sich 2018 auf mehr als 2,84 Mrd. Euro summiert.

Außerdem hat der Gesetzgeber (in § 130a Sozialgesetzbuch, Fünftes Buch [SGB V]) geregelt: „Die Krankenkassen oder ihre Verbände können mit pharmazeutischen Unternehmern Rabatte für die zu ihren Lasten abgegebenen Arzneimittel vereinbaren." Von diesen Vereinbarungen über „rabattbegünstigte Arzneimittel" wird reger Gebrauch gemacht, wobei von diesen vertraglichen Vereinbarungen fast ausschließlich Rx-FAM betroffen sind. Allerdings haben sich die Vertragspartner bei diesen Vertragsrabatten zu Stillschweigen verpflichtet; nur die Gesamtsumme wird zum Jahresende veröffentlicht, sie hat in 2018 immerhin gut 4,5 Mrd. Euro betragen.

Sollen die Anteile der Beteiligten an der Wertschöpfungskette bei den GKV-Arzneimittel-Ausgaben, als da sind Arzneimittelhersteller, pharmazeutischer Großhandel, Apotheken und Staat (über die Mehrwertsteuer), analysiert werden, müssen natürlich diese den Krankenkassen gesetzlich und vertraglich gewährten Rabatte von Herstellern und Apotheken, die die Mehrwertsteuer enthalten, berücksichtigt werden. Da die Preisbil-

---

33 https://www.g-ba.de/themen/arzneimittel/arzneimittel-richtlinie-anlagen/nutzenbewertung-35a/

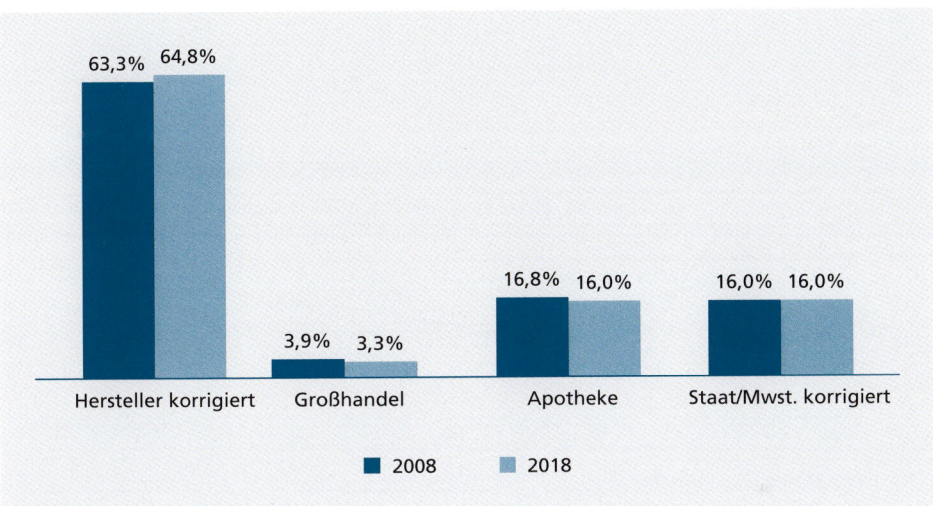

○ **Abb. 2.1** Wertschöpfungsanteile an zulasten der GKV abgegebenen Rx–FAM in den Jahren 2008 und 2018[34]

dung von Rx-FAM nachvollziehbar ist und diese Arzneimittel zudem den Markt dominieren, haben wir unsere Analyse für die Jahre 2008 und 2018 auf dieses Marktsegment konzentriert (○ Abb. 2.1).

Zwei Anmerkungen zur Berechnungsweise:

- In den Büchern der Krankenkassen schlagen sich die Rabatte als Minderausgaben nieder. Für die betroffenen Hersteller und Apotheken sind es Erlösschmälerungen, die noch um die in diesen Beträgen enthaltene Mehrwertsteuer zu korrigieren sind. Während die Erlösschmälerungs-Korrektur bei den Apotheken schon im Rahmen der Rechnungsstellung erfolgt, verrechnen die Hersteller diese mit dem Finanzamt über die Zahllast. (Deshalb ist in Abb. 2.1 bei Herstellern und Staat/MwSt. auch der zusätzliche Hinweis „korrigiert" angebracht worden.)
- Mit Inkrafttreten des Apothekennotdienstsicherstellungsgesetzes (ANSG) sind die Apotheken seit dem 1.08.2013 gehalten, auf jedes Rx-FAM eine Nacht- und Notdienstgebühr (NNG) von 0,16 Euro (zzgl. Mehrwertsteuer) aufzuschlagen, die in voller Höhe in den beim Deutschen Apothekerverband (DAV) angesiedelten Nacht- und Notdienstfonds (NNF) eingezahlt wird. Aus diesem Topf werden später – quartalsweise – die geleisteten Nacht- und Notdienste der Apotheken vergütet. Da diese Gebühren auch Bestandteil der Apotheken-(Roh-)Erträge sind, haben wir diese – natürlich wieder um die Mehrwertsteuer gekürzt – auch der Apotheken-Wertschöpfung hinzugerechnet.

Ein Blick auf die Grafik zeigt: Gewinner über die Jahre sind die Pharmakonzerne, die – trotz extrem hoher Rabattzahlungen an die gesetzlichen Krankenkassen – ihren Anteil in den letzten zehn Jahren um fast 1,5 Prozentpunkte steigern konnten. Große Verlierer sind die Apotheken, die im selben Zeitraum 0,8 Prozentpunkte eingebüßt haben und in 2018

---

34 Bundesministerium für Gesundheit (BMG), INSIGHT Health und eigene Berechnungen
    Uwe Hüsgen ©.

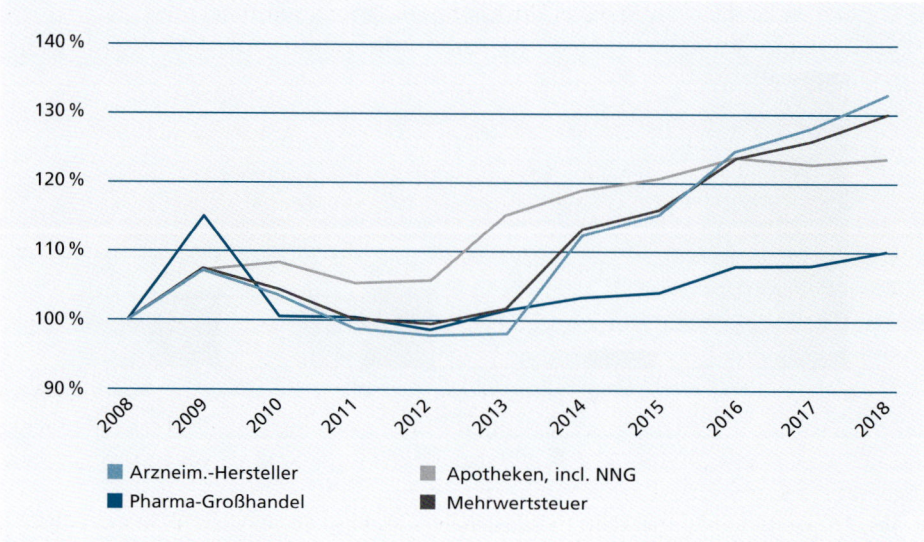

o **Abb. 2.2** Entwicklung der (korrigierten) Wertschöpfung von Arzneimittelherstellern, pharmazeutischem Großhandel (einschl. Wertschöpfung Direktbezug), Apotheken (inkl. Notdienstgebühr, NNG) und Mehrwertsteuer bei zulasten der GKV abgegebenen Rx–FAM in den Jahren 2008 bis 2018 (2008 = 100)[35]

für die Beratung zu 612,6 Mio. an Patienten abgegebene Rx-FAM-Packungen genauso viel an Rohertrag erwirtschaftet haben, wie der Staat für diese Produkte an Mehrwertsteuer vereinnahmt hat. Von diesem erwirtschafteten Rohertrag müssen bei den Apotheken wie auch bei den beiden anderen aktiven Marktbeteiligten noch die Kosten (Personal, Miete usw.) bestritten werden. Auf dem Weg zwischen Herstellern und Apotheken, der – überwiegend – den Bezug über den pharmazeutischen Großhandel und – zum restlichen Teil – den Direktbezug der Apotheken beim Hersteller umfasst, sind in der angegebenen Zeitspanne weitere 0,6 Prozentpunkte verloren gegangen.

2. Zwischenergebnis

Die Apotheken haben in den letzten zehn Jahren 0,8 Prozentpunkte oder rund 5 Prozent ihres Anteils in der Wertschöpfungskette verloren.

Bei rabattbegünstigten Arzneimitteln sind die Roherträge der Apotheken geringer als die Einsparungen der Krankenkassen

Mit Inkrafttreten des GKV-Wettbewerbsstärkungsgesetzes (GKV-WSG) zum 1. April 2007 sind die Rabattverträge zwischen Herstellern und gesetzlichen Krankenkassen „scharf gestellt" worden. Seitdem sind die Apotheken gemäß Rahmenvertrag über die Arzneimittelversorgung (§ 129 SGB V) bei der Abgabe verordneter Arzneimittel an Versicherte verpflichtet zur Abgabe eines preisgünstigen Arzneimittels in den Fällen, in denen der verordnende Arzt:

---

35 Bundesministerium für Gesundheit (BMG), INSIGHT Health und eigene Berechnungen
    Uwe Hüsgen ©

a) ein Arzneimittel nur unter seiner Wirkstoffbezeichnung verordnet oder

b) die Ersetzung des Arzneimittels durch ein wirkstoffgleiches Arzneimittel nicht ausgeschlossen hat.

Dabei ist die Ersetzung durch ein wirkstoffgleiches Arzneimittel vorzunehmen, für das eine Vereinbarung nach § 130a Abs. 8 (SGB V) mit Wirkung für die Krankenkasse besteht. Von dieser Verpflichtung kann nur abgesehen werden, wenn

- (schwere) pharmazeutische Bedenken gegen eine Abgabe sprechen – diese sind dann zu dokumentieren – oder
- das Arzneimittel nicht verfügbar ist (sogenannter Defekt) – was immer häufiger passiert.

In einem Musterprozess hat das Bundessozialgericht mit Urteil vom 2.07.2013 entschieden[36]: Krankenkassen dürfen Apotheken, die ohne erkennbaren Grund und trotz eines bestehenden Rabattvertrages nicht das Rabattarzneimittel, sondern ein anderes Präparat abgeben, die Zahlung komplett verweigern (sogenannte Nullretax).

Die Rabattverträge zwischen gesetzlichen Krankenkassen und pharmazeutischen Unternehmen haben weitreichende Auswirkungen: Für die Krankenkassen generieren sie wesentliche Einsparpotenziale; sie haben Wirkung auf die Versorgungssicherheit und -qualität der Versicherten und sie stellen eine enorme logistische, finanzielle und kommunikative Herausforderung an Großhandel und vor allem Apotheken dar. Dabei herrscht unter Fachleuten Einigkeit, dass bei jedem Austausch [„Ersetzung"] eines Medikaments die Qualität und die biopharmazeutische Eigenschaft des Arzneimittels ebenso berücksichtigt werden müssen wie die Besonderheit des zu therapierenden Krankheitsbildes. Mit dieser verpflichtenden Vorschrift ist die Verantwortung der Apotheker (und ihrer Mitarbeiter) im Rahmen der ordnungsgemäßen Arzneimittelversorgung der Bevölkerung noch weiter gewachsen[37].

Nach diesen grundlegenden Erläuterungen zu den pharmazeutischen Problemen nun zu den reinen Zahlen:

Während im Startjahr 17,5 Prozent aller zulasten der gesetzlichen Krankenkassen abgegebenen (Fertig-)Arzneimittel rabattbegünstigt gewesen sind, hat ihr Anteil im ersten vollen Jahr (2008) schon bei 41,6 Prozent gelegen (◻ Tab. 2.1). 2018, also zehn Jahre später, haben die öffentlichen Apotheken 415,0 Mio. rabattbegünstigte Arzneimittel zulasten der GKV abgegeben, sodass diese Arzneimittel aktuell einen Absatzanteil von gut 61,5 Prozent am GKV-Fertigarzneimittelmarkt erzielt haben. Bei den Rx-FAM ist der Marktanteil mit 65,6 Prozent sogar noch deutlich höher. Anders ausgedrückt: Von drei zulasten der GKV abgegebenen Rx-FAM sind 2018 zwei rabattbegünstigt gewesen, so viel wie nie zuvor.

Auch die Höhe der zwischen den gesetzlichen Krankenkassen und den Arzneimittelherstellern vertraglich vereinbarten Rabatte ist steil nach oben geschossen. Sie sind von 310,2 Mio. Euro (2008) auf 4.502,8 Mio. Euro in 2018 oder um mehr als 1.450 Prozent angestiegen. Die gesetzlichen Krankenkassen und in Folge die Versichertengemeinschaft sind dadurch auch 2018 wieder deutlich entlastet worden.

---

36 https://www.deutsche-apotheker-zeitung.de/news/artikel/2013/07/02/bundessozialgericht-billigt-nullretax

37 s. hierzu auch: U. Hüsgen, Aufwand honorieren! Deutsche Apotheker Zeitung (DAZ) Nr. 8/2013

◻ Tab. 2.1 Zulasten der GKV abgegebene Fertigarzneimittel (FAM) in Mio., rabattbegünstigte FAM in Mio., vertraglich gewährte Rabatte (nach § 130a Abs. 8 SGB V) in Mio. Euro und je rabattbegünstigtem FAM sowie Apotheken-Rohertrag (gem. AMPreisV) je GKV-Rx-FAM und je rabattbegünstigtem FAM in den Jahren 2007, 2017 und 2018[38]

Auswertungsposition	2007	2008	2018
GKV-FAM insgesamt in Mio. Packungen	607,9	623,0	674,5
davon: rabattbegünstigte FAM			
■ in Mio. Packungen	106,4	259,2	415,0
■ in Prozent	17,5 %	41,6 %	61,5 %
Rabatte in Mio. Euro gem. § 130a Abs. 8 SGB V[2]	[1]	310,20	4.502,80
Rabatt je rabattbegünstigtes FAM[2]		1,20 €	10,85 €
Apotheken-Rohertrag (gem. AMPreisV) je			
■ GKV-Rx-FAM	7,14 €	7,11 €	8,14 €
■ rabattbegünstigtes FAM[2]	[1]	< 7,67 €	< 7,74 €

[1] nicht ausgewiesen
[2] Herstellerrabatte nach § 130a Abs. 8 SGB V; für 2018: vorläufig

Ein Blick auf die Entwicklung zeigt: Der Rabatt je rabattbegünstigtem Arzneimittel ist von durchschnittlich 1,20 Euro (in 2008) auf 10,85 Euro (2018) oder um mehr als 900 Prozent gewachsen. Auch wenn der durchschnittliche Herstellerabgabepreis (Listenpreis) je rabattbegünstigtem Arzneimittel in 2018 (mit 25,38 Euro) weiter deutlich unter dem Durchschnitt über alle zulasten der GKV abgegebenen Arzneimittel (mit 38,66 Euro) und damit insbesondere unter dem der nicht-rabattbegünstigten Arzneimittel (mit 59,89 Euro) liegt, so kann doch konstatiert werden, dass die rabattbegünstigten Arzneimittel nicht nur bei der Zahl der abgegebenen Packungen, sondern auch beim Durchschnittswert gestiegen sind – und vermutlich weiter steigen[39].

In der öffentlichen Wahrnehmung geht dabei aber unter, dass die Apotheken auch 2018 über alle zulasten der GKV abgegebenen Rx-FAM einen Rohertrag von durchschnittlich nur 8,14 Euro erzielt haben. Und wegen des unterdurchschnittlichen Herstellerabgabepreises in Verbindung mit der AMPreisV liegt der Apotheken-Rohertrag je rabattbegünstigtem Arzneimittel noch deutlich unter 8,14 Euro, nämlich bei weniger als 7,74 Euro. Je rabattbegünstigtem Arzneimittel beträgt der Apotheken-Rohertrag zuzüglich Mehrwertsteuer also weniger als 9,21 Euro; die Differenz zum Herstellerrabatt (von 10,85 Euro) beträgt demnach mehr als 1,64 Euro.

---

38 Bundesministerium für Gesundheit (KJ1), INSIGHT Health und eigene Berechnungen Uwe Hüsgen ©
39 s. hierzu auch: U. Hüsgen, Gespart auf Kosten der Apotheker, Deutsche Apotheker Zeitung Nr. 16/2019

3. Zwischenergebnis

Auf den Punkt gebracht heißt dies:

Für jedes zulasten der GKV abgegebene rabattbegünstigte Arzneimittel und damit für 61,5 Prozent des Absatzmarktes erhalten die gesetzlichen Krankenkassen deutlich mehr an Rabatten aus vertraglichen Vereinbarungen mit den Herstellern, als sie den öffentlichen Apotheken im Rahmen der ordnungsgemäßen Arzneimittelversorgung für die Beratung ihrer Versicherten und die anschließende Abgabe dieser Arzneimittel an Honorar zugestehen. Zyniker behaupten, die Apotheken seien zu „Sparschweinen der Krankenkassen" mutiert.

Fazit

1. Der Anteil der Arzneimittelausgaben an den Gesamtausgaben der GKV ist in den letzten fünf Jahren (2014 bis 2018) stabil, gegenüber früheren Jahren hat er sogar abgenommen.
2. Der Anteil der Apotheken an der Wertschöpfung der Arzneimittelausgaben (Apotheken-Rohertrag) zulasten der GKV ist in den letzten zehn Jahren signifikant rückläufig.
3. Für den überwiegenden Teil der zulasten der GKV abgegebenen Medikamente (rabattbegünstigte Arzneimittel) liegt der Apotheken-Rohertrag je Packung unter dem vertraglich mit den Herstellern vereinbarten Rabatt je Packung. (Nicht nur) in diesem Segment finanzieren sich die Apotheken selbst – und tragen dazu noch zu weiteren Entlastungen der Krankenkassen bei.

Die Behauptung „Die Arzneimittelversorgung der Versicherten durch Apotheken kommt die Solidargemeinschaft teuer zu stehen" ist schlichtweg falsch!

Ausblick

Der Gesundheitsökonom Prof. U. May und die Politikwissenschaftlerin C. Bauer kommen in ihrer 2017 vorgelegten Studie „Apothekengestützte Selbstbehandlung bei leichten Gesundheitsstörungen – Nutzen und Potenziale aus gesundheitsökonomischer Sicht" zu dem Ergebnis, dass durch die Selbstbehandlung derzeit ein Entlastungseffekt von 21 Mrd. Euro p. a. für die GKV im Bereich der Arzt- sowie Arzneimittelversorgung zu verzeichnen sei. Nach ihren Berechnungen werden statistisch für jeden Euro, der für Selbstmedikation – d. h. durch den Einsatz selbst gekaufter, rein apothekenpflichtiger Medikamente – ausgegeben wird, jeweils knapp 14 Euro für die GKV und 4 Euro für die Volkswirtschaft (z. B. durch Produktivitätsminderungen infolge von Abwesenheit am Arbeitsplatz) eingespart. Durch eine gezielte Förderung der Selbstbehandlung könnten künftig zusätzliche Effizienzreserven realisiert werden.

Mythos 4: Die Gewinne der Apotheken steigen viel stärker als beispielsweise die Verwaltungsausgaben der gesetzlichen Krankenkassen

Uwe Hüsgen

Der Mythos

Als Körperschaften des öffentlichen Rechts, die der staatlichen Aufsicht unterliegen, haben die Krankenkassen bei der Durchführung ihrer Aufgaben und in ihren Verwaltungsangelegenheiten per Gesetz[40] sparsam und wirtschaftlich zu handeln und dabei ihre Ausgaben so auszurichten, dass Beitragserhöhungen, bis auf explizit definierte Ausnahmen, ausgeschlossen werden. Auch vor dem Hintergrund, dass Vorstandsmitglieder einer gesetzlichen Krankenkasse bereits für einfache Fahrlässigkeit – und zwar in unbegrenzter Höhe – haften[41], liegt es in der Natur der Sache, dass die Verwaltungsausgaben, wenn überhaupt, nur moderat steigen. So hat die vdek-Landesvertretung Bayern[42] im Internet zu den Verwaltungskosten auch geschrieben: *„Ein Mythos der Gesundheitspolitik – Die Behauptung, die Verwaltungskosten in der Gesetzlichen Krankenversicherung (GKV) seien überproportional hoch und würden laufend ansteigen, gehört zu den meist verbreiteten Mythen der gesundheitspolitischen Diskussion in Deutschland.“*

Apotheken dagegen sind profitorientierte Unternehmen, die darauf bedacht sind, ihren Gewinn zu steigern.

Die Wahrheit

Zunächst wollen wir uns dem Thema „Gewinn der Apotheke" zuwenden.

Dass – auch in Apotheken – Umsatz nicht mit Gewinn gleichzusetzen ist, gilt allgemein als bekannt. Zum tieferen Verständnis betriebswirtschaftlicher Begriffe wird nachfolgend ein einfaches Beispiel herangezogen, mit dessen Hilfe einige Kennzahlen erläutert und die Relationen zum Umsatz aufgezeigt werden.

Beispielrechnung

In unserem (vereinfachten) Beispiel soll das Arzneimittel 11,90 Euro kosten. In diesem **Brutto-Umsatz** ist die 19-prozentige Umsatzsteuer[43] (von 1,90 Euro) enthalten, die für die Apotheke einen „durchlaufenden Posten" darstellt; der **Netto-Umsatz** beträgt demnach 10,00 Euro.

---

40   vgl. § 4 Abs. 4 SGB V

41   http://www.sittner-versicherungsberatung.de/haftung-eines-vorstandsmitglieds-einer-gesetzlichen-krankenkasse/

42   www.vdek.com/LVen/BAY/Politik/Verwaltungskosten/_jcr_content/par/download/file.res/Verwaltungskosten_Stand_November_2010_end.pdf; aufgerufen am 27.02.2017, und www.aerztezeitung.de/politik_gesellschaft/krankenkassen/article/629935/vdek-bayernverwaltungskosten-nicht-explodiert.html; aufgerufen am 19.07.17.

43   häufig auch als Mehrwertsteuer (MwSt.) bezeichnet, wobei Mehrwertsteuer der umgangssprachliche Oberbegriff für Vorsteuer und Umsatzsteuer ist

Der Einzug der Umsatzsteuer (USt.) und deren Abführung an das Finanzamt sind für die Apotheke zwar mit Kosten (z. B. für die Buchhaltung) und Risiken (z. B. Vorsteuerabzug [s. u.] bei einer Rechnung, die nicht alle vom Umsatzsteuergesetz vorgeschriebenen notwendigen Angaben enthält) verbunden, trägt aber nichts zum Ergebnis bei.

Die Apotheke hat dieses Arzneimittel – nach Abzug aller gewährten Einkaufsrabatte und Skonti – für 9,52 Euro (inkl. USt.) eingekauft. Vermindert um die auf dieses Medikament angefallene Umsatzsteuer in Höhe von 1,52 Euro ergibt sich ein Einkaufspreis von 8,00 Euro.

Bemerkung für Spezialisten: Die auf den Einkaufspreis angefallene Steuer von 1,52 Euro wird als Vorsteuer verbucht, sodass die (vorläufige) ans Finanzamt abzuführende **Zahllast** der Apotheke (1,90 minus 1,52 =) 0,38 Euro beträgt.

Der **Apotheken-Rohertrag** ergibt sich als Differenz aus dem Netto-Umsatz und dem Netto-Einkaufspreis; in unserem Beispiel sind das also 2,00 Euro. Als **Handelsspanne** (netto) wird der Rohertrag bezogen auf den Netto-Umsatz bezeichnet, die in unserem Fall 20,0 Prozent ausmacht. Wird der Rohertrag auf den Brutto-Umsatz bezogen, ergibt sich eine Handelsspanne (brutto) von 16,8 Prozent[44].

Vom Beispiel zu konkreten Zahlen

Seit Jahren tätigen die Apotheken mehr als 80 Prozent ihres Umsatzes mit den gesetzlichen Krankenkassen (GKV-Umsatz) mit verschreibungspflichtigen Fertigarzneimitteln (Rx-FAM). Dabei wird – aus Gründen des Verbraucherschutzes – für jedes dieser Arzneimittel von Flensburg bis Passau und vom Selfkant bis Görlitz auf der Grundlage der Arzneimittelpreisverordnung (AMPreisV) bisher immer noch ein einheitlicher Abgabepreis gebildet. Seit der (letzten) Umstellung der AMPreisV im Jahre 2004 ist es wegen deren Systematik relativ einfach, die Handelsspanne der Rx-FAM, die zulasten der GKV abgegeben werden (GKV-Rx-FAM), zu berechnen. Betrug die Handelsspanne auf GKV-Rx-FAM (gem. AMPreisV) im Jahre 2004 noch 20,8 Prozent, so fiel dieser Wert bis 2018 mehr oder minder kontinuierlich auf 16,1 Prozent[45]. Diese prozentuale Spanne ist zugleich der Wertschöpfungsanteil der Apotheken am gesamten Netto-Umsatz der Apotheken mit der GKV. Grund für diesen im Laufe der letzten 15 Jahre zu registrierenden Spannenverlust von 4,7 Prozentpunkten (bzw. um fast ein Viertel) ist der Tatsache geschuldet, dass die Pharmaindustrie immer mehr – und teurere – Arzneimittel für die medikamentöse Behandlung zur Verfügung stellt, ohne dass die Apotheken an diesen Preissteigerungen entsprechend partizipieren konnten. So ist z. B. der Umsatzsteueranteil je zulasten der GKV abgegebenem Rx-FAM von 2004 bis 2018 um 77,9 Prozent[46] angestiegen, der entsprechende Rohertrag der Apotheken aufgrund der degressiv ausgestalte-

---

44   Wenn im Folgenden von (Handels-)Spanne die Rede ist, ist immer die Handelsspanne (netto) gemeint, es sei denn, es wird ausdrücklich von Handelspanne (brutto) gesprochen.
45   Insight Health und eigene Berechnungen Uwe Hüsgen ©
46   s. auch: Hüsgen, U.: Apotheken: Von der Politik vergessen, DAV Stuttgart 2017

ten AMPreisV aber nur um 13,2 Prozent, während der Verbraucherpreisindex immerhin um 21,9 Prozent angewachsen ist (□ Tab. 2.1).

Zurück zum Beispiel

Rohertrag ist natürlich nicht Gewinn, denn vom erwirtschafteten Rohertrag müssen noch die steuerlich abzugsfähigen Kosten abgezogen werden. Dazu zählen zunächst die Löhne und Gehälter (Personalkosten) der Mitarbeiter, die die Patienten umfassend beraten bzw. das Backoffice betreuen. Sie machen den größten Teil der Kosten aus. Weiter fallen neben Mieten und damit einhergehenden Sachkosten für Geschäftsräume (wie Strom, Wasser, Putzmaterial usw.) auch (Leasing-)Gebühren und Abschreibungen auf Neu- und Ersatz-

□ **Tab. 2.2** Apotheken-Rohertrag und Umsatzsteuer-Anteil je zulasten der GKV abgegebenem verschreibungspflichtigen Fertigarzneimittel absolut und auf der Basis 2004 sowie – zum Vergleich – der Verbraucherpreisindex in den Jahren 2004 bis 2018[47]

Jahr	Apotheken-Rohertrag		Umsatzsteuer-Anteil		Zum Vergleich:
	Je zulasten der GKV verordnetem verschreibungspflichtigen Fertigarzneimittel				Verbraucherpreis-index
	Absolut	2004 = 100	Absolut	2004 = 100	2004 = 100
2004	7,20 €	100,0 %	5,54 €	100,0 %	100,0 %
2005	7,32 €	101,7 %	5,87 €	105,8 %	101,6 %
2006	7,25 €	100,7 %	5,84 €	105,3 %	103,2 %
2007	7,14 €	99,2 %	7,15 €	128,9 %	105,6 %
2008	7,11 €	98,7 %	7,30 €	131,6 %	108,4 %
2009	7,62 €	105,9 %	7,74 €	139,6 %	108,7 %
2010	7,63 €	105,9 %	7,77 €	140,1 %	109,9 %
2011	7,38 €	102,5 %	7,76 €	139,9 %	112,2 %
2012	7,41 €	102,9 %	7,96 €	143,5 %	114,4 %
2013	7,89 €	109,6 %	8,17 €	147,3 %	116,2 %
2014	7,95 €	110,5 %	8,58 €	154,8 %	117,1 %
2015	8,02 €	111,4 %	8,83 €	159,3 %	117,5 %
2016	8,05 €	111,9 %	9,08 €	163,7 %	118,0 %
2017	8,09 €	112,4 %	9,53 €	171,9 %	120,1 %
2018	8,15 €	113,2 %	9,86 €	177,9 %	121,9 %

47 Statistisches Bundesamt (destatis); IMS (2004 bis 2008); INSIGHT Health (ab 2009); und eigene Berechnungen Uwe Hüsgen ©

investitionen (wie Einrichtungsgegenstände, Kommissionierautomat, EDV, betriebseigener Pkw usw.) an. Und dann sind da noch Kosten für (Schaufenster-)Dekoration, Werbung, Literatur, Zeitschriften usw.

> **—**
> Weitere Anmerkung für Spezialisten: Die steuerlich abzugsfähigen Kosten beinhalten – zumindest teilweise – auch Umsatzsteuer, die unter Vorsteuer gebucht wird und die Zahllast weiter verringert.

Gewinn vor Steuern (bzw. steuerliches Betriebsergebnis) ist folglich die Differenz zwischen Rohertrag und steuerlich abzugsfähigen Kosten.

Und wieder konkret

Während der Rohertrag der Apotheken aus Rx-FAM bei Kenntnis von Absatz (Zahl der abgegebenen Packungen) und Herstellerabgabepreis bzw. Apothekenumsatz aufgrund der Systematik der AMPreisV leicht berechnet werden kann, ist die Berechnung des Gesamtrohertrages von Apotheken wesentlich komplexer. Und die Aufteilung der Kosten auf einzelne Sortimentsbereiche und Kostenträger (GKV, Berufsgenossenschaft, Selbstzahler usw.) ist sogar so gut wie unmöglich. Hier helfen nur Branchendurchschnittswerte, wie sie insbesondere vom Deutschen Apothekerverband bzw. der ABDA – Bundesvereinigung Deutscher Apothekerverbände in regelmäßigen Abständen veröffentlicht werden. Danach ist der Gewinn vor Steuern, auch als steuerliches Betriebsergebnis bezeichnet, von 7,6 Prozent des durchschnittlichen Netto-Umsatzes im Jahre 2004 bis auf 6,0 Prozent im Jahre 2018 gefallen[48]. Dabei muss allerdings bedacht werden, dass auch der Durchschnittsumsatz je Apotheke in diesen 15 Jahren stetig zugenommen hat.

Zwingende Voraussetzung für das Betreiben einer eigenen Apotheke ist die Approbation als Apotheker. Und weil der Inhaber einer Apotheke voll mit seinem Privatvermögen haftet, kommen als Betriebsformen nur das Einzelunternehmen, die OHG und die GbR infrage. Folglich muss der Apotheker aus dem Gewinn neben der finanziellen Absicherung des Fortbestandes seiner Apotheke noch die anfallenden Steuern (einschl. Gewerbesteuer), seinen Lebensunterhalt und seine Beiträge zur Krankenversicherung und für seine Altersversorgung finanzieren. Von daher ist der Gewinn vor Steuern einer Apotheke auch nicht mit dem Gewinn einer Kapitalgesellschaft (z. B. einer GmbH) zu vergleichen, wenngleich dieser Tatbestand in der öffentlichen Wahrnehmung nicht immer entsprechend Berücksichtigung findet.

Nachdem die wirtschaftliche Entwicklung der öffentlichen Apotheken seit 2004 dargestellt wurde, wenden wir uns nun den **Netto-Verwaltungskosten** der gesetzlichen Krankenkassen zu. Betrugen diese 2004 noch 8,11 Mrd. Euro (◘ Tab. 2.2), so stiegen sie bis 2018 auf 11,51 Mrd. Euro bzw. um 41,8 Prozent. Dass die Kosten in der Vergangenheit nicht noch stärker gestiegen sind, hat auch eine gesetzlich eingezogene Kostenbremse bewirkt. Nach dem deutlichen Anstieg der Netto-Verwaltungskosten um insgesamt 1,23 Mrd. Euro (bzw. um mehr als 14,8 Prozent) in zwei Jahren (2009 und 2010) hat der Gesetzgeber damals gefordert: *„Die Verwaltungsausgaben der einzelnen Krankenkasse dürfen sich in den Jahren 2011 und 2012 gegenüber dem Jahr 2010 nicht erhöhen. In Fällen unabweisbaren personellen Mehrbedarfs durch gesetzlich neu zugewiesene Aufgaben kann*

---

48 ABDA – Bundesvereinigung Deutscher Apothekerverbände

die Aufsichtsbehörde eine Ausnahme [...] zulassen, soweit die Krankenkasse nachweist, dass der Mehrbedarf nicht durch Ausschöpfung von Wirtschaftlichkeitsreserven gedeckt werden kann."[49] Die (prozentualen) Steigerungen in den Jahren 2015, 2016 und 2018 sind zwar nicht ganz so hoch wie 2009/10, sie sind aber schon bemerkenswert.

Da nicht nur die einen Beitrag zahlenden Mitglieder, sondern alle Versicherten, also z. B. auch Familienmitglieder, die Leistungen der gesetzlichen Krankenkassen beanspruchen (können), werden als Vergleichsgröße zum Apotheken-Rohertrag je zulasten der

◻ **Tab. 2.3** Netto-Verwaltungskosten, Mitglieder sowie Netto-Verwaltungskosten der GKV je Versichertem (absolut und 2004 = 100) und zum Vergleich Apotheken-Rohertrag je GKV-Rx-FAM und Nominallohnindex (2004 = 100)[50]

Jahr	Netto-Verwaltungskosten der GKV		GKV-Versicherte		Netto-Verwaltungskosten der GKV je Versichertem		Apo-Roh-ertrag je GKV-Rx-FAM	Nomi-nal-lohn-index
	Mrd. €	2004 = 100	Mio.	2004 = 100	€	2004 = 100		
2004	8,11	100,0 %	70,27	100,0 %	115,47 €	100,0 %	100,0 %	100,0 %
2005	8,16	100,5 %	70,50	100,3 %	115,68 €	100,2 %	101,7 %	100,2 %
2006	8,11	100,0 %	70,40	100,2 %	115,21 €	99,8 %	100,7 %	101,1 %
2007	8,18	100,8 %	70,33	100,1 %	116,32 €	100,7 %	99,2 %	102,6 %
2008	8,28	102,1 %	70,23	99,9 %	117,94 €	102,1 %	98,7 %	105,7 %
2009	8,91	109,8 %	70,01	99,6 %	127,24 €	110,2 %	105,9 %	105,9 %
2010	9,51	117,2 %	69,80	99,3 %	136,24 €	118,0 %	105,9 %	108,6 %
2011	9,44	116,4 %	69,64	99,1 %	135,57 €	117,4 %	102,5 %	112,2 %
2012	9,67	119,1 %	69,70	99,2 %	138,66 €	120,1 %	102,9 %	115,0 %
2013	9,93	122,4 %	69,86	99,4 %	142,17 €	123,1 %	109,6 %	116,6 %
2014	10,01	123,4 %	70,29	100,0 %	142,46 €	123,4 %	110,5 %	119,8 %
2015	10,43	128,6 %	70,73	100,7 %	147,47 €	127,7 %	111,4 %	123,0 %
2016	10,98	135,3 %	71,40	101,6 %	153,78 €	133,2 %	111,9 %	125,8 %
2017	10,86	133,8 %	72,23	102,8 %	150,35 €	130,2 %	112,4 %	129,0 %
2018	11,51	141,8 %	72,78	103,6 %	158,11 €	136,9 %	113,2 %	133,0 %

---

49   vgl. § 4 Abs. 4 SGB V

50   BMG (Statistiken KJ1 und KM1/13); Statistisches Bundesamt (destatis); IMS (2004 bis 2008), INSIGHT Health (ab 2009); eigene Berechnungen Uwe Hüsgen ©

GKV abgegebenem Rx-FAM die Netto-Verwaltungskosten je Versicherten und nicht je Mitglied gewählt. Im Jahr 2018 waren im Jahresdurchschnitt knapp 72,8 Mio. Menschen gesetzlich versichert; das sind 3,6 Prozent mehr als im Jahre 2004 (mit durchschnittlich knapp 70,3 Mio.). Während die Zahl der gesetzlich Versicherten von 2004 bis 2011 mehr oder weniger kontinuierlich sank, ist sie seitdem stetig gewachsen. Dabei ist der Zuwachs von 2011 bis 2018 mit mehr als 4,5 Prozent beachtlich. Wegen der Zunahme an Versicherten im Berichtszeitraum haben die Netto-Verwaltungskosten je Versicherten auch nicht um 41,8 Prozent, sondern „lediglich" um 36,9 Prozent zugelegt. Inwieweit angesichts dieser Steigerung die als Mythos bezeichnete oben zitierte Aussage der vdek-Landesvertretung Bayern dennoch auf Zustimmung stoßen kann, mag jeder selbst entscheiden.

Dazu passt auch eine Meldung des Bundesgesundheitsministeriums aus Anfang März 2019[51]: Der Einnahmeüberschuss der gesetzlichen Krankenkassen habe sich im Jahr 2018 auf zwei Milliarden Euro summiert. Damit hätten die Betriebsmittel und Rücklagen der Krankenkassen Ende Dezember 2018 einen Wert von rund 21 Milliarden Euro erreicht. Im Durchschnitt entspräche dies etwa 1,1 Monatsausgaben und damit mehr als dem Vierfachen der gesetzlich vorgesehenen Mindestreserve.

Einnahmen von rund 241,4 Milliarden Euro hätten Ausgaben von rund 239,4 Milliarden Euro gegenübergestanden. Dabei seien die Einnahmen der Krankenkassen gegenüber dem Vorjahr um 3,3 Prozent gestiegen. Dem habe ein Ausgabenzuwachs von 3,9 Prozent (3,1 Prozent je Versicherten) bei einem Anstieg der Versichertenzahlen von 0,8 Prozent gegenübergestanden. Die Arzneimittelausgaben seien hingegen nur um 2,3 Prozent je Versicherten gestiegen, und das trotz der kostentreibenden Entwicklungen im Bereich innovativer Arzneimittel. Dagegen seien die Netto-Verwaltungskosten der Krankenkassen um 4,2 Prozent je Versicherten gestiegen.

Auch angesichts dieser Entwicklung verdient der 2018 veröffentlichte Sonderbericht *„25 Jahre Wettbewerb in der GKV – Licht und Schatten"*[52] des Aufsicht-führenden Bundesversicherungsamtes aus Anlass der Einführung der freien Kassenwahl und des Risikostrukturausgleichs (RSA) vor 25 Jahren besondere Beachtung. In diesem Zusammenhang schrieb der Präsident des BVA, Frank Plate:

„Die wettbewerbliche Ausgestaltung des Systems der gesetzlichen Krankenversicherung hat sich nach Einschätzung aller Experten im Gesundheitswesen im Wesentlichen bewährt. Verkrustete Verwaltungsstrukturen wurden aufgebrochen, die Versorgung der Versicherten hat sich verbessert und Wirtschaftlichkeitsreserven wurden gehoben. Es gibt aber auch Schattenseiten. Wenn sich Krankenkassen nur noch als Unternehmen begreifen und ihre Marktbehauptung in den Vordergrund ihrer Bemühungen stellen, haben sie ihren Auftrag in der Solidargemeinschaft der gesetzlichen Krankenversicherung vergessen. Es geht nicht um den Erhalt einzelner Krankenkassen, sondern um eine gute und effiziente Versorgung der Versicherten. Die von ihnen angebotenen Satzungsleistungen, Wahltarife, Bonusprogramme, aber auch Selektivverträge führen zu häufig nicht zu der vom Gesetzgeber gewollten tatsächlichen Verbesserung der Versorgung. Diese scheinbaren Leistungen werden von Krankenkassen stattdessen immer wieder vor allem dazu genutzt, neue Mitglieder zu gewinnen oder aktuelle Mitglieder zu halten ohne für sie einen echten Mehrwert zu schaffen. Das BVA wird den Wettbewerb in der gesetzlichen Krankenversicherung auch weiterhin genau beobachten,

---

51   https://www.aerztezeitung.de/politik_gesellschaft/krankenkassen/article/982486/gkv-zahlen-kassen-erzielen-2018-zwei-milliarden-euro-ueberschuss.html

52   https://www.bundesversicherungsamt.de/fileadmin/redaktion/Presse/2018/PM-1-2018.pdf

Fehlentwicklungen aufzeigen, wettbewerbswidriges Verhalten von Krankenkassen konsequent unterbinden und sich intensiv an der Weiterentwicklung eines fairen und solidarischen Wettbewerbs unter den gesetzlichen Krankenkassen beteiligen."

Mythos 5: Bürokratie im Apothekenalltag – dem Patientenwohl nachgeordnet

Uwe Hüsgen

Der Mythos

Der Auftrag der Vor-Ort-Apotheken lautet, die ordnungsgemäße Arzneimittelversorgung der Bevölkerung sicherzustellen[53]. Zwar ist der Apotheker (auch) Kaufmann, da er mit Waren handelt. Aufgrund seiner zuvor genannten Gemeinwohlpflichten ist er aber frei in seinen unternehmerischen Entscheidungen wie z. B. bei Dienstleistungen, Preisaktionen, Werbung, Mitarbeiterführung, Marketing, Einrichtung, Geräten usw. An erster Stelle ist der Apotheker in seiner Vor-Ort-Apotheke also Angehöriger eines freien Heilberufs – und damit nur seinen Patienten gegenüber verpflichtet. Dabei hat Bürokratie immer hinter dem Patientenwohl zurückzustehen – sollte man glauben.

Die Wahrheit

Bürokratie ist ein echter Zeitfresser in den Vor-Ort-Apotheken. Das belegt der sogenannte Apothekenklima-Index[54], den die ABDA – Bundesvereinigung Deutscher Apothekerverbände seit 2016 erhebt, um die Stimmung unter den deutschen Apothekeninhabern zu ermitteln. Der Ärger über die Bürokratie ist bei den Apothekern ständig gestiegen, im letzten Jahr sogar um 4,5 Prozentpunkte auf 87,5 Prozent (□ Tab. 2.3). Er liegt deshalb – mit deutlichem Abstand – auf Platz eins der Stressfaktoren. Jede Minute, die in der Apotheke in bürokratische Vorschriften zusätzlich investiert werden muss, fehlt bei der ordnungsgemäßen Arzneimittelversorgung der Patienten; das frustriert Apotheker und Mitarbeiter gleichermaßen. Ziel müsste es sein, Bürokratie kontinuierlich abzubauen. So hat auch das Bundeskabinett am 12.12.2018 ein Arbeitsprogramm für den Abbau von Bürokratie beschlossen[55], mit dem zahlreiche Entlastungen für Bürger sowie Unternehmen auf den Weg gebracht werden sollen. Manche neuen Gesetze und Verordnungen, die Apotheken betreffen, lassen aber das Gegenteil befürchten.

Mit deutlichem Abstand folgen beim Apothekenklima-Index auf Platz zwei, immer noch jenseits der 60-Prozent-Marke, die Retaxationen der Krankenkassen. Dabei wird von einer Retaxation oder Retaxierung gesprochen, wenn die Krankenkasse die Erstattung eines Arzneimittels, das die Apotheke bereits an den Patienten abgegeben hat, (teilweise) verweigert wird. Viel Ärger bereiten den Apothekern auch die Lieferengpässe bei Arzneimitteln, die mit 57,5 Prozent auf Platz drei liegen.

---

53   vgl. § 1 Abs. 1 Apothekengesetz (ApoG)

54   https://www.abda.de/pressemitteilung/apothekenklima-index-2018-pessimistische-branchenaussichten-und-nachwuchssorgen/

55   https://www.bundesregierung.de/breg-de/themen/buerokratieabbau/buerger-und-unternehmen-entlasten-1560528

◘ **Tab. 2.4** Stressfaktoren in der Apotheke (n = 500, Mehrfachnennungen möglich)[56]

Die größten Ärgernisse im Berufsalltag	2018
Bürokratischer Aufwand	87,5 %
Retaxationen	60,9 %
Lieferengpässe	57,5 %
Zu geringe Wertschätzung apothekerlicher Leistungen	55,8 %
Aufwand bei Hilfsmittelversorgung	55,4 %
Nachwuchs- oder Personalprobleme	51,3 %
Unzureichende Honorierung von Leistungen (z. B. Rezepturen)	50,4 %
Sonstige Ärgernisse	47,1 %

Die Landesapothekerkammer Baden-Württemberg hat bereits vor Jahren – unter der Überschrift „Traurig aber wahr, Bürokratie schlägt Beratung"[57] – eine Liste veröffentlicht, was bei der Belieferung eines Rezeptes alles zu beachten ist. Leider hat die Bürokratielast in den letzten Jahren weiter, und zwar deutlich, zugenommen.

Wenn Sie an einem Kiosk Hustenbonbons kaufen, ist das für den Kiosk-Besitzer keine große Sache: Kasse auf, Geld rein, Kasse zu. Wenn es aber um die Einlösung eines Rezeptes in einer Apotheke geht, wird der Vorgang viel komplizierter. Urteilen Sie selbst:

- Rezept vom Patienten entgegennehmen.
- Formelle Prüfung des Rezepts: Gültigkeitsdauer[58], Name des Versicherten, Krankenkassen-Nr., Versicherten-Nr., Betriebsstätten-Nr. der Arztpraxis, Arztnummer, Arztstempel und Unterschrift des Arztes.
- Krankenkasse des Patienten ermitteln und ggf. einen entsprechenden Hausarztvertrag berücksichtigen.
- Prüfen, ob statt des verordneten Arzneimittels ein rabattbegünstigtes Arzneimittel[59] abgegeben werden muss.
- Prüfen, ob das passende rabattbegünstigte Arzneimittel auf Lager oder zumindest lieferfähig ist.
- Verunsichertem Patienten erläutern, warum er (wegen der Rabattverträge) ein anderes Arzneimittel bekommt als bisher.
- Hat der Apotheker Bedenken, dass der Präparatewechsel beim Patienten zu größeren Problemen führen wird, muss er dies in der Apotheke auf dem Rezept vermerken, schriftlich begründen und mit seinem Namen abzeichnen.

2

---

56 https://www.abda.de/fileadmin/assets/Pressetermine/2018/DAT_2018/DAT_2018_PK_Apotheken-klima_Index.pdf

57 http://www.apotheken-informieren.de/die_wahrheit_ueber_apotheken.html

58 s. hierzu auch: https://www.apotheken-umschau.de/Medikamente/Wie-lange-ist-mein-Rezept-gueltig-192477.html

59 s. hierzu auch: https://www.bundesgesundheitsministerium.de/zuzahlung-und-erstattung-arzneimittel.html

- Importquote beachten: Wenn ein Importarzneimittel einen gewissen Preisabstand zum „Bezugsarzneimittel" aufweist[60], ist das billigere Importarzneimittel abzugeben.
- Ist die Belieferung eines rabattbegünstigten bzw. eines Importarzneimittels nicht möglich, ist dies auf dem Rezept zu vermerken und mit einer Nichtlieferfähigkeitsbescheinigung (z. B. des Großhandels) zu dokumentieren.
- Echtheitsprüfung anhand des Sicherheitsmerkmals auf der abzugebenden Arzneimittelpackung (Stichwort: securPharm[61]).
- Prüfen, ob das Arzneimittel zuzahlungspflichtig ist.
- Prüfen, ob der Patient eine Bescheinigung seiner Krankenkasse besitzt, die ihn von der Zuzahlung befreit.
- Prüfen, ob eine Aufzahlung (Übernahme von Mehrkosten) zu leisten ist.

Diese Aufstellung ist bei Weitem nicht vollzählig. So müssen Betäubungsmittel- und sogenannte T-Rezepte (d. h. Rezepte, auf denen die Wirkstoffe Lenalidomid, Pomalidomid oder Thalidomid[62] verordnet sind) gesondert und akribisch bearbeitet, geprüft und in der Apotheke aufwendig dokumentiert werden.

Darüber hinaus, und das ist sehr fehleranfällig, sind die Verträge der Apotheken mit einzelnen Krankenkassen bzw. Kassenarten regional sehr unterschiedlich; die Gültigkeitsdauer eines Rezeptes z. B. kann von Kasse zu Kasse variieren.

Da Arzneimittel Güter der Daseinsvorsorge[63] sind und die Bevölkerung Medikamente grundsätzlich nur in Apotheken erwerben kann, sind die Vor-Ort-Apotheken – im Gegensatz zu den Versandhändlern – verpflichtet, grundsätzlich jedes auf Rezept verordnete Arzneimittel (zu beschaffen und) abzugeben, Fachleute nennen das Kontrahierungszwang. Deshalb wäre es sinnvoll, wenn die vertraglichen Abgaberegelungen zwischen Krankenkassen und Apotheken – zumindest für Arzneimittel – bundeseinheitlich ausfallen würden, vor allem im Interesse der Patienten.

Hilfsmittel wie z. B. Bandagen oder Blutdruckmessgeräte müssen auf gesonderten Rezepten – mit einer 10-stelligen Hilfsmittel-Nr. versehen – verordnet werden. Solche Produkte dürfen dem Patienten oft erst nach einer zeitaufwendigen Genehmigung, d. h. einer [Teil-]Kostenübernahmebescheinigung durch die Krankenkasse, gegen Unterschrift ausgehändigt werden.

Und bereits bei geringsten Formfehlern droht der Apotheke eine Retaxierung, d. h. die Krankenkasse bezahlt dem Apotheker nichts (Vollretaxation) bzw. nur einen Teil seiner Kosten für das abgegebene, manchmal sehr teure Arzneimittel. In diesem Zusammenhang völlig unverständlich: Bei den Ärzten verfahren die Krankenkassen grundsätzlich nach der Maxime „Beratung vor Regress", bei den Apothekern dagegen schlagen die Krankenkassen mit der Retaxationskeule drauf.

Wie absurd solche bürokratischen Anordnungen zum Teil sind, beschreibt ein Beitrag aus einer Sendung des Wirtschaftsmagazins Plusminus des Ersten Deutschen Fernsehens vom 27./28.09.2017[64]:

---

60 vgl. Rahmenvertrag über die Arzneimittelversorgung gem. § 129 SGB V
61 http://www.securpharm.de/nmvo/
62 Diese drei Wirkstoffe sind fruchtschädigend; sie können zu Missbildungen bei Neugeborenen führen.
63 https://wirtschaftslexikon.gabler.de/definition/daseinsvorsorge-28469
64 https://www.daserste.de/information/wirtschaft-boerse/plusminus/sendung/sendung-vom-27-09-
    2017-buerokratie-100.html

„Ein Spiegel für die Patienten ist vorgeschrieben – beispielsweise zum Anlegen von Kompressionsstrümpfen. Kein Problem, hätte der Apotheker ohnehin gehabt. Aber: «Es genügt noch nicht einmal, einen Spiegel zu haben und das zu behaupten, sondern man muss auch nachweisen, dass man einen hat. Und da genügt […] nicht eine einfache Rechnung, sondern man muss ein Bild mitschicken. Und einen Spiegel zu fotografieren, ist – je nachdem wo er steht und wie er steht – eigentlich gar nicht so einfach». Und deshalb wurde sein erstes Foto auch glatt abgelehnt. Im ersten Anlauf hat man moniert: Der Spiegel war nur zur Hälfte zu sehen. Und das war der Präqualifizierungsstelle [d. h. der Stelle, die der Apotheke die Genehmigung der Krankenkassen zur Belieferung ihrer Patienten bescheinigt] nicht ausreichend. Das heißt, er musste noch einmal ein Bild von dem Spiegel machen.

Auch eine – Zitat – „Bohrmaschine“ ist Vorschrift. Zum Anmessen von Bandagen. Und ebenfalls mit Foto zu beweisen. Was soll man damit? Der Apotheker weiß es auch nicht: «Ja, darüber rätselt die ganze Branche seit vielen Jahren. Es gibt dazu verschiedene Theorien, was man damit gemeint haben könnte. Aber in Wirklichkeit brauchen wir diese Bohrmaschine zum Anmessen von Bandagen nie. Die Vorschrift ist Unsinn».

Und noch so ein Ding: Beim Abfüllen oder Verdünnen von Alkohol ist Schutzkleidung offiziell vorgeschrieben. Ist für Großbetriebe wie BASF bestimmt sinnvoll. Aber hier? Der Apotheker meint dazu «Für Apotheken, wo das einmal die Woche passiert, denke ich, dass kein gesundheitsgefährdendes Problem auftritt. Sonst dürfte man auch in der Kneipe keinen Alkohol ohne Mundschutz trinken. Wäre auch ein bisschen schwierig».

… Da mal ganz gründlich auszumisten. Das wäre auch ein tolles Projekt. Regeln und Vorschriften sind gut und richtig, aber nicht für alle und alles. Von der neuen Regierung wünscht sich der Apotheker, dass sie die ganzen unnötigen Vorschriften insbesondere für Klein- und Kleinstbetriebe abschafft oder verändert im Sinne von Kleinbetrieben. Auch mit dem Ziel, dass die Apotheken-Mitarbeiter sich mehr um ihre Kunden und Patienten kümmern können, um denen gerecht zu werden.“

Dass Apotheken grundsätzlich einen barrierefreien Zugang für Patienten haben sollten, um insbesondere den Belangen älterer Menschen mit Behinderung Rechnung zu tragen, ist vernünftig. Darauf wird schon jede Apotheke selbst achten, auch um jungen Eltern mit Kinderwagen den unbeschwerten Zutritt zur Apotheke zu ermöglichen. Dass im Zuge der Novellierung der Apothekenbetriebsordnung im Jahre 2012 dies nun vom Verordnungsgeber verlangt wird, erschließt sich dem unbedarften Betrachter nicht sofort. So sind aktuell einige Apotheken, die aus Altersgründen des Inhabers einen Nachfolger suchen, schon allein deshalb nicht zu verkaufen, weil die notwendigen Umbauarbeiten für einen barrierefreien Zugang so teuer würden, dass sich ein solches Unterfangen einfach nicht rechnet. Auf diese Weise verschwinden alteingesessene Apotheken aus dem Stadtbild und verschlechtern damit nicht selten die Arzneimittelversorgung der Patienten und Kunden vor Ort. Man fragt sich, was solche Verordnungen noch mit einem freien Beruf zu tun haben. Auch deshalb, weil man eine adäquate Anordnung für Arztpraxen, sieben Jahre nach Erlass dieser für Apotheken geltenden Vorschrift, bis heute vermisst.

Im Zuge der angesprochenen Novellierung der Apothekenbetriebsordnung sind die bürokratischen Auflagen für Apotheken weiter gestiegen, u. a. durch die Einführung eines Qualitätsmanagements und die damit einhergehenden Dokumentationspflichten. Das mag im Prinzip ja alles gut sein, schränkt die Berufsfreiheit aber sehr stark ein, auch mit Blick auf die (ungleichen) Wettbewerbsbedingungen gegenüber dem europäischen Versandhandel, die den örtlichen Apotheken das Leben unnötig schwer machen. So werden gesetzliche Vorschriften, die auf Großunternehmen zugeschnitten sind, auf Familienbetriebe mit wenigen Mitarbeitern angewandt. Während in Großkonzernen ganze Mitarbeiterstäbe damit beschäftigt sind, neue gesetzliche Anweisungen und Regeln zu analysieren und umzusetzen, können kleine mittelständische Betriebe, zu denen die Apotheken zählen, den zeitlichen Aufwand oft nicht erbringen. Multinational tätige Unternehmen wie ausländische Versender von Arzneimitteln entziehen sich zudem oft genug bürokratischen Anordnungen, ohne dass sie dafür belangt werden (können), mittelständische Vor-Ort-Apotheken müssen dagegen unter einer Flut solcher bürokratischer Vorschriften leiden.

So verwundert es auch nicht, dass im Rahmen einer im Sommer-Semester 2018 von der NOWEDA in Auftrag gegebenen bundesweiten Umfrage unter Studierenden der Pharmazie[65] 42,9 Prozent derjenigen, die später zwar in der Apotheke arbeiten, aber nicht eine eigene Apotheke übernehmen wollen, der Auffassung gewesen sind, die Pharmazie komme aufgrund der Bürokratie viel zu kurz.

Die Kritik, so scheint es, ist zumindest beim Regierungspräsidium Stuttgart, das u. a. für die Überwachung der Vor-Ort-Apotheken im Regierungsbezirk Stuttgart zuständig ist, angekommen[66]. So hat es erst im Mai 2019 schriftlich erklärt, man übersehe nicht, dass die Apotheken vor Ort, die eine flächendeckende Versorgung der Bevölkerung mit Arzneimitteln rund um die Uhr sicherstellen, wirtschaftlich oftmals nicht mehr die Rahmenbedingungen wie noch vor Jahren vorfänden. Gleichzeitig seien die regulatorischen Anforderungen weiter gestiegen. Auch deshalb sei eine wirtschaftlich auskömmliche Betriebsführung für ein flächendeckendes Netz an Apotheken von Bedeutung, bezeugt es auf Nachfrage.

Mythos 6: Arzneimittel: Der Hersteller produziert – der Großhandel verteilt – der Arzt verschreibt – die Apotheke gibt ab. Mit Arzneimittelsicherheit, Versorgungssicherheit und Versorgungsqualität hat die Apotheke also wenig zu tun

Uwe Hüsgen

Der Mythos

Mit Stereotypen muss sich wohl jede Berufsgruppe herumschlagen. Die Apotheker werden häufig mit dem Begriff des (akademischen) „Schubladenziehers" konfrontiert. Abgeleitet ist der Begriff aus (ehemals) alltäglichen Handgriffen von Mitarbeitern einer Apotheke: Legte der Patient ein Rezept über ein (verschreibungspflichtiges) Arzneimittel in der Apotheke vor, ging der zuständige Apotheken-Mitarbeiter an den Schrank, zog eine Schublade auf und entnahm das verordnete Arzneimittel, das er anschließend dem Patienten aushändigte.

Ein Teil der Kunden vermutet nach wie vor, dass sich die Berufsausübung im Wesentlichen auf die Aushändigung des vom Arzt verordneten Arzneimittels beschränkt. Die Marketing- und insbesondere die Preisaktionen einzelner Apotheken verstärken den Ein-

---

65   s. hierzu auch: Hüsgen, Uwe: Nachwuchssorgen – Wünsche und Erwartungen von Pharmaziestudierenden, in: Deutsche Apotheker Zeitung Nr. 47/2018

66   https://www.apotheke-adhoc.de/nachrichten/detail/apothekenpraxis/regierungspraesidium-jetzt-spricht-der-totengraeber/

druck bei den Kunden, der Apotheker sei ein ganz normaler Händler. Dass sich eine solche Tätigkeit mit einer Wertschätzung des Apothekerberufes verbindet, kann wahrlich nicht behauptet werden.

Auch mit stereotypischen Aussagen wie „Der Apotheker ist einerseits Erfüllungsgehilfe des Arztes, andererseits – außerhalb von rezeptpflichtigen Arzneimitteln – am Profit orientierter Kaufmann" müssen Apotheker wohl leben. Von Versorgungsqualität ist im Rahmen einer medikamentösen Behandlung von Krankheiten nur selten die Rede. Vielmehr gilt für Versicherte von gesetzlichen Krankenkassen (GKV) und Leistungserbringer, zu denen bekanntermaßen auch Apotheken gehören, zunächst einmal das Wirtschaftlichkeitsgebot. *„Die Leistungen müssen ausreichend, zweckmäßig und wirtschaftlich sein; sie dürfen das Maß des Notwendigen nicht überschreiten. Leistungen, die nicht notwendig oder unwirtschaftlich sind, können Versicherte nicht beanspruchen, dürfen die Leistungserbringer* [wie Apotheken] *nicht bewirken und die Krankenkassen nicht bewilligen"*, besagt das entsprechende Gesetz[67]. Die Begriffe „ausreichend", „zweckmäßig" und „wirtschaftlich" stehen nicht zwingend für Versorgungsqualität! Welchen Zusammenhang soll es also noch zwischen „Versorgungsqualität bei Arzneimitteln" und „Apotheken" geben?

Nicht verschwiegen werden soll an dieser Stelle, dass im Sozialgesetzbuch, Fünftes Buch (SGB V), später auch Aussagen zur Qualität unter dem Abschnitt „Beziehungen der Krankenkassen zu den Leistungserbringern" gemacht werden[68]: *„Die Krankenkassen und die Leistungserbringer haben eine bedarfsgerechte und gleichmäßige, dem allgemein anerkannten Stand der medizinischen Erkenntnisse entsprechende Versorgung der Versicherten zu gewährleisten. Die Versorgung der Versicherten muss ausreichend und zweckmäßig sein, darf das Maß des Notwendigen nicht überschreiten und muss in der fachlich gebotenen Qualität sowie wirtschaftlich erbracht werden."* Bezeichnend ist aber, an welcher Stelle im Gesetz und an welcher Stelle im Wortlaut des Paragrafen die Aussagen zur Qualität stehen.

Die Wahrheit

Es gilt immer noch: „Den Apotheken obliegt die im öffentlichen Interesse gebotene Sicherstellung einer ordnungsgemäßen Arzneimittelversorgung der Bevölkerung", besagt § 1 Abs. 1 des Gesetzes über das Apothekenwesen (Apothekengesetz – ApoG). Aufgrund dieses Versorgungsauftrages und da Arzneimittel Waren der besonderen Art sind, gilt es vier gleichwertige Grundsätze zu beachten, die intensiv und in exakt dieser Reihenfolge bedacht werden müssen[69]:

(1) Arzneimittelsicherheit, (2) Versorgungssicherheit, (3) Versorgungsqualität und (4) Wirtschaftlichkeit.

Das besagt: Wenn die Arzneimittelsicherheit nicht gewährleistet ist, verbietet sich – aus Gründen des Verbraucherschutzes – jede weitere Diskussion. Kann die Sicherheit der Versorgung nicht garantiert werden, ist das Thema Versorgungsqualität obsolet. Und sollte die Versorgungsqualität nicht eingehalten werden, kann über Wirtschaftlichkeit nicht verhandelt werden.

---

67   vgl. § 12 SGB V
68   vgl. § 70 Abs. 1 SGB V
69   vgl. hierzu Leserbrief aus der Deutschen Apotheker Zeitung Nr. 25/2012 (Quelle: https://www.deutsche-apotheker-zeitung.de/daz-az/2012/daz-25-2012/provision-fuer-apotheken)

Arzneimittelsicherheit

Die Arzneimittelsicherheit (1) ist gemäß Gesetz über den Verkehr mit Arzneimitteln (Arzneimittelgesetz – AMG) durch den Hersteller sicherzustellen. Dabei muss der Hersteller die pharmazeutische Qualität, die therapeutische Wirksamkeit und die Unbedenklichkeit des Arzneimittels mittels eines fest vorgegebenen Zulassungsverfahrens nachweisen.

Zur Geschichte des deutschen Arzneimittelgesetzes

Bis 1961 gab es in Deutschland kein eigenes Arzneimittelgesetz (AMG)[70]; stattdessen wurden Teile des Arzneimittelrechts durch verschiedene Vorschriften geregelt, die über eine Vielzahl von Gesetzen und Verordnungen verteilt waren. Dass mit dem am 8. Februar 1961 vom Deutschen Bundestag verabschiedeten Arzneimittelgesetz auf die Contergan-Katastrophe[71] reagiert wurde, ist ein Mythos. Denn als einziges Mitglied der Europäischen Wirtschaftsgemeinschaft (EWG) verfügte Deutschland bis 1961 über kein nationales Medikamenten-Recht. Das aber forderten die Römischen Verträge zur Angleichung der europäischen Rechtsvorschriften. Erst als ab November 1961 die Nachricht von den furchtbaren Wirkungen des Schlafmittels Contergan auf Embryos an die Öffentlichkeit gedrungen war, etablierte die Bundesregierung – am 14. November 1961 als letztes EWG-Land – ein eigenständiges Gesundheitsministerium. Und erst 1976 wurde das AMG grundlegend novelliert: Es brachte erstmals ein bundeseinheitliches Verfahren zur Medikamentenkontrolle. Seither liegt die Beweislast im Genehmigungsverfahren bei den Herstellern: Sie müssen in pharmakologischen und klinischen Versuchen nachweisen, wie ihr Mittel wirkt und dass es ungefährlich ist.

Im Ergebnis sind kaum andere Produkte so sicher wie Arzneimittel. Dennoch stammt gerade von dem deutschen Pharmakologen G. Kuschinsky[72] der bemerkenswerte Satz: *„Ein Arzneimittel, von dem behauptet wird, dass es keine Nebenwirkungen habe, steht im dringenden Verdacht, auch keine Hauptwirkung zu besitzen."* Und nicht umsonst kommt zum Ende einer jeden Publikumswerbung zu nichtverschreibungspflichtigen Arzneimitteln der Satz: „Zu Risiken und Nebenwirkungen fragen Sie Ihren Arzt oder Apotheker."

Da jede einzelne Fälschung oder Manipulation im Arzneimittelmarkt lebensbedrohliche Auswirkungen haben kann, setzen alle Beteiligten in der legalen Produktions- und Lieferkette (vom Hersteller über den pharmazeutischen Großhandel bis zur Abgabe in der Apotheke) alles daran, derartige Fälschungen und/oder Manipulationen auf null zu reduzieren. Kommt es dennoch wegen unerwünschter Nebenwirkungen zu Problemen mit der Arzneimittelsicherheit entlang der legalen Lieferkette, reagieren die Verantwortlichen in solchen seltenen Fällen sofort. Die Hersteller nehmen das betreffende Arzneimittel umgehend vom Markt; im Großhandel und bei den Apotheken wird das Mittel unter Quarantäne gestellt, um weiteren möglichen Schaden von den Patienten abzuwenden. Geschieht dies nicht, ist der Skandal perfekt[73]. Aktuelle Beispiele sind die Vorwürfe

---

70   zur Geschichte des AMG s. https://de.wikipedia.org/wiki/Arzneimittelgesetz_(Deutschland)#Geschichte und https://www1.wdr.de/archiv/contergan/contergan164.html

71   s. hierzu z. B.: https://de.wikipedia.org/wiki/Contergan-Skandal

72   s. hierzu: https://de.wikipedia.org/wiki/Gustav_Kuschinsky

73   https://veranstaltungen.handelsblatt.com/pharma/die-groessten-pharmaskandale-unseres-jahrtausends/

gegen den brandenburgischen Importeur Lunapharm Deutschland GmbH[74] und der Rückruf von vermutlich krebserregenden Chargen des Arzneistoffs Valsartan aus chinesischer Produktion[75]. Besonders brisant wird die Angelegenheit, wenn bei Arzneimittel-Importeuren gefälschte Ware auftaucht wie bspw. vor nicht allzu langer Zeit bei einem nicht preiswerten Gerinnungshemmer[76].

Interessant in diesem Zusammenhang, dass eine große deutsche Krankenkasse mit rund 1,7 Mio. Versicherten Anfang April 2019, also zur Hoch-Zeit des Valsartan-Debakels, ihre Mitglieder qua Presseinformation gebeten hat, Meldungen über (unerwünschte) Nebenwirkungen an ihren Kooperationspartner MEDIKURA, ein gewinnorientiertes Start-up-Unternehmen, weiterzuleiten. Es wäre sicher sinnvoller gewesen, wenn besagte Krankenkasse dafür Sorge getragen hätte, dass in den sogenannten Rabattverträgen mit Herstellern die störungsfreie und unbedenkliche Lieferfähigkeit der Arzneimittel sichergestellt worden wäre. Insbesondere aufgrund von Kritik aus der Ärzteschaft[77] wegen (Nicht-)Zuständigkeit [Anmaßung] hat oben genannte Krankenkasse zwischenzeitlich reagiert und ihre Presseinformation korrigiert.

Andererseits kommt es auch (selten) zu Verstößen gegen das AMG, weil sich Hersteller nicht an Vorschriften halten und z. B. mit „Marketingmaßnahmen" gegen gesetzliche Vorschriften verstoßen[78].

Auch um die oben dargestellten Problemfälle zu minimieren, ist in der Leitlinie der Bundesapothekerkammer zur Qualitätssicherung[79] festgehalten: Der Apotheker ist gemäß § 12 Apothekenbetriebsordnung (ApBetrO) verpflichtet, über die Chargenkontrolle der Fertigarzneimittel, die bereits beim pharmazeutischen Hersteller erfolgt ist, hinaus deren ordnungsgemäße Qualität zum Zeitpunkt der Abgabe an den Patienten sicherzustellen. Mit Blick auf die Arzneimittelsicherheit kommt der Prüfung in der Apotheke ein hoher Stellenwert zu, da Transportbelastungen, unsachgemäße Lagerungsbedingungen beim Großhandel und/oder in der Apotheke sowie galenische Mängel bei der Herstellung die Qualität der Arzneimittel beeinträchtigen können. Entsprechendes gilt natürlich auch für apothekenpflichtige Medizinprodukte.

Über die Ergebnisse der Prüfung ist ein Protokoll anzufertigen, das gemäß §§ 12 Abs. 2 und 22 ApBetrO mindestens über einen Zeitraum von fünf Jahren aufzubewahren ist. Im Verdachtsfall ist die Arzneimittelkommission der deutschen Apotheker (AMK) zu informieren; die nicht einwandfreie Ware verbleibt bis zur endgültigen Entscheidung im Quarantänebereich.

Dabei ist die Prüfung der Fertigarzneimittel (und apothekenpflichtigen Medizinprodukte) eine pharmazeutische Tätigkeit; sie ist gemäß § 3 Abs. 5 ApBetrO vom pharmazeutischen Personal durchzuführen. Nichtpharmazeutisches Personal kann im Rahmen der

---

74   s. hierzu auch: https://www.rbb-online.de/kontraste/themen/lunapharm-skandal--durchsuchungen-in-deutschland-und-der-schweiz.html

75   s. hierzu z. B.: https://de.wikipedia.org/wiki/Valsartan

76   https://www.apotheke-adhoc.de/nachrichten/detail/pharmazie/weitere-xarelto-faelschungen-aufgetaucht-bfarm/

77   https://www.akdae.de/Service/Newsletter/Archiv/News/Archiv/2019--19.html

78   https://veranstaltungen.handelsblatt.com/pharma/die-groessten-pharmaskandale-unseres-jahrtausends/

79   https://www.abda.de/fileadmin/assets/Praktische_Hilfen/Leitlinien/Pruefung_Fertigarzneimittel/LL_Pruefung_Fertigarzneimittel.pdf

pharmazeutischen Tätigkeiten das pharmazeutische Personal bei der Prüfung der Arzneimittel unterstützen (vgl. § 3 Abs. 5a ApBetrO).

Ein weiteres Problem im Rahmen der Arzneimittelsicherheit besteht dann, wenn die Arzneimittel nicht über die legale Lieferkette bezogen werden (oder wenn von skrupellosen Pharmazeuten das Leben unschuldiger Menschen dem Profit geopfert wird wie im Fall des Zyto-Apothekers aus Bottrop[80]).

Das „Verbundunternehmen" securPharm hat, Stand 23.11.2018, ein informatives „Faktenblatt Arzneimittelfälschungen"[81] erstellt. Dabei ist securPharm e. V. eine Organisation zum Schutz des Patienten vor gefälschten Arzneimitteln in der legalen Lieferkette in Deutschland. securPharm wird getragen von den maßgeblichen Verbänden der Arzneimittelhersteller, dem Großhandelsverband und der ABDA – Bundesvereinigung Deutscher Apothekerverbände. Seitdem dürfen Arzneimittelhersteller in Deutschland nur noch verschreibungspflichtige Arzneimittel produzieren und in Verkehr bringen, die auf ihrer Packung eine individuelle Seriennummer tragen und deren Unversehrtheit erkennbar ist. Neben dem Erstöffnungsschutz muss künftig jede Arzneimittelpackung ein individuelles Erkennungsmerkmal aufweisen, welches den Produktcode, die individuelle Seriennummer sowie Chargenbezeichnung und Verfalldatum beinhaltet. Dieses individuelle Erkennungsmerkmal wird nicht nur klarschriftlich, sondern auch in einem zweidimensionalen Data Matrix Code (2-D-Code) aufgebracht. Seit dem 9. Februar 2019 dürfen Apotheken grundsätzlich nur noch verschreibungspflichtige Arzneimittel abgeben, die so gekennzeichnet sind.

Aus dem o. g. Faktenblatt[82] wird nachfolgend auszugsweise zitiert:

Hintergrund

- Laut WHO [World Health Organisation – Weltgesundheitsorganisation] sind inzwischen weltweit alle Länder von Arzneimittelfälschungen betroffen. Besonders hoch ist das Risiko in Ländern mit geringen bis mittleren Einkommen. Hier soll 1 von 10 Arzneimitteln gefälscht sein[83].
- Gefälscht wird alles, wovon sich Fälscher Profit versprechen. Anti-Malaria-Mittel und Antibiotika gehören zu den am meisten gefälschten Produkten. Die Bandbreite reicht von Fälschungen hochpreisiger Krebsmedikamente bis hin zu Fälschungen günstiger Schmerzmittel[84].
- Über das Internet haben Fälscher Zugang zu Abnehmern in aller Welt. Die WHO geht davon aus, dass bei Arzneimitteln, die über nicht autorisierte Online-Versandhändler bezogen werden, der Fälschungsanteil bei 50 Prozent liegt[85].
- Der Profit aus dem Handel mit gefälschten Arzneimitteln ist höher als beim Drogenhandel. Mit einem Kilogramm eines potenzfördernden Lifestyle-Produkts lassen sich laut einem Bericht des Bundeskriminalamts auf dem Schwarzmarkt zwischen 90.000

---

80 https://de.wikipedia.org/wiki/Medizinskandal_Alte_Apotheke_Bottrop

81 https://www.securpharm.de/wp-content/uploads/2018/12/Faktenblatt-Arzneimittelf%C3 %A4lschungen.pdf

82 s. ebenda

83 WHO Faktenblatt Arzneimittelfälschungen, Januar 2018, http://www.who.int/mediacentre/factsheets/fs275/en/

84 WHO Faktenblatt Arzneimittelfälschungen, Januar 2018, http://www.who.int/mediacentre/factsheets/fs275/en/

85 WHO http://www.who.int/bulletin/volumes/88/4/10–020410/en/

und 100.000 Euro erzielen. Für Kokain sind es 65.000 Euro und für Heroin 50.000 Euro. Der Einkaufspreis für ein Kilogramm des illegal gehandelten Viagra-Wirkstoffs wird auf 60 Euro geschätzt, während für die Rohstoffe von Kokain und Heroin etwa 1.470 Euro bzw. 7.190 Euro investiert werden müssen[86]. In manchen Fällen verwenden die Hersteller gar keinen Wirkstoff[87].

Wann ist ein Arzneimittel gefälscht?

- Bei einem gefälschten Arzneimittel handelt es sich nach Definition der Weltgesundheitsorganisation um ein Arzneimittel, das in betrügerischer Absicht falsch gekennzeichnet wurde. Das bedeutet, dass zur Identität, zu den Inhaltsstoffen und/oder der Herkunft falsche Angaben gemacht werden.
- Laut § 4 Abs. 40 AMG ist ein Arzneimittel insbesondere dann gefälscht,
  - wenn es bei den Inhaltsstoffen oder deren Verarbeitung (Konzentration, Reinheit, Homogenität etc.) und der Verpackung von den Angaben und Vorgaben abweicht (Totalfälschung),
  - oder wenn die behauptete Herkunft (Hersteller, Land) nicht stimmt (z. B. Packungsfälschung, um Nicht-EU-Ware in die EU einschleusen zu können),
  - oder wenn der Vertriebsweg ein anderer war als in Aufzeichnungen und Dokumenten behauptet.

Interessant in diesem Zusammenhang

- In Deutschland sind gefälschte Arzneimittel in der legalen Lieferkette bisher Einzelfälle[88]. Prominente Beispiele von Fälschungsfällen sind Medikamente gegen Magenerkrankungen (Omeprazol 2013) und Hepatitis (Harvoni 2017).
- 2016 wurde in Deutschland kein Fall von gefälschten Arzneimitteln in der Apotheke festgestellt. Die 14 Verdachtsfälle, die der Arzneimittelkommission deutscher Apotheker (AMK) gemeldet worden waren, hatten sich nicht bestätigt[89]. (14 Fälle bei 1,4 Milliarden verkauften Packungen macht 0,000001 Prozent. Eine Zahl mit fünf Nullen hinter dem Komma!)
- 2017 stieg die Zahl auf insgesamt 57 Meldungen[90].
- Für den Schutz des Patienten ist die rasche Information aller Akteure der legalen Vertriebskette über Fälschungs- bzw. Fälschungsverdachtsfälle wichtig. Dies geschieht in Deutschland u. a. durch das Bundesinstitut für Arzneimittel und Medizinprodukte (BfArM). Zusätzlich informiert die AMK die Apotheker über Arzneimittelrisiken, zu denen auch die Fälschungsverdachtsfälle gehören.

86　Forschungsbericht des Bundeskriminalamtes „Arzneimittelkriminalität: Ein Wachstumsmarkt", Oktober 2016

87　Forschungsbericht des Bundeskriminalamtes „Arzneimittelkriminalität: Ein Wachstumsmarkt", Oktober 2016

88　https://www.bfarm.de/DE/Arzneimittel/Arzneimittelzulassung/Arzneimittelinformationen/Arzneimittelfaelschungen/_node.html

89　https://www.abda.de/fileadmin/assets/Faktenblaetter/Faktenblatt_Arzneimittelkontrollen_in_Apotheken_20170517.pdf

90　https://www.abda.de/themen/arzneimittelsicherheit/amk/zahlen-und-fakten/, Zugriff am 30.10.2018

Letztlich ist das Vertrauen in die Arzneimittel und damit in die Arzneimitteltherapie für den Ausgang und das Ergebnis einer jeden medikamentösen Therapie besonders wichtig. Immer, wenn in den Medien über Probleme in der Arzneimittelsicherheit berichtet und diskutiert wird, kommt ein hoher Gesprächs- und Aufklärungsbedarf und -aufwand mit den Patienten auf die Apotheken zu. Während der Hersteller das Arzneimittel („Hardware") produziert, muss die Apotheke den Nutzen des Arzneimittels („Software") vermitteln. Auch deshalb muss das Vertrauen in die Sicherheit und die Wirksamkeit der Arzneimittel (als Waren der besonderen Art) immer wieder neu hergestellt werden. Den Vor-Ort-Apotheken kommt gerade an dieser Stelle eine besonders wichtige Verantwortung zu; der Versandhandel mit Arzneimitteln vermag das nicht zu leisten.

Versorgungssicherheit

Von Versorgungssicherheit (2) ist die Rede, wenn Arzneimittel, die zur akuten Behandlung benötigt werden, grundsätzlich ohne Verzögerung verfügbar sind; für die Dauerbehandlung, z. B. für den Einsatz bei chronisch kranken Patienten, gilt, dass die entsprechenden Arzneimittel absehbar über einen längeren Zeitraum zur Verfügung stehen sollten.

Der Versorgungsauftrag der Apotheken gilt grundsätzlich für die gesamte Bevölkerung und für alle Arzneimittel (§ 43 Arzneimittelgesetz [AMG]). Die wenigen Ausnahmen, d. h. die „Abgabe von Arzneimitteln auch außerhalb von Apotheken", sind gesetzlich festgeschrieben. Da dieses „Arzneimittel-Monopol der Apotheken" ausschließlich aus Gründen des Verbraucherschutzes gesetzlich festgeschrieben ist – Arzneimittel sind „Waren der besonderen Art" und nicht beliebige Verbrauchsgüter –, unterliegen die Apotheken – folgerichtig – einem Kontrahierungszwang. Das bedeutet: Apotheken müssen ärztliche Verordnungen in einer der Verschreibung angemessenen Zeit – d. h. in der Regel unverzüglich und ohne Ansehen der Person – beliefern (§ 17 Abs. 4 Apothekenbetriebsordnung [ApBetrO]). Das gilt bei den Vor-Ort-Apotheken, wiederum aus Verbraucherschutzgründen, selbstverständlich auch für Betäubungsmittel und Rezepturen (§ 7 ApBetrO). Eine Rezeptur bezeichnet dabei ein Arzneimittel, das in der Apotheke im Einzelfall aufgrund einer ärztlichen Verordnung für eine einzelne Person hergestellt wird. Patienten sollten wissen, dass der Kontrahierungszwang für Arzneimittelversender nicht gilt, auch weil sie z. B. bestimmte Arzneimittel nicht liefern dürfen, können oder wollen. Bei für pharmazeutische Mitarbeiter in Apotheken erkennbaren Irrtümern, mangelnder Lesbarkeit oder sonstigen Bedenken darf eine Abgabe jedoch nicht erfolgen, bevor die Unklarheit, in der Regel durch Rücksprache mit dem verordnenden Arzt, beseitigt worden ist. Bei einem erkennbaren Missbrauchsverdacht ist die Abgabe ebenfalls zu verweigern (§ 17 Abs. 8 ApBetrO).

Die Vor-Ort-Apotheken sind – zumindest zurzeit noch – ubiquitär vertreten. Damit sind sie:

- flächendeckend,
- rund um die Uhr,
- 365 Tage im Jahr

leistungsbereit und leistungsfähig.

Die Pflicht zur Dienstbereitschaft regelt – in Verbindung mit § 4 Abs. 2 des Ladenschlussgesetzes [LadSchlG] – insbesondere den Nacht- und Notdienst (vgl. § 23 Abs. 1 ApBetrO), der im Zuge der Selbstverwaltung durch die zuständigen Apothekerkammern organisiert wird und die flächendeckende Arzneimittelversorgung der Bevölkerung mit Arzneimitteln zu jeder Tages- und Nachtzeit in Deutschland garantiert.

Wenn an dieser Stelle als Vergleichsargument durchgehend geöffnete Tankstellen genannt werden, verkennt man, dass es zunächst jeder Tankstelle freigestellt ist, ob sie geöffnet hat oder nicht – von Dienstpflicht kann also keine Rede sein –, und sie den Abgabepreis frei kalkulieren kann. Bei örtlichen Apotheken gilt aber, dass selbst im Nacht- und Notdienst die Arzneimittelpreisverordnung (AMPreisV) für verschreibungspflichtige Arzneimittel zugrunde gelegt werden muss. Diese Verordnung besagt, dass für jedes Medikament ein fester (einheitlicher) Abgabepreis erhoben wird, damit der Patient auch in dringenden Notfällen nicht übervorteilt wird. Das ist gesundheits- und sozialpolitisch so gewollt – und gelebter Verbraucherschutz.

Weiter sind in jeder Vor-Ort-Apotheke Arzneimittel und apothekenpflichtige Medizinprodukte, die zur Sicherstellung einer ordnungsgemäßen Arzneimittelversorgung der Bevölkerung notwendig sind, in einer Menge vorrätig zu halten, die mindestens dem durchschnittlichen Bedarf [der Bevölkerung im Einzugsgebiet] für eine Woche entspricht (§ 15 Abs. 1 ApBetrO; Vorratshaltung). Unter Verweis auf ein im Auftrag des Bundesministeriums für Wirtschaft und Energie erstelltes Gutachten[91] betrug der durchschnittliche Warenbestand an „Handelsware" der öffentlichen Apotheken im Jahre 2018 bundesweit knapp 2,2 Mrd. Euro. Das entspricht einem Lagerbestand je Apotheke von rund 110.000 Euro. Diese Kapitalbindung stellt sowohl eine betriebswirtschaftliche als auch eine volkswirtschaftliche Leistung für alle Teile der Bevölkerung dar, die dem Versorgungsauftrag der Apotheken geschuldet ist und entsprechend gewürdigt werden sollte. Nicht zu vergessen ist an dieser Stelle der vollversorgende pharmazeutische Großhandel, der durch die Lieferfrequenz zu den Apotheken einen weiteren wichtigen Beitrag zur Versorgungssicherheit der Bevölkerung leistet.

Darüber hinaus sind die Vor-Ort-Apotheken verpflichtet, eine klar definierte Auswahl an Notfallarzneimitteln ständig verfügbar zu halten, die bei lebensbedrohlichen Akutzuständen wie etwa Vergiftungen sofort benötigt werden (§ 15 Abs. 2 ApBetrO)[92].

---

91 2HM-Gutachten „Ermittlung der Erforderlichkeit und des Ausmaßes von Änderungen der in der Arzneimittelpreisverordnung (AMPreisV) geregelten Preise"; Stand: Version 1.21, 16.03.2018.

92 Gemäß § 15 Abs. 2 ApBetrO sind Apothekenleiter verpflichtet, ein sogenanntes Notfalldepot zu führen. Dabei ist das Notfalldepot eine Zusammenstellung von Medikamenten und anderen apothekenüblichen Waren, die Apotheken in Deutschland für Notfälle vorrätig halten bzw. kurzfristig beschaffen können müssen. Das betrifft Arzneimittel, die wenig gebraucht werden, aber unter Umständen lebensnotwendig sind. Bis 2012 enthielten die Notfalldepots fast ausschließlich Antidote, also Gegenmittel zu Giften, Toxinen, Medikamenten oder anderen Substanzen, die auf einen Organismus Einfluss nehmen. Dagegen war die Bevorratung von Mitteln für palliative Notfälle nicht ausdrücklich vorgeschrieben. Bei der Neufassung der Apothekenbetriebsordnung wurde die Liste überarbeitet. Die meisten Antidote wurden mangels Praxisrelevanz gestrichen, stattdessen tritt nun die Versorgung palliativer und anaphylaktischer Notfälle in den Vordergrund. [Die Maßnahmen der Palliativmedizin haben oft das Ziel, bei fortschreitenden unheilbaren Erkrankungen den Verlauf zu verlangsamen und Symptome wie Übelkeit, Schmerz oder (reaktive) Depressionen – häufig durch den Einsatz von Arzneimitteln – zu reduzieren (vgl. https://de.wikipedia.org/wiki/Palliative_Therapie). Der anaphylaktische Schock ist die schwerste Form der allergischen Reaktion. Sie tritt oft unerwartet und plötzlich auf. Es sind mehrere Organe bis hin zum ganzen Körper betroffen. Auch hierzu sind entsprechende Medikamente im Notfalldepot zu listen (vgl. https://www.allum.de/krankheiten/anaphylaktischer-schock-allergologischer-notfall).] Darüber hinaus müssen weitere Mittel jederzeit kurzfristig beschaffbar sein. Dies ist durch die regionalen Notfalldepots der Apothekerkammern gelöst, welche sich meist bei ausgewählten

Bis heute sind die öffentlichen Apotheken ihrem gesetzlich normierten Versorgungsauftrag voll nachgekommen. Da Versorgungssicherheit aber weit über die oben beschriebene Regelversorgung im Alltag hinausgeht, nachfolgend einige Beispiele, in denen die Apotheke vor Ort ihre vorhandene Kompetenz einbringt.

Herstellung von Rezepturen für Ausnahmefälle

Häufig fehlt es bei Arzneimitteln z. B. an für Kinder geeigneten Darreichungsformen[93]. Dennoch sind Kinder- und Jugendmediziner immer wieder darauf angewiesen, Arzneimittel, die eigentlich nur an Erwachsenen ausreichend geprüft wurden, auch bei Kindern anzuwenden. Unter dem einprägsamen Spruch „Nie wieder bittere Medizin! Patisserie trifft auf Pharmazie" wird geschildert[94], wie Eltern mithilfe der örtlichen Apotheke und unter Zuhilfenahme von „veredelten Rezepturen" verhindern können, dass kleine, chronisch kranke Kinder ihre an sich unangenehm schmeckenden Arzneistoffe zum Teil wieder ausspucken oder – noch schlimmer – die Einnahme verweigern. Zu diesem Zweck hat ein niedergelassener Apotheker in einen extra dafür hergestellten Hohlkörper aus Schokolade ein homogenes Gemisch, bestehend aus dem (ggf. gemörserten) Arzneimittel und schokoladehaltiger Rohmasse, eingefüllt. Damit einher geht auch ein psychologischer Aspekt. So soll es gelingen, die Krankheit und den eigenen Körper nicht mehr als defekt und heilungsbedürftig wahrzunehmen; im Gegenteil soll dem Kind – entkoppelt von Krankheit – mit der Kapsel bei jeder Einnahme ein Stückchen Gesundheit geschenkt werden. Auf solch innovative Rezepturen können aber nicht nur kleine Patienten – und ihre häufig entnervten Eltern – zurückgreifen. Auch geistig Behinderte, Demente und Personen mit motorischen oder kognitiven Einschränkungen können von der erleichterten Einnahme von sonst sehr kompliziert erscheinenden Arzneiformen profitieren. Schlecht schmeckende, bittere Säfte oder große Tabletten können so der Vergangenheit angehören. Hinzu kommt, dass mit einer solchen Anwendungsform eine höhere Genauigkeit der Dosierung erreicht werden kann als beim Zubereiten und Füttern von z. B. unangenehm schmeckenden Säften.

Derselbe Apotheker hat sich auch mit der Behandlung eines an kollagener Gastritis erkrankten Patienten auseinandergesetzt. Die 1989 erstmals beschriebene kollagene Gastritis ist eine sehr seltene Form der chronischen Gastritis (Magenschleimhautentzündung), eine entzündliche Erkrankung des oberen Gastrointestinaltrakts. Weil die Erkrankung sehr selten diagnostiziert wird, steht bisher auch keine allgemein empfohlene medikamentöse Therapie zur Verfügung. Aus diesem Grunde hat sich der Apotheker zusammen mit einer Kollegin und einem Gastroenterologen zusammengetan, um für den

---

Kliniken befinden. In derselben Auflistung nennt die Apothekenbetriebsordnung noch Opioide in transdermaler und transmucosaler Darreichungsform. Diese können jedoch in den Notfalldepots der Apothekerkammern aus betäubungsmittelrechtlichen Gründen nicht vorrätig gehalten werden. Daher müssen de facto diese Opioide letztlich doch in jeder Apotheke vorrätig gehalten werden, sofern der Apothekenleiter keine andere, betäubungsmittelrechtlich zulässige und jederzeit zugängliche Bezugsquelle nachweisen kann. Nicht alle regionalen Notfalldepots führen alle aufgeführten Mittel. Die Entnahme von Medikamenten aus den regionalen Notfalldepots ist nur für Apotheken aufgrund einer ärztlichen Verordnung möglich. Patienten können die Mittel nur über eine diensthabende öffentliche Apotheke beziehen. https://de.wikipedia.org/wiki/Notfalldepot

93 https://www.bfarm.de/DE/Arzneimittel/Arzneimittelzulassung/Arzneimittel_fuer_Kinder/_node.html

94 https://www.deutsche-apotheker-zeitung.de/daz-az/2014/daz-4–2014/nie-wieder-bittere-medizin

Patienten eine (innovative) Therapie zu entwickeln. Herausgekommen ist ein Rezeptur-Arzneimittel (Suspensionsgel), mit dem die Kontaktzeit mit der Magenschleimhaut verlängert werden kann. Auf diese Weise ist es möglich, dass der Wirkstoff seine Wirkung lokal entfaltet. Ergebnis im geschilderten Fall: Der Patient war nach kurzer Zeit subjektiv beschwerdefrei; nach vierwöchiger Therapie waren keine Schleimhautblutungen mehr nachzuweisen. Die Therapie dauerte weitere gut vier Wochen und konnte anschließend langsam ausgeschlichen werden.

Allein an diesen Beispielen wird deutlich, dass Apotheker vor Ort im Rahmen der Nahversorgung mit der Herstellung von (innovativen) Rezeptur-Arzneimitteln dazu beitragen, Krankheiten zu lindern bzw. zu heilen. Auch das ist ein Stück Versorgungssicherheit, die der Versandhandel nicht fähig ist zu leisten.

Versorgung in Katastrophensituationen

Die Versorgung durch die Vor-Ort-Apotheken hat selbst in Katastrophensituationen[95], seien sie nun lokal begrenzt oder deutschlandweit aufgetreten, bisher noch immer funktioniert, auch wenn es von der breiten Öffentlichkeit nicht immer entsprechend wahrgenommen wurde. Genannt seien an dieser Stelle das Jahrhunderthochwasser am Rhein im Jahre 1993, das Oder-Hochwasser von 1997, das Hochwasser der Elbe im Jahre 2002, das (nächste) Jahrhunderthochwasser von Ende Mai und Anfang Juni 2013 in ganz Mitteleuropa. Besonders betroffen waren in jenem Jahr die Bewohner im Altenburger Land[96] (durch das Hochwasser der Weißen Elster). Ende Mai 2016 kam die Flut mit Regen und Gewittern nach Braunsbach[97] in Baden-Württemberg; drei Bäche, die den Ort durchfließen, waren entfesselt über ihre Ufer getreten. Eine sechs Meter hohe Geröllwand am Ortseingang trennte den Ort von der Außenwelt[98]. Die im Ort ansässige (einzige) Apotheke musste daraufhin zwar vorübergehend schließen, die Arzneimittelversorgung wurde aber bis zur Wiedereröffnung im Oktober 2016 durch eine Apotheke im Nachbarort, auch mittels Botendienst, sichergestellt. In guter Erinnerung ist noch das Schneechaos aus Januar 2019 in Südbayern[99]. Medienberichten zufolge waren damals mehr als 1.000 Helfer und auch Bundeswehrsoldaten im Einsatz, um Dächer frei zu räumen und Straßen vom Schnee frei zu schaufeln; ganze Ortschaften waren von der Außenwelt abgeschnitten. Auch wenn die Versorgungssituation vor Ort teilweise ein wenig desolat gewesen sein soll, war die Arzneimittelversorgung der vom Chaos betroffenen Bevölkerung dennoch zu jedem Zeitpunkt gewährleistet, berichteten die Apotheker vor Ort. „Wenn Kunden nicht kommen können, da die Wege zu eng oder zu schlecht geräumt sind, fahren wir die Medikamente mit unserem Botendienst aus", so ein ortsansässiger Apotheker. Während der pharmazeutische Großhandel die Apotheken in dieser Zeit mindestens einmal täglich beliefern konnte, kam die Post teilweise gar nicht durch, sodass der Versandhandel ganz ausfiel. Dagegen wurde diese besondere Situation von den Mitarbeitern der Apotheken

---

95 https://www.deutsche-apotheker-zeitung.de/daz-az/2019/daz-22–2019/wichtiger-rettungsanker

96 https://www.apotheke-adhoc.de/nachrichten/detail/pharmazie/thueringen-hilfe-fuer-hochwasser-apotheken/?tx_ttnews%255BsViewPointer%255D=1&cHash=6f4819fe50bc21a0f2256b2e1d1b10f9

97 https://www.deutsche-apotheker-zeitung.de/news/artikel/2016/05/31/den-schlamm-aus-der-apotheke-geschoben

98 https://www.deutschlandfunkkultur.de/braunsbach-100-tage-nach-der-ueberschwemmungskatastrophe.1001.de.html?dram:article_id=365078

99 https://www.deutsche-apotheker-zeitung.de/news/artikel/2019/01/16/wie-geht-es-den-apotheken-im-schneechaos-gebiet/chapter:all

vor Ort angemessen gemeistert: Urlaubssperre wegen des Chaos, Einschränkungen beim Arbeitsweg, Botendienste mit dem eigenen Auto. Fazit: Auf Ihre Apotheke in der Nachbarschaft ist Verlass.

Erinnert sei auch an die Sturmereignisse der letzten Jahrzehnte (genannt seien nur der Orkan Lothar Ende 1999 und der Orkan Kyrill Anfang 2007). Gemeinsam waren allen enorme Einschränkungen im Rahmen der Erreichbarkeit der Geschäfte der Nahversorgung und der öffentlichen Vor-Ort-Einrichtungen von außen sowie der damit einhergehende (teilweise) Zusammenbruch von Kommunikationseinrichtungen. Klagen über eine verschlechterte Arzneimittelversorgung durch Apotheken gab es keine. Im Gegenteil, die Apotheken waren in diesen Zeiten häufig Fels in der Brandung.

Ebenso wurden die Herausforderungen einer ordnungsgemäßen Arzneimittelversorgung gemeistert in Ausnahmesituationen bei massenhaften Personenbewegungen wie nach dem Fall der Berliner Mauer im Jahre 1989, den Fluchtbewegungen während des Jugoslawienkrieges und der Flüchtlingswelle im Jahre 2015. Bei täglich 1.000 bis 2.000 Flüchtlingen in den ersten Tagen des Flüchtlingsstromes 2015 wurden im Rahmen einer improvisierten Erstversorgung damals dringlich benötigte Arzneimittel von den Notärzten angefordert und kurzfristig von den örtlichen Apotheken (großenteils ohne Deckungszusage durch die Behörden) geliefert[100].

In all diesen Fällen waren die Apotheken vor Ort zur Stelle; sie erfüllten den ihnen übertragenen Versorgungsauftrag konsequent, leise und effektiv. Und all diesen Fällen ist gemeinsam, dass ohne die Vor-Ort-Apotheken humane Katastrophen kaum hätten vermieden werden können. Denn der Versandhandel hätte es nicht gebracht. Neben der sicheren und kompetenten Regelversorgung im Alltag ist die Fähigkeit, (pharmazeutische) Krisen im lokalen Umfeld zu meistern, der wahre Wert der bisher noch flächendeckend vorhandenen Apotheken. Die zentrale Bedeutung ist in diesem Zusammenhang übrigens die Integration der Apotheken und ihrer Mitarbeiter im lokalen Umfeld, die kurzfristiges, effektives Handeln – weit über den Versorgungsauftrag hinaus – bewirkt und zwischenmenschlich motiviert ist. Der Hilfesuchende ist keine anonyme „Kunden"-Nummer, sondern ein Bekannter, Nachbar, Freund, Mitmensch. Probleme werden damit ebenso persönlich wahrgenommen wie Lösungen erarbeitet. Ein Versand – gleich welcher Art – hätte in wohl keinem der beschriebenen Fälle die Arzneimittelversorgung sicherstellen können. „Apotheken in Pantoffelnähe", wie es die ehemalige NRW-Gesundheitsministerin einmal gesagt hat[101], sollten von der (Gesundheits-)Politik auch deshalb als kritische Infrastruktur bewertet werden, weil sie die Versorgungssicherheit vor Ort weit über die Regelversorgung hinaus gewährleisten. Auf die Apotheken in der Nähe und ihre Mitarbeiter kann man sich immer und in (fast) jeder Situation verlassen!

Mit Blick auf die Versorgungssicherheit bleibt allerdings ein großes Problem: Arzneimittel, die nicht bzw. nicht in ausreichender Menge zur ordnungsgemäßen Versorgung der Bevölkerung zur Verfügung stehen. Betroffen von solchen Liefer- bzw. Versorgungsengpässen (Defekten) sind nicht nur Arzneimittel zur Dauermedikation, sie stellen auch ein Problem im Rahmen der Akutversorgung (medikamentöse Behandlung von Krankheiten von erfahrungsgemäß kurzer Dauer wie z. B. die Behandlung mit Antibiotika) dar. Zwar gehören solche Defekte seit jeher zum Apothekenalltag; allerdings nicht in dieser seit einigen Jahren feststellbaren Größenordnung. „Unglaublich, in Deutschland werden

---

100 https://www.deutsche-apotheker-zeitung.de/daz-az/2019/daz-22–2019/wichtiger-rettungsanker
101 https://www.pharmazeutische-zeitung.de/ausgabe-032011/ist-die-hoffnung-gruen/

wichtige Arzneien knapp!", titelte die Bild-Zeitung bereits Anfang Februar 2014[102]. Deshalb hatte ein engagierter Apotheker aus Offenbach seine Kollegen aufgefordert, ihm ihre Defekt-Listen zuzufaxen[103]. Das Ergebnis: Versorgungsengpässe nehmen immer mehr Breite im Gesamtsortiment ein: Sie betreffen zurzeit Impfstoffe, in den letzten Jahren vor allem Grippeimpfstoffe, Psychopharmaka, Analgetika, Blutdrucksenker, Blutfettsenker, Antibiotika, Antirheumatika, Antiparkinsonmittel, Sedativa, Cortison-Lösungen (hier mussten die Apotheken über Monate mit lebensrettenden Corticoid-Rezepturen einspringen), Antiasthmatika, Augentropfen gegen erhöhten Augeninnendruck, Allergiepens und vieles mehr. Insgesamt sollen gut 170 Arzneimittel nicht lieferfähig sein. „Kontingentierung. Wie in der DDR." oder Ähnliches ist derzeit immer wieder in den Diskussionen der Apotheker in den sozialen Medien zu lesen, wenn es um das Thema Versorgungsengpässe geht. Dazu ein Beispiel aus dem Apothekenalltag zur Versorgungssicherheit mit Arzneimitteln in Deutschland im 21. Jahrhundert[104]: Ein Patient legt in der Apotheke seiner Wahl eine ärztliche Verordnung vor, auf der sechs Packungen desselben (recht teuren) Arzneimittels verschrieben sind, das zur Behandlung einer seltenen Form von Blutkrebs dient. Sechs Packungen, weil der Patient einen längeren Auslandsaufenthalt vor sich hat und sich entsprechend mit seinem Arzneimittel eindecken muss. Problem: Die Ware ist in Deutschland kontingentiert; der Hersteller stellt je Apotheke maximal drei Packungen pro Monat zur Verfügung. Während man in der Gesundheitspolitik über E-Rezepte und pharmazeutische Dienstleistungen streitet, fehlt es in den Apotheken am Essenziellen: den Arzneimitteln. Und zwar nicht (nur) an wichtigen Reserveantibiotika, sondern an absoluten Standardpräparaten[105]. Und wenn dann gefragte Ware vereinzelt eintrifft, stellt sich die Frage: Welcher Patient bekommt das begehrte Arzneimittel?[106] Ein Armutszeugnis für das deutsche Gesundheitssystem.

Die Gründe, die zu solch einer Gefährdung der Versorgungssicherheit führen, sind vielfältig: Die Hersteller können zum einen zwar ausreichend Ware für den deutschen Markt produziert haben, sie kommt aber nicht in ausreichender Menge bei der Bevölkerung an. Ein wenn auch nur geringer Teil der Medikamente wird von Zwischenhändlern, zu denen auch Apotheken gehören, ins Ausland verbracht. Grund: Dort sind diese Arzneimittel wesentlich teurer als in Deutschland. Das Phänomen solcher Arzneimittelarbitrage-Geschäfte ist schon seit Jahrzehnten gelebte Praxis. Früher haben Arzneimittel-Importeure Medikamente im europäischen Ausland aufgekauft und umetikettiert, um sie anschließend als (gegenüber dem Original günstigere) Importpräparate deutschen Apotheken – erfolgreich – anzubieten. Denn die Apotheken hierzulande sind bereits seit 1989 bundesweit gesetzlich verpflichtet, einen bestimmten Prozentsatz an importierten Arzneimitteln an Versicherte von gesetzlichen Krankenkassen (GKV) abzugeben. Zwischenzeitlich haben die Arzneimittel-Importeure allerdings ihr Geschäftsfeld erweitert, da Deutschland längst nicht mehr für alle Medikamente als Hochpreisland einzustufen ist. Die ehemaligen Importeure betreiben heute ein Import-Export-Geschäft. Wirtschaftlich

---

102 https://www.deutsche-apotheker-zeitung.de/news/artikel/2014/02/10/diefenbach-bleibt-am-ball

103 https://www.deutsche-apotheker-zeitung.de/daz-az/2015/az-9–2015/alltagsproblem-lieferengpaesse

104 https://www.apotheke-adhoc.de/nachrichten/detail/apothekenpraxis/trotz-rezept-novartis-verweigert-jakavi-kontingentierung/

105 https://www.deutsche-apotheker-zeitung.de/news/artikel/2019/05/21/wie-viele-dauerdefekte-haben-sie-aktuell

106 Die formelle Antwort liefert § 17 Abs. 4 ApBetrO, aber für den Apotheker bleibt immer ein ungutes Gefühl

mag dieses Geschäftsgebaren lukrativ sein, ethisch-moralisch ist es eher zweifelhaft; und das nicht erst, seit die Versorgungssicherheit der deutschen Bevölkerung durch solche Praktiken ernsthaft gefährdet wird.

Probleme mit der Versorgungssicherheit treten auch deshalb auf, weil viele Hersteller von in Deutschland verkehrsfähigen Arzneimitteln sich genötigt fühlen, ihre Ware im Ausland, häufig genug in Asien, produzieren zu lassen. Dabei kommt es immer wieder zu Engpässen, auch bei Medikamenten gegen lebensgefährliche Krankheiten.

Hintergrund

Aufgrund einer gesetzlichen Vorgabe[107] können Krankenkassen mit Herstellern von Arzneimitteln Rabatte für bestimmte Medikamente (vorzugsweise Generika) aushandeln oder auch „Rabattverträge ausschreiben". (Dabei sind Generika Arzneimittel, die nach Ablauf des Patentschutzes des Originalpräparats mit gleichem Wirkstoff und gleicher Dosierung billiger nachgemacht werden. Das Generikum sieht nicht mehr wie das Originalpräparat aus und kann andere Hilfsstoffe enthalten. Es ist aber grundsätzlich nicht schlechter oder besser als das herkömmliche Arzneimittel.) Kommen Hersteller bei einer solchen Ausschreibung nicht zum Zuge, bricht deren entsprechender Umsatz förmlich ein, auch weil die Apotheken gesetzlich verpflichtet sind, grundsätzlich, d. h. von wenigen Ausnahmen abgesehen, nur „rabattbegünstigte" Arzneimittel, also die Präparate des/der „Ausschreibungsgewinner(s)", abzugeben. Die (von den Kassen und Herstellern geheim gehaltenen) Rabattkonditionen führen dazu, dass die Wirkstoffe in Deutschland, ja mittlerweile in Europa, nur noch selten rentabel herzustellen sind. Seit Jahren beziehen die Hersteller für auf dem deutschen Markt zugelassene Arzneimittel deshalb gut 80 Prozent der Generikawirkstoffe aus außereuropäischen Quellen, vorzugsweise aus China und Indien[108]. Mittlerweile sind die Ausgangsstoffe zur Herstellung ganzer Antibiotika–Klassen nur noch in China zu beziehen. Die Ursachen des Problems sind z. B. in einer Studie zur Versorgungssicherheit mit Antibiotika[109] analysiert worden: *„Einerseits war es der seit den 1980er Jahren gezielte staatliche Aufbau von Intermediate- und Wirkstoff–Produktionskapazitäten in China über den nationalen Bedarf hinaus – und zwar in Größenordnungen, mit denen in Europa unvorstellbare Skaleneffekte erreicht werden konnten. Andererseits lief die Produktion in Europa auf ‚relativ veralteten Anlagen' und mit hohen Kosten für Audits, während gleichzeitig ein Generikamarkt mit scharfem Preiswettbewerb entstand. Konsequenz war die Produktionsverlagerung vorwiegend nach China."*

Die Hersteller, die bei solchen Rabattvertragsausschreibungen nicht zum Zuge gekommen sind, nehmen den Wirkstoff ganz oder bis zum Beginn der nächsten Ausschreibungsrunde aus ihrem Sortiment. Kommt es dann (mit Blick auf die „Profiteure") im außereuropäischen Ausland zu Produktionsausfällen, sei es durch verunreinigte Wirkstoffe (wie z. B. bei den Sartanen) oder durch betriebliche Störanfalle (wie Explosionen ganzer Produktionsstätten), können die „Verlierer" die Versorgungslücke nicht kurzfris-

---

107 vgl. § 130a Abs. 8 SGB V

108 https://www.deutsche-apotheker-zeitung.de/daz-az/2018/daz-44–2018/von-der-apotheke-der-welt-zum-arzneistoffimporteur

109 https://www.progenerika.de/wp-content/uploads/2018/11/20181115_ProGenerika_Antibiotikastudie2018_final.pdf

tig schließen. Lieferengpässe bzw. Defekte sind die Folge. So hat die Vergabe großer Versorgungsanteile an Einzelunternehmen – Ausfluss oben beschriebener Rabattverträge – in der Vergangenheit zu erheblichen Versorgungsengpässen geführt, mit einer als dramatisch zu bezeichnenden Entwicklung bis zum heutigen Tage. Deshalb schlagen Apotheker und Ärzte immer häufiger Alarm. So hat auch der 122. Deutsche Ärztetag 2019 gefordert, dass die Antibiotika-Produktion nach Europa zurückkommen soll, weil in Europa eine hochwertige Produktion unter Einhaltung aller notwendigen Qualitäts- und Umweltkriterien möglich sei, was zu einer Verbesserung der Versorgung führen würde[110]. Während sich auch Tageszeitungen, Funk und Fernsehen – zu Anfang des zweiten Quartals 2019 vermehrt – des Problems angenommen haben[111], hat die Politik zunächst nur mit den Methoden der Mangelverwaltung reagiert und beim Bundesinstitut für Arzneimittel und Medizinprodukte (BfArM) eine Meldestelle eingerichtet; die Website des Instituts informiert tagesaktuell über (von den Herstellern gemeldete!) Engpässe. Dabei räumt das BfArM mittlerweile ein, dass Lieferengpässe gravierende Auswirkungen auf die Patienten und die Arzneimitteltherapiesicherheit haben könnten[112]. So könne es zu Compliance-Problemen kommen, wenn Patienten auf ein neues Präparat umgestellt werden müssten. Des Weiteren könne sich der Therapiebeginn verzögern oder eine Therapieoption gänzlich entfallen, wenn Arzneimittel nicht lieferbar seien. „Die Gesundheitspolitik hat sich in der letzten Legislaturperiode zurückgelehnt", bekennt Ende 2018 selbstkritisch auch Michael Hennrich (CDU-MdB), Mitglied im Ausschuss für Gesundheit und in dieser Funktion Berichterstatter für den Bereich Arzneimittelversorgung und Apotheken[113].

Mittlerweile sind Lieferengpässe und Defekte ein europaweites Problem, dem sich Mitte 2019 auch die Pharmaceutical Group of the European Union (PGEU), der Zusammenschluss der Apotheker der Europäischen Union, angenommen hat. In diesem Zusammenhang hat die PGEU fünf konkrete Forderungen aufgestellt[114]:

Die PGEU fordert nachdrücklich koordinierte und spürbare politische Eingriffe, und zwar in folgenden Punkten:

1. Bei der Entwicklung nationaler Gesetze und Strategien, die Einfluss auf die zeitnahe und ordnungsgemäße Versorgung haben könnten, sollten die Bedürfnisse der Patienten in den Vordergrund gestellt werden. Außerdem müsse dafür gesorgt werden, dass die Apotheker ihren öffentlichen Versorgungsauftrag erfüllen können.
2. Die Befugnisse der Apotheker bei Lieferengpässen sollten ausgedehnt werden.
   [*In diesem Zusammenhang hat ein hochrangiger Mitarbeiter des BfArM Mitte 2019 öffentlich festgestellt, dass die Apotheker den Patienten die Situation der Lieferengpässe vermitteln müssten, um die Compliance sicherzustellen. „Das kann nur jemand leisten,*

110 https://www.presseportal.de/pm/9062/4285201

111 s. u. a. http://www.haz.de/Hannover/Aus-der-Stadt/Lieferengpaesse-in-Apotheken-Schmerz-mittel-sind-weiter-knapp; https://www.apotheke-adhoc.de/nachrichten/detail/panorama/wdr-lokal-zeit-apotheker-erklaert-lieferengpaesse/; https://www.radiosauerland.de/sauerland/lokalnachrichten/lokalnachrichten/archive/2019/05/08/article/-158c0c15c9.html; https://www.pharmazeutische-zeitung.de/rabattvertraege-gefaehrden-versorgungssicherheit/; https://www.wp.de/staedte/wittgen-stein/hilchenbacher-apotheker-sauer-ueber-lieferengpaesse-id217337213.html

112 https://www.aerzteblatt.de/nachrichten/103815/Lieferengpaesse-bei-Arzneimitteln-nehmen-zu

113 https://www.aerztezeitung.de/politik_gesellschaft/arzneimittelpolitik/article/977731/fehlende-arznei-mittel-lieferengpass-loesung-europa.html

114 https://www.deutsche-apotheker-zeitung.de/news/artikel/2019/05/14/lieferengpaesse-eu-apotheker-verband-fordert-ausgleich-fuer-apotheken/chapter:all

der den Patienten vor sich stehen hat", so der Mitarbeiter, der damit ausdrücklich die zentrale Funktion der Apotheke vor Ort unterstreicht[115].]

3. Weiterhin wird ein effektives Kommunikationsnetzwerk zwischen allen Teilnehmern an der Lieferkette und den Behörden gefordert, um (absehbaren) Engpässen besser begegnen zu können.
4. Daneben steht auch ein finanzieller Ausgleich für die negativen Auswirkungen von Verknappungen auf der Wunschliste, und zwar durch adäquate Erstattungs- und Vergütungsregeln. Auch deshalb, weil die Apotheker in Europa durchschnittlich 5,6 Stunden pro Woche hätten aufwenden müssen, um die Folgen der Engpässe zu bewältigen.
5. Schließlich fordert die PGEU effektivere Kontrollsysteme für die Meldung, die Überwachung und die Kommunikation von Lieferengpässen sowie strukturiertere, schnellere und transparentere Modelle für die Zusammenarbeit zwischen den Marktakteuren und den Arzneimittelbehörden.

Die wahren Verlierer der Versorgungsengpässe sind letztlich die Patienten! Sie müssen die Versäumnisse von Politik und Krankenkassen ausbaden, erleiden. Versäumnisse der Politik, weil Gesundheitsminister Jens Spahn dem Versandhandel mit verschreibungspflichtigen Arzneimitteln das Wort redet und die Preisbindung, die dem Verbraucherschutz dient, infrage stellt. Versäumnisse der Krankenkassen, weil sie ohne Ende Rabattverträge ausschreiben und damit die Arzneimittelhersteller nötigen, die Medikamente in Billiglohnländern produzieren zu lassen. Dem muss ein Ende bereitet werden!

Versorgungsqualität

Von Versorgungsqualität (3) ist bei Arzneimitteln[116] die Rede, wenn der Patient sein(e) Mittel rechtzeitig erhält und über die Anwendung umfassend informiert worden ist.

Arzneimittel gehören zu den wirksamsten Instrumenten ärztlicher Behandlung. Sie können allerdings nur dann ihren Nutzen entfalten, wenn sie rechtzeitig verfügbar sind und richtig angewendet werden. Die Versorgungsqualität hängt demnach zunächst von der rechtzeitigen Verfügbarkeit eines Arzneimittels, d. h. von der Sicherstellung der Versorgungssicherheit, ab[117]. Durch die in einer Verordnung niedergelegte Pflicht zur Vorratshaltung von Arzneimitteln[118] wird vom Grundsatz her die Verfügbarkeit durch die Apotheken vor Ort gewährleistet.

Wie wichtig die Beratung in der Apotheke für die richtige Anwendung des Arzneimittels für den Patienten ist, wird anhand einer Analyse von Psychologen deutlich, der zufolge Ärzte damit rechnen müssen, dass Patienten ihnen nicht alle gesundheitsrelevanten Infos wahrheitsgemäß offenlegen[119] [120]. Für ihr Schweigen gegenüber den behandeln-

---

115 https://www.deutsche-apotheker-zeitung.de/news/artikel/2019/06/13/was-tun-gegen-lieferengpaesse/chapter:all

116 In diesem Beitrag wird zunächst nur von Arzneimitteln gesprochen, auch wenn das Thema später auf die Hilfsmittelversorgung ausgeweitet wird

117 vgl. Kaapke, Preißner, Heckmann: Die öffentliche Apotheke – ihre Funktionen, ihre Bedeutung; Deutscher Apotheker Verlag, Stuttgart 2007

118 vgl. § 15 Abs. 1 ApBetrO

119 https://jamanetwork.com/journals/jamanetworkopen/fullarticle/2716996

120 https://www.aerztezeitung.de/praxis_wirtschaft/special-arzt-patient/article/978145/pssst-patienten-ihrem-arzt-verschweigen.html

den Ärzten nannten die Patienten in der Umfrage vor allem fünf Gründe, und zwar in dieser Reihenfolge:

- Sie wollten nicht wegen ihres Verhaltens verurteilt oder belehrt werden.
- Sie wollten sich nicht anhören müssen, wie schlecht ein bestimmtes Verhalten für sie ist.
- Es war ihnen peinlich, etwas zuzugeben.
- Sie wollten nicht als schwieriger Patient gelten.
- Sie wollten nicht mehr Zeit ihres Arztes in Anspruch nehmen.

Apotheken haben den Vorteil des niederschwelligen Zugangs für alle Kunden. So findet auch die kompetente **Beratung** zu Arzneimitteln, zumeist vertraulich – „unter vier Augen" – vor allem in den Apotheken vor Ort statt. Speziell was das Thema Compliance (Therapietreue) betrifft, kommt der Qualifikation der Apotheken-Mitarbeiter im Rahmen der Arzneimittelversorgung deshalb eine besondere Bedeutung zu. „Im Gegensatz zu anonymen Großportalen haben die Apotheken vor Ort – auch digital sowie mit den Botenservices – den direkten persönlichen Draht zum Patienten, zu den Ärzten oder auch zu Pflegediensten"[121], beschreiben etwa Apotheker aus der Eifel ihre Verantwortung im Rahmen der Versorgungsqualität, ohne den Online-Handel dabei gänzlich abzulehnen. In diesem Zusammenhang gut zu wissen, dass die Apotheker in der Bevölkerung unter den Akteuren im deutschen Gesundheitswesen das höchste Vertrauen genießen[122].

An dieser Stelle sind zunächst drei Fälle genannt, die so gut wie täglich in einer der knapp 20.000 Apotheken in Deutschland anzutreffen sind und die zeigen, wie wichtig die Interventionen der Apotheken – bis hin zu lebensrettenden Maßnahmen – sein können.

Ein Kunde kommt, einen Tag nachdem er ein ABC-Pflaster in einer bayerischen Apotheke gekauft hat, mit folgendem Anliegen in die Offizin zurück: Er habe offensichtlich eine allergische Reaktion auf das Pflaster (rote Stellen und extrem starke Schmerzen), wobei diese Reaktion an einer völlig anderen Körperstelle aufgetreten sei als dort, wo das Pflaster angebracht wurde. Als der Apotheker sich, mit Zustimmung des Kunden, die Hautreaktionen ansieht, vermutet er eine Gürtelrose; er schickt ihn sofort zum Arzt, der die Vermutung bestätigt. Der Patient, dem der Arzt dann „das volle Programm" verordnet, kommt später mit dem ausgestellten Rezept in die Apotheke zurück – auch um sich zu bedanken[123].

Ein Kunde betritt spät abends, stark schwitzend, eine Apotheke in einer hessischen Kleinstadt und verlangt ein Schmerzmittel; ihn quälen – bereits seit dem vorherigen Abend – starke Schmerzen im Brustkorb, die in den linken Arm strahlen. Als er auf Nachfrage erklärt, er sei nicht zu Fuß, sondern mit dem Auto vorgefahren, schlägt die Apotheken-Mitarbeiterin vor, vorsichtshalber den Blutdruck zu messen. Die Werte sind so alarmierend, dass sie umgehend den Rettungsdienst anruft. Noch am gleichen Abend wird

---

121 https://www.volksfreund.de/region/daun/apotheker-sorgen-sich-um-versorgung-in-der-vulkaneifel_aid-36912233

122 https://www.deutsche-apotheker-zeitung.de/daz-az/2019/az-23–2019/am-meisten-vertrauen-zum-apotheker

123 https://www.apotheke-adhoc.de/nachrichten/detail/apothekenpraxis/dann-kann-nur-die-apotheke-vor-ort-loewen-apotheke-inzell/

der Patient operiert. Diagnose: Herzinfarkt; ein Stent wird gesetzt. Nach der Entlassung aus dem Krankenhaus bedankt sich der Kunde später bei seiner Lebensretterin[124].

Eine Stammkundin kommt in ihre oberbayerische Apotheke und verlangt Herz-Kreislauf-Tropfen, weil ihr so schwindelig sei. Der Apotheker besteht darauf, vorab den Blutdruck zu messen, der sich, wie sich herausstellt, in extremen Höhen bewegt. Anstatt der Kundin die Herz-Kreislauf-Tropfen zu verkaufen, empfiehlt er nachdrücklich, dass sie sofort einen Arzt aufsuchen solle. Die Frau ist zunächst geschockt, bedankt sich dann aber bei dem Apotheker und sucht anschließend den Arzt auf; sie hat nicht noch mal nach den Tropfen gefragt[125].

Im Gegensatz zur Beratungs- und damit zur Versorgungsqualität der Apotheken vor Ort sieht Walter Oberhänsli, Vorstandsvorsitzender (CEO) der Schweizer Zur Rose Group, zu der auch der niederländische Arzneimittelversender DocMorris gehört, goldene Zeiten auf den Arzneimittelversandhandel zukommen: „Es gibt kein Produkt, das sich so gut für den Versand eignet wie das Arzneimittel." Denn die Packungen seien klein und zum Teil müsse sich der Patient das Produkt nicht einmal selbst aussuchen, weil der Arzt es verordnet habe. Während er nie verstanden habe, warum man sich Schuhe im Internet kaufen sollte, sieht er Arzneimittel als Marktsegment eher als vergleichbar mit Büchern an[126].

Obige Beispiele dürften deutlich machen, dass Arzneimittel, richtig beraten, „Waren der besonderen Art" sind.

Während die nahversorgenden Apotheken bei rezeptpflichtigen Arzneimitteln einem Kontrahierungszwang unterliegen (das bedeutet: Apotheken müssen ärztliche Verordnungen in einer der Verschreibung angemessenen Zeit – d.h. in der Regel unverzüglich und ohne Ansehen der Person – beliefern[127]); muss der Versandhandel dies nicht! Dass aufgrund dieser unterschiedlichen Behandlung von stationären Apotheken und Versandhandel Versorgungssicherheit und -qualität gefährdet werden, müssen neben den Patienten auch die Apotheken vor Ort immer wieder erfahren. Aus Protest wegen dieser Ungleichbehandlung hinterließ eine Apothekerin (nicht zum ersten Mal) auf der Rückseite eines Rezeptes, das für Bemerkungen der Krankenkasse vorgesehen ist, eine eindeutige Botschaft: „Rezept war in Versand-Apo – und wer hat geholfen? Richtig! Wir vor Ort![128]"

Dem CEO von Zur Rose geht es beim Arzneimittelversandhandel folglich ausschließlich um „Marktdurchdringung"; die Themen Arzneimittel- und Versorgungssicherheit sowie Versorgungsqualität werden in diesem Zusammenhang voll ausgeblendet. Und viele Bundestagsabgeordnete bis hin zum Bundesgesundheitsminister sympathisieren offensichtlich mit dem Gedankengut von Zur Rose/DocMorris.

---

124 https://www.deutsche-apotheker-zeitung.de/news/artikel/2019/06/24/alles-richtig-gemacht-pta-rettet-kunden-das-leben/chapter:all

125 https://www.apotheke-adhoc.de/nachrichten/detail/apothekenpraxis/dann-kann-nur-die-apotheke-vor-ort-loewen-apotheke-inzell/

126 https://www.apotheke-adhoc.de/nachrichten/detail/apothekenpraxis/erezept-oberhaensli-will-praemie-fuer-aerzte-der-goldene-weg/

127 vgl. § 17 Abs. 4 ApBetrO

128 https://www.apotheke-adhoc.de/nachrichten/detail/apothekenpraxis/rezept-stichelei-kassen-nehmens-gelassen-vermerke-auf-muster-16/

Mit Blick auf die Versorgungsqualität von Arzneimitteln ist für Apotheken und Patienten (!) das Thema **Polymedikation** (d. h. der Patient nimmt parallel mehrere verschiedene Arzneimittel als Dauermedikation ein) von besonders großer Bedeutung.

Weil die chronische Herzinsuffizienz eine der häufigsten medikamentös behandelbaren Erkrankungen in Deutschland ist, wurde (seit Herbst 2012) wissenschaftlich untersucht: Kann eine optimierte Zusammenarbeit zwischen Hausärzten und wohnortnahen Apotheken die **Therapietreue** bei Patienten mit chronischer Herzmuskelschwäche verbessern, die Arzneimittelrisiken verringern und die Krankenhausaufenthalte und die Sterblichkeit bei älteren Patienten mit chronischer Herzinsuffizienz reduzieren? Denn die regelmäßige Einnahme von Arzneimitteln – zum richtigen Zeitpunkt und in der richtigen Art und Weise – stellt gerade für ältere Patienten eine große Herausforderung dar[129], auch weil mehrere Arzneimittel täglich einzunehmen sind.

Als erste Apotheken-basierte Studie in Deutschland ist die PHARM-CHF-Studie[130][131] (Pharmacy-based interdisciplinary intervention for patients with chronic heart failure) diesen Fragen nachgegangen.

Die Studie ist im Frühjahr 2019 der Öffentlichkeit zugänglich gemacht worden mit folgenden Ergebnissen[132]:

Die Intervention der PHARM-CHF-Studie verbesserte die mittlere Einnahmetreue von drei Arzneistoffklassen, die bei Herzinsuffizienz nachweislich die Sterblichkeit senken, signifikant. Sie erhöhte in bedeutendem Maß den Anteil derjenigen, die als einnahmetreu eingestuft werden konnten. Außerdem konnte in der Langzeitbeobachtung über zwei Jahre eine relevant verbesserte Lebensqualität festgestellt werden.

Für die Studienleiter bestätigen die Ergebnisse, dass die engmaschige Betreuung durch die wohnortnahe Apotheke zusätzlich zur ärztlichen Standardbetreuung entscheidend dazu beitragen kann, die Einnahmetreue und die Lebensqualität von Patienten mit Herzinsuffizienz zu verbessern[133].

Sollen Arzneimittel wirken, müssen sie zum richtigen Zeitpunkt und in der richtigen Art und Weise eingenommen werden. Wie ist es aber mit Arzneimitteln, die teilbar sind? Selbst Ärzte verordnen manchmal problematisch: Sie schreiben bewusst ein Rezept für eine höhere Dosierung, die nach Bedarf halbiert werden soll. So sollen Kosten gespart werden. Wer vorhat – aus welchen Gründen auch immer –, seine Tabletten (ob mit oder ohne Bruchrille) zu teilen, sollte immer in der Apotheke um Rat fragen, ob und wie das am besten geht. Dabei sind „große" Tabletten im Einzelfall auch deshalb mit einer Bruchrille versehen, weil sie in zwei Teilen besser geschluckt werden können[134].

Selbst Hitze ist mit Blick auf das Thema „Versorgungsqualität" zu beachten. So empfiehlt die Deutsche Allianz Klimawandel und Gesundheit (KLUG)[135], auf typische

129 s. hierzu auch: http://www.pharm-chf.de/mdb/web/patienten/

130 https://www.abda.de/themen/positionen-und-initiativen/pharm-chf/

131 https://www.pharm-chf.de/mdb/web/ziele-struktur/

132 https://idw-online.de/de/news716549

133 https://www.deutsche-apotheker-zeitung.de/news/artikel/2019/06/26/schmidt-freut-sich-ueber-un-terstuetzung-der-kardiologen

134 s. hierzu auch: https://www.bildderfrau.de/gesundheit/krankheiten/article226162313/Wann-man-Ta-bletten-teilen-darf-und-wann-nicht.html

135 https://www.aerztezeitung.de/medizin/krankheiten/herzkreislauf/article/991166/unerwuenschte-wir-kungen-diese-arzneien-sollten-aerzte-hitze-achten.html

unerwünschte Wirkungen zu achten, die bei verschiedenen Arzneimitteln risikoreich sein können, etwa:

- erhöhte Körpertemperatur etwa bei Anticholinergika, Antidepressiva,
- Hemmung der zentralen Thermoregulation unter Neuroleptika oder SSRI,
- verringertes Schwitzen bei Muskarinrezeptor-Antagonisten,
- Sedierung durch dopaminerge und Parkinsonarzneien, die die Wahrnehmung der Hitzeerschöpfung senken,
- Dehydratation und Elektrolytimbalance durch eine Hyponatriämie, die Diuretika auslösen können,
- Reduzierung der Herzleistung etwa durch Betablocker, die die Hitzeadaption beeinträchtigen können,
- erhöhte Toxizität durch eine Dehydratation, die die Wirkstoffkonzentration im Körper steigen lässt oder etwa bei transdermalen Systemen die Wirkstofffreisetzung verstärkt.

Zusätzlich weist das Landesgesundheitsamt in Niedersachsen (NLGA) auf Risiken durch weitere Arzneien hin. Dazu zählten nichtsteroidale Antirheumatika (NSAR), Sulfonamide, Antiarrhythmika, Biguanide und Sulfonylharnstoffe, H_1-Antihistaminika oder auch Pseudoephedrin.

Spezielle Gesetze und Verordnungen und deren Auslegung durch die Krankenkassen erschweren es Apotheken und Patienten zusätzlich, die Versorgungsqualität durchgehend zu gewährleisten. Aus gegebenem Anlass werden deshalb nachfolgend einige Begriffe an den entsprechenden Stellen eingefügt.

Generika

Generika sind Arzneimittel, die nach Ablauf des Patentschutzes des Originalpräparats mit demselben Wirkstoff und derselben Dosierung preiswerter nachgemacht werden. Die Generika-Packung sieht nicht mehr wie die des Originalpräparats aus; das Generikum kann zudem andere Hilfsstoffe als das Original enthalten. Es ist aber grundsätzlich nicht schlechter oder besser als das herkömmliche (bisher bewährte) Arzneimittel.

Festbeträge

Mit dem Gesundheits-Reformgesetz (GRG), das zum 1. Januar 1989 in Kraft getreten ist, ist beschlossen worden, dass – mittels eines relativ aufwendigen Verfahrens – Festbeträge[136] für Arznei- und Hilfsmittel festgesetzt werden. Als Festbetrag (FB) wird im System der gesetzlichen Krankenversicherung (GKV) die Höchstgrenze bezeichnet, bis zu der die gesetzlichen Krankenkassen für bestimmte Arznei- und Hilfsmittel die Kosten übernehmen. Unterwirft sich ein Hersteller mit seinem Produkt nicht dem FB, so muss der Versicherte, unabhängig von der von ihm ggf. zu leistenden Zuzahlung den diesen FB übersteigenden Betrag (Mehrkosten) selbst zahlen.

Das System der Festbeträge

Heute bestimmt der Gemeinsame Bundesausschuss (G-BA), in welchen Gruppen Arzneimittel mit einem Festbetrag zusammengefasst werden können. Dabei gibt es drei Arten von Festbetrags-Gruppen:
- Präparate mit denselben Wirkstoffen,
- Präparate mit pharmakologisch-therapeutisch vergleichbaren Wirkstoffen, insbesondere mit chemisch verwandten Stoffen sowie
- Präparate therapeutisch vergleichbarer Wirkung, insbesondere Arzneimittelkombinationen.

Bei seiner Entscheidung berücksichtigt der G-BA auch Darreichungsformen und Indikationen. Sobald der Ausschuss eine Entscheidung über eine neue Gruppe bzw. über die Erweiterung einer Gruppe gefällt hat, übernimmt der GKV-Spitzenverband (GKV-SV) das Verfahren. Der GKV-SV führt dann ein Stellungnahme-Verfahren durch und legt anschließend die Erstattungshöchstgrenzen für die Gruppe fest. In regelmäßigen Abständen überprüft der GKV-SV die FB, die er dann auch ändern kann.

2

Festbeträge in Zahlen (immer bezogen auf die GKV, Stand: 2019)
- Einsparungen: ca. 8,2 Milliarden Euro pro Jahr.
- Es gibt etwa 30.000 FB-Arzneimittel.
- Bislang wurden ca. 450 FB-Gruppen festgelegt.
- Auf Präparate mit FB entfallen rund 80 Prozent aller Arzneimittelverordnungen.
- Auf FB-Arzneimittel entfallen ca. 35 Prozent des Ausgabenvolumens im Arzneimittelbereich.

---

136 https://www.deutsche-apotheker-zeitung.de/news/artikel/2019/06/19/30-jahre-festbetraege-freude-und-kritik/chapter:all

Zuzahlung und Zuzahlungsbefreiungen

Versicherte leisten grundsätzlich (je Mittel) **Zuzahlungen** in Höhe von zehn Prozent, mindestens jedoch fünf Euro und höchstens zehn Euro. Es sind jedoch nicht mehr als die jeweiligen Kosten des Mittels zu entrichten. Grundsätzlich ausgenommen von der Zuzahlung sind Kinder bis zur Vollendung des 18. Lebensjahres.

Kein Versicherter muss in einem Kalenderjahr mehr als zwei Prozent der Bruttoeinnahmen zum Lebensunterhalt als Zuzahlung leisten[137].

Seit 2006 können besonders günstige Arzneimittel von der **Zuzahlung befreit** werden. Das gilt für Arzneimittel, deren Abgabepreis mindestens 30 Prozent unter dem jeweils gültigen FB liegt und wenn hieraus weitere Einsparungen zu erwarten sind. Im Jahr 2019 waren ca. 4.000 Arzneimittel in 155 FB-Gruppen für die Versicherten ohne gesetzliche Zuzahlung verfügbar.

Ende 2018 waren laut ABDA Bundesvereinigung Deutscher Apothekerverbände nur noch 20,9 Prozent der rabattbegünstigten[138] Arzneimittel, die zulasten der GKV verordnet wurden und die weit mehr als 60 Prozent aller zulasten der GKV verordneten Fertigarzneimittel ausmachen, für die Versicherten von der Zuzahlung befreit oder zumindest ermäßigt[139]. Im Jahr nach Einführung der Rabattverträge, also 2008, waren es noch 60 Prozent; seitdem ist diese Quote kontinuierlich gesunken.

Während die Krankenkassen die Festbeträge als Erfolgsstory feiern, sind sie aus ihrer Sicht doch ein unverzichtbares Sparinstrument[140], bedarf es nach Auffassung der Kritiker dringend einer Weiterentwicklung. Das derzeit gültige FB-System stamme noch aus den 1980er-Jahren; es differenziere nicht ausreichend nach therapierelevanten Kriterien bei Arzneimitteln, das Raster für die Eingruppierung sei viel zu grob. Weil sich die Höhe der Festbeträge im Wesentlichen an Wirkstoffmengen und Packungsgrößen orientiere, bekämen aufwendig hergestellte Darreichungsformen den gleichen Preis wie günstigere. Als Folge erhielten bestimmte Patientengruppen oft Arzneimittel nur noch gegen eine Zahlung von Mehrkosten. Oder Arzneimittel verschwänden gar vom Markt, weil Hersteller sie nicht mehr kostendeckend produzieren könnten. Betroffen seien davon gerade Kinder und ältere Menschen, die häufig besondere Darreichungsformen, wie zum Beispiel einen Saft statt einer Tablette, benötigten[141].

Die kritisierten Punkte, insbesondere jene unter Bezug auf Kinder und ältere Menschen, überzeugen mit Blick auf die Versorgungsqualität der Versicherten nicht nur im Einzelfall. Andererseits sei die Frage gestattet, warum die Wirtschaftlichkeitsüberlegungen bei den FB jedenfalls bisher nicht auch für Privatversicherte Anwendung finden. Trotz aller berechtigten Wirtschaftlichkeitsüberlegungen gilt bei generischer Verordnung außerhalb von Rabattverträgen[142]: Sollte ein Patient im Einzelfall, z. B. aufgrund unter-

---

137 https://www.bundesgesundheitsministerium.de/zuzahlung-krankenversicherung.html

138 s. rabattbegünstigte Arzneimittel

139 https://www.abda.de/pressemitteilung/artikel/nur-noch-jedes-fuenfte-rabattarzneimittel-zuzahlungsfrei/

140 https://www.gkv-spitzenverband.de/gkv_spitzenverband/presse/pressemitteilungen_und_statements/pressemitteilung_864192.jsp

141 BAH um Vier vom 19.06.2019

142 s. Rabattbegünstigte Arzneimittel

schiedlicher Farbe, Form, Größe, Darreichungsform, Geschmack usw., statt des vom Arzt verordneten FB-Arzneimittels sein bisher bewährtes Arzneimittel wünschen, so kann er – nach Rücksprache mit seinem Arzt – das altbewährte Arzneimittel erhalten. Er muss dabei aber – neben der Zuzahlung – auch noch ggf. anfallende Mehrkosten tragen. Jetzt stellt sich die Frage: In welchen Fällen ist dies sozialverträglich?

Rabattbegünstigte Arzneimittel

In §130a SGB V hat der Gesetzgeber geregelt: „Die Krankenkassen oder ihre Verbände können mit pharmazeutischen Unternehmern Rabatte für die zu ihren Lasten abgegebenen Arzneimittel vereinbaren."

Mit Inkrafttreten des GKV-Wettbewerbsstärkungsgesetzes (GKV-WSG) zum 1. April 2007 sind solche Rabattverträge zwischen Herstellern und gesetzlichen Krankenkassen „scharf gestellt" worden. Seitdem sind die Apotheken gemäß Rahmenvertrag über die Arzneimittelversorgung (§129 SGB V) bei der Abgabe verordneter Arzneimittel an Versicherte verpflichtet zur Abgabe eines preisgünstigen Arzneimittels in den Fällen, in denen der verordnende Arzt

a) ein Arzneimittel nur unter seiner Wirkstoffbezeichnung verordnet oder

b) die Ersetzung des Arzneimittels durch ein wirkstoffgleiches Arzneimittel nicht ausgeschlossen hat.

Dabei hat die Apotheke die Ersetzung durch ein wirkstoffgleiches Arzneimittel vorzunehmen, für das eine Vereinbarung nach §130a Abs. 8 SGB V mit Wirkung für die Krankenkasse besteht.

Von dieser Verpflichtung kann nur abgesehen werden, wenn

- (schwere) pharmazeutische Bedenken gegen eine Abgabe sprechen – diese sind dann zu dokumentieren, oder
- das Arzneimittel nicht verfügbar ist (sogenannter Defekt) – was immer häufiger passiert.

Die Krankenkassen machen von den Vereinbarungen über „rabattbegünstigte Arzneimittel", von denen fast ausschließlich verschreibungspflichtige Fertigarzneimittel (Rx-FAM) betroffen sind, regen Gebrauch. Die Vertragspartner haben sich dabei über die Höhe der gewährten Rabatte zu Stillschweigen verpflichtet.

Und diese Rabattverträge (zwischen gesetzlichen Krankenkassen und pharmazeutischen Unternehmen geschlossen) haben weitreichende Auswirkungen: Für die Krankenkassen generieren sie wesentliche Einsparpotenziale (in 2018 waren das immerhin gut 4,5 Mrd. Euro[143]); sie haben Wirkung auf die Versorgungssicherheit und -qualität der Versicherten und sie stellen eine enorme logistische, finanzielle und kommunikative Herausforderung an Großhandel und vor allem Apotheken dar. Dabei herrscht unter Fachleuten Einigkeit, dass bei jedem Austausch [„Ersetzung"] eines Medikaments die Qualität und die biopharmazeutische Eigenschaft des Arzneimittels ebenso berücksichtigt werden müssen wie die Besonderheit des zu therapierenden Krankheitsbildes. Mit dieser verpflichtenden Vorschrift ist die Verantwortung der Apotheker (und ihrer Mitarbeiter) im

---

143 https://www.bundesgesundheitsministerium.de/fileadmin/Dateien/3_Downloads/Statistiken/GKV/ Finanzergebnisse/KJ1_2018_Internet.pdf

Rahmen der ordnungsgemäßen Arzneimittelversorgung der Bevölkerung noch weiter gewachsen.

Darüber hinaus hat das Bundessozialgericht in einem Musterprozess mit Urteil vom 2. Juli 2013 entschieden[144]: Krankenkassen dürfen Apotheken, die ohne erkennbaren Grund und trotz eines bestehenden Rabattvertrages nicht das Rabattarzneimittel, sondern ein anderes Präparat abgeben, die Zahlung komplett verweigern (sogenannte Nullretax).

Pharmazeutische Bedenken

Auf der Grundlage von §17 Abs. 5 ApBetrO und in Verbindung mit §4 Abs. 3 des Rahmenvertrages zur Arzneimittelversorgung nach §129 SGB V kann die Apotheke im Einzelfall den Austausch eines verordneten Arzneimittels gegen ein rabattbegünstigtes Arzneimittel verhindern, wenn die Therapie durch die Substitution gefährdet ist[145].

Zur Vermeidung von Retaxationen (d. h. von geldwerten Kürzungen – bis auf null!) zulasten der Apotheke ist in jedem Einzelfall das Vorliegen pharmazeutischer Bedenken sorgfältig zu prüfen, und sofern diese angewendet werden, ist eine genaue Dokumentation auf dem Rezept erforderlich (z. B. kritische Indikation; kritischer Wirkstoff; kritische Darreichungsform; kritische Patientengruppe; …).

Patienten fragen in der Apotheke immer wieder, warum das in der Vergangenheit bewährte Arzneimittel, das ihnen der Arzt auch wieder verschrieben hat, in der Apotheke plötzlich gegen das eines anderen Herstellers ausgetauscht werden muss. Das liegt an den Rabattverträgen, die die gesetzliche Krankenkasse, in der der Patient versichert ist, mit einzelnen Arzneimittelherstellern für die exklusive Belieferung mit bestimmten Arzneimitteln (zumeist Generika) ausgehandelt hat. Angesichts der Tatsache, dass rund 80 Prozent aller Arzneimittelverordnungen auf Präparate mit Festbetrag entfallen, sind die Abgaberegelungen für solche Arzneimittel für die Patienten teilweise unerträglich – und für Apotheken existenziell. Denn diese Abgabevorschriften haben es in sich: Grundsätzlich darf die Apotheke bei einer Verordnung, bei der der Arzt nicht auf der Abgabe des namentlich verordneten Arzneimittels besteht oder er nur den Wirkstoff rezeptiert hat, nur eines der vier preisgünstigsten Arzneimittel dieser FB-Gruppe abgeben. Seit Juli 2019 greift zusätzlich noch der „Preisanker", der besagt, dass der Preis des abzugebenden Arzneimittels grundsätzlich nicht über dem Preis des vom Arzt verordneten Mittels liegen darf, selbst wenn die Auswahl dadurch weiter eingeschränkt wird. Ist das nicht möglich, weil keines dieser Arzneimittel verfügbar ist (z. B. aufgrund von Lieferengpässen), oder verbietet sich die Abgabe wegen pharmazeutischer Bedenken, muss der Apotheker grundsätzlich Rücksprache mit dem verordnenden Arzt halten! Ein – aus Patienten- und Apothekersicht – an sich nicht hinnehmbarer Zustand, wird der Preisanker doch so niedrig gesetzt, dass z. B. bei Defekten dem Apotheker keine Auswahl mehr möglich ist; der Patient muss zurück zum Arzt und sich ein neues Rezept ausstellen lassen. Verstößt die Apotheke gegen diese Vorschriften, hat die Krankenkasse die häufig genutzte Möglichkeit, der Apotheke die Zahlung des Gesamtbetrags zu verweigern („Nullretax").

---

144 https://www.deutsche-apotheker-zeitung.de/news/artikel/2013/07/02/bundessozialgericht-billigt-nullretax

145 https://www.deutschesapothekenportal.de/rezept-retax/dap-retax-arbeitshilfen/pharmazeutische-bedenken/pharmazeutische-bedenken-korrekt-anwenden/

Besteht der Arzt hingegen auf der Abgabe des namentlich verordneten Arzneimittels, muss er sich gegenüber der Krankenkasse rechtfertigen (Stichwort: Wirtschaftlichkeitsprüfungen). Dass die Ärzte nicht leichtfertig so handeln, ist nachvollziehbar.

Apothekenmitarbeiter erklären den Patienten die Rabattverträge und setzen diese aufwendig um. Durch den bürokratischen Mehraufwand kann es zu längeren Wartezeiten in den Apotheken kommen. Immerhin müssen von der Apotheken-EDV zur korrekten Umsetzung der Rabattverträge Datensätze in zweistelliger Millionenhöhe berücksichtigt werden. Erschwert wird die Umsetzung durch Lieferengpässe bzw. Defekte auf Herstellerseite, die immer häufiger registriert werden müssen. Patienten und Apotheken leiden gleichermaßen unter dem bürokratischen Aufwand solcher Verträge. Dies bindet Arbeitskraft in den Apotheken und verbraucht Zeit, die sinnvoller genutzt werden könnte. Aufgrund der aufwendigen Erklärungen über die Verpflichtung zur Erfüllung dieser Rabattverträge sind die Patienten nicht selten nicht mehr aufnahmefähig für Hinweise zum richtigen Umgang mit und zur richtigen Einnahme des Arzneimittels. Und wer will mit Sicherheit garantieren, dass ein älterer Mensch, der z. B. morgens eine runde weiße und eine geteilte rosa, mittags eine große gelbe und eine rote ovale und abends eine geteilte weiße Tablette sowie ein Medikament in Kapselform einnimmt, sich bei einem durch die Rabattverträge erzwungenen Wechsel, der auch Auswirkungen auf Form, Farbe usw. haben kann, noch therapietreu verhält? Selbst ein Medikationsplan hilft hier nicht immer, von einer Dosierhilfe à la Annabox ganz zu schweigen. Die Versorgungsqualität bleibt elendig auf der Strecke.

Für Apotheken spielt der Arzneimittelpreis grundsätzlich keine große Rolle. Denn die Apotheken erhalten je verordneter Arzneimittelpackung denselben Festzuschlag und sind so vom Arzneimittelpreis unabhängig. Gerade bei rabattbegünstigten Arzneimitteln haben sie so gut wie keinen ökonomischen Vorteil von teureren Produkten. Deshalb kann der Patient davon ausgehen, dass er unabhängig von wirtschaftlichen Interessen der Apotheke beraten wird.

Ein Beispiel für Qualitäts- und Sicherheitsmängel im Rahmen der ordnungsgemäßen Arzneimittelversorgung der Patienten, das wohl allen Betroffenen noch über Jahre im Gedächtnis bleiben wird, ist der Fall der Sartane, generische Arzneimittel, die von vielen Herstellern angeboten werden und für die die einzelnen Krankenkassen unterschiedliche Rabattverträge (mit unterschiedlichen Herstellern) abgeschlossen haben. Seit Juli 2018 wurden diese blutdrucksenkenden Arzneimittel von den pharmazeutischen Unternehmen aufgrund einer produktionsbedingten Verunreinigung des Wirkstoffes mit wahrscheinlich krebserregenden Stoffen zurückgerufen. Das für dieses Thema eingeleitete europäische Risikobewertungsverfahren wurde am 31. Januar 2019 mit einem Gutachten abgeschlossen[146]. Danach ist das Risiko, im Laufe eines Lebens zusätzlich an Krebs zu erkranken, zwar als sehr niedrig einzustufen, aber nicht grundsätzlich auszuschließen. Ratsuchende, die sich aus diesem Grunde und auch wegen eines Vertrauensverlustes gegenüber Ärzten, Apothekern, Herstellern oder dem Gesundheitssystem allgemein an die UPD Patientenberatung Deutschland gGmbH gewandt hatten, erhielten den Rat, dass sie Informationen zu betroffenen Arzneimitteln in ihrer Apotheke erhalten können.

---

146 https://www.bfarm.de/DE/Arzneimittel/Arzneimittelzulassung/Arzneimittelinformationen/Arzneimittelfaelschungen/RapidAlertSystem/Valsartan/_node.html

Dabei betonen die UPD-Berater regelmäßig, dass die laufenden Therapien nicht aufgrund von Unsicherheiten ohne ärztliche Rücksprache abgesetzt werden sollten, und weisen auf die möglichen gesundheitsgefährdenden Folgen eines plötzlichen Absetzens hin. Die Patienten sollten stattdessen mit ihrem Apotheker sprechen und sich gegebenenfalls vom Hausarzt ein anderes Arzneimittel verschreiben lassen[147].

Von dem gängigsten Produkt (Valsartan) wurden im März 2019, also neun Monate nach Bekanntwerden des Missstandes, rund 45 Prozent weniger Packungen abgegeben als im entsprechenden Vorjahresmonat[148], ohne dass es zu gravierenden Problemen mit der Versorgungsqualität gekommen wäre, weil die Apotheken – häufig genug nach Rücksprache mit dem verordnenden Arzt – auf gleichwertige Produkte ausweichen konnten (und können). In den Apotheken war und ist der bürokratische Aufwand allerdings immens mit Blick auf die Beantwortung der Patientenfragen und einen möglichen Austausch des Medikaments. Einen finanziellen Ausgleich für Apotheken aufgrund des erhöhten Aufwands gibt es von den Krankenkassen nicht; im Gegenteil. Besonders ärgerlich bis unverschämt, wenn Apotheker dann noch von einzelnen Krankenkassen vorgehalten bekommen, in ihrer Apotheke seien auf den Rezeptblättern überdurchschnittlich oft sogenannte Sonderkennzeichen (für Nichtverfügbarkeit bzw. aufgrund pharmazeutischer Bedenken) verwendet worden[149]. Ärgerlich auch, weil in Einzelfällen der der Krankenkasse gewährte Herstellerrabatt plus die Zuzahlung des Versicherten den tatsächlichen Abgabepreis des Arzneimittels übersteigen und die Krankenkasse folglich für die Abgabe dieses Arzneimittels nicht nur nicht zahlen muss, sondern noch daran verdient (!). Der Frust mancher Apotheker, die für eine ordnungsgemäße Versorgung ihrer Versicherten keinen Aufwand scheuen, ist angesichts eines solchen Verhaltens mehr als verständlich. Vor allem, wenn es seitens einer großen süddeutschen Krankenkasse noch heißt (Originalton): *„Wir behalten uns künftig die Prüfung dieser Arzneimittelverordnungen auch retrospektiv vor und weisen in diesem Zusammenhang darauf hin, dass wir nach den aktuellen vertraglichen Regularien zur vollständigen Absetzung berechtigt sind, sofern die Nichtverfügbarkeit nicht nachgewiesen werden kann*[150].*"*

Aber auch andere Krankenkassen stören sich daran, wenn Apotheker – aus Gründen der Versorgungsqualität – sogenannte Sonderkennzeichen für „pharmazeutische Bedenken" und „Akutversorgung" auf das Rezept auftragen. Eine bundesweit agierende Krankenkasse[151] teilt auf Nachfrage mit, dass „Pharmazeutische Bedenken" zum Teil nur auf Patientenwunsch, aber ohne wirklich sachlichen Grund zum Einsatz kämen. Sie sieht hier ein Aufklärungsdefizit, über das sie reden wolle[152]. So kündigt die Kasse an, den Apotheker über die Entwicklung der Verwendung der Sonderkennzeichen in seiner Apotheke informieren zu wollen. „Bitte nehmen Sie sich dann etwas Zeit für uns", heißt es.

---

147 https://www.patientenberatung.de/dokumente/2018_upd_patientenmonitor.pdf

148 INSIGHT Health und eigene Berechnungen Uwe Hüsgen ©

149 https://www.deutsche-apotheker-zeitung.de/news/artikel/2019/05/24/aok-zweifelt-an-nichtverfuegbarkeit-und-droht-mit-nullretaxen/chapter:all

150 https://www.deutsche-apotheker-zeitung.de/news/artikel/2019/05/24/aok-zweifelt-an-nichtverfuegbarkeit-und-droht-mit-nullretaxen/chapter:all

151 https://www.deutsche-apotheker-zeitung.de/news/artikel/2019/05/16/sonderkenn-zeichen-tk-schreibt-wieder-apotheker-an

152 https://www.apotheke-adhoc.de/nachrichten/detail/apothekenpraxis/sonder-pzn-tk-will-apotheker-sprechen-pharmazeutische-bedenken/

Dieses Vorgehen von Krankenkassen stört die Mitarbeiter der Apotheken gewaltig. Insbesondere wenn bekannt wird, dass in der Vergangenheit bei 1.000 abgegebenen rabattbegünstigten Arzneimitteln durchschnittlich gerade einmal in sechs Fällen pharmazeutische Bedenken angegeben wurden und ein Präparatewechsel in der Apotheke stattfand[153]. Wenn eine Quote von 2,0 Prozent bei immer häufiger auftretenden Defekten jetzt schon als Auffangkriterium für Nachfragen (und Belehrungen) seitens einzelner Krankenkassen angesehen wird, kommt unwillkürlich die Frage auf: Geht es den Krankenkassen um das Wohl des Patienten oder nur noch um Geld?

Kann ein Patientenwunsch denn nicht auch einen sachlichen Grund haben? Was hilft der Krankenkasse (und dem Patienten) der beste Rabatt, wenn der Patient sich weigert, das Mittel zu nehmen? Bspw. weil Farbe, Form, Größe, Darreichungsform, Geschmack o. Ä. zu Unsicherheiten bis hin zu Unverträglichkeit führen? Soll der Apotheker vom Patienten dann Barzahlung verlangen und ihn mit der Quittung zu seiner Krankenkasse schicken, die dann eine Teilerstattung vornimmt? Oder glaubt die Krankenkasse sogar, ihr Kassenmitarbeiter könne den Versicherten von dem rabattbegünstigten Arzneimittel überzeugen? Wenn der Patient schlussendlich die Einnahme des rabattierten Arzneimittels verweigert, und der Patient im Krankenhaus landet, was wird insgesamt gespart?

An dieser Stelle noch das Schreiben eines Apothekers an den Vorsitzenden eines großen Krankenkassenverbandes[154]:

Sehr geehrter Herr xxx,
das ist die Realität ...

1. *Die Rabattverträge sind nicht bei den Versicherten angekommen!*
2. *Die Rabattverträge werden von den Versicherten nicht akzeptiert!*
3. *Die Rabattverträge sorgen für massive Lieferprobleme!*
4. *Die Rabattverträge sind für den Qualitätsrückgang verantwortlich!*

Das ändert auch nicht die Angabe der Produzenten, das verunsichert nur zusätzlich.

Warum gestehen die Krankenkassen den Apotheken bei der Umsetzung der Rabattverträge nicht auch ein (Auswahl-)Budget zu und handeln – wie bei den niedergelassenen Ärzten – nach dem Motto „Beratung vor Regress", wobei Regressforderungen von Krankenkassen an Ärzte weit seltener auftreten als Retaxationen bei Apothekern.

Die Meinung unter Apothekern und Gesundheitspolitikern zu den Rabattverträgen ist geteilt. Die eher wirtschaftsliberal ausgerichteten Befürworter sehen in den Rabattverträgen ein großes Potenzial an Einsparmöglichkeiten, das in der GKV – und damit auch in der Arzneimittelversorgung – freie Ressourcen für Innovationen schafft. Die Kritiker befürchten einen sich ausbreitenden, gefährlichen Mangel an Versorgungssicherheit und -qualität. Zu den Kritikern gesellen sich auch Teile der Arzneimittelhersteller[155], die in dem Kostendruck auf Generika in Verbindung mit den (ausgeschriebenen) Rabattverträgen eine wesentliche Ursache für die zunehmende Marktverengung, sprich Liefer- bzw. Versorgungsengpässe und Defekte, sehen. Deshalb solle den Krankenkassen bei Rabattverträgen aufgegeben werden, künftig mehr als nur einem Unternehmen die gesamte Ver-

---

153 https://www.deutsche-apotheker-zeitung.de/news/artikel/2019/05/24/aok-zweifelt-an-
　　nichtverfuegbarkeit-und-droht-mit-nullretaxen/chapter:all

154 https://www.apotheke-adhoc.de/nachrichten/detail/politik/aok-litsch-will-wirkstoffproduzenten-im-
　　beipackzettel/

155 https://www.gesundheit-adhoc.de/pro-generika-zur-heutigen-anhoerung-zum-gsav.html

2

antwortung für die Versorgung zu übertragen. Darüber hinaus wird vorgeschlagen, Rabattverträge für versorgungskritische Generika ganz abzuschaffen. Denn gerade bei diesen habe es in den vergangenen Jahren immer wieder besorgniserregende Engpässe gegeben. Zudem seien gerade diese Substanzen in der Versorgung der Patienten oft nicht zu ersetzen. Schließlich sollte bei Rabattverträgen immer dann zumindest ein viertes Unternehmen berücksichtigt werden, wenn es auf einen Wirkstoff aus europäischer Produktion zurückgreift. Das könnte helfen, die noch vorhandene Wirkstoffproduktion in der EU zu halten.

Zwischenfazit

Die Arzneimittelsicherheit wird durch Verträge über rabattbegünstigte Arzneimittel im Prinzip nicht gefährdet.

Für die Versorgungssicherheit haben Hersteller und Krankenkassen zu sorgen; bei auftretenden Defiziten sind Apotheken und Versicherte unverzüglich in geeigneter Weise zu informieren; notwendige Übergangsregelungen sind dazu bereits im Vorfeld zu paraphieren.

Die Versorgungsqualität muss – im berechtigten Interesse der Versicherten, gerade aus Gründen des Verbraucherschutzes – grundlegend verbessert werden.

Eine weitere Baustelle mit Blick auf die Versorgungsqualität sind die **Importarzneimittel**.

Importarzneimittel

Importarzneimittel sind Arzneimittel, die aus dem EU- bzw. EWR-Ausland importiert werden. Der Import solcher Medikamente soll dem Zweck dienen, die Ausgaben der Krankenkassen für Arzneimittel zu senken.

Bei Importarzneimitteln handelt es sich im Gegensatz zu Generika in der Regel um identische Präparate aus der Produktion des Originalherstellers. Dabei wird zwischen Re- und Parallelimport unterschieden. Über Re- und Parallelimporte ist es möglich, Medikamente billiger zu beschaffen, als das im eigenen Markt möglich wäre.

Ein **Reimport** liegt vor, wenn Pharmaunternehmen im Inland Arzneimittel für den Export-Markt produzieren und dort billiger absetzen. Die dort angebotenen Arzneimittel werden durch Reimport-Firmen zu einem günstigen Preis aufgekauft, umgepackt und zurück nach Deutschland verkauft.

Ein **Parallelimport** liegt vor, wenn ein Arzneimittel, das in einem anderen EU-Staat bereits zugelassen ist, dort (günstig) eingekauft und ins Inland importiert wird. Dieses Arzneimittel muss „im Wesentlichen" gleich sein zu einem im Inland zugelassenen Bezugsarzneimittel, d.h.: Art und Menge des Arzneistoffs sowie Darreichungsform und Art der Anwendung müssen identisch sein. **Abweichungen bei den Hilfsstoffen können dagegen zulässig sein.**

Vielfach erfolgt der Import von Arzneimitteln durch den Importeur parallel zum Import durch den Originalhersteller, sodass die Präparate vollkommen identisch sind. Der Parallelimport macht den weitaus größten Teil des Importhandels aus[156].

---

156 https://de.wikipedia.org/wiki/Importarzneimittel

Für das Jahr 2018 hat das Deutsche Arzneiprüfungsinstitut e. V. (DAPI) Einsparungen in Höhe von 124 Mio. Euro durch die Abgabe von preisgünstigen Importarzneimitteln (zulasten der GKV) errechnet, bei GKV-Ausgaben für Arzneimittel von insgesamt 34,62 Mrd. Euro[157].

Mit dem Gesetz für mehr Sicherheit in der Arzneimittelversorgung (GSAV), das wegen eines ganz offensichtlich unbeabsichtigten Fehlers des Gesetzgebers beim Aufschreiben des GSAV[158] erst im Spätsommer 2019 in Kraft treten konnte, sollten (auch) Konsequenzen aus den Arzneimittelskandalen der jüngeren Vergangenheit, die nachfolgend aufgelistet sind, gezogen werden,

- „Lunapharm" – vermutlich in Griechenland gestohlene (hochpreisige) Krebsarzneimittel wurden in Deutschland in den Verkehr gebracht,
- Valsartan – der Blutdrucksenker war offenbar durch einen krebserregenden Stoff eines chinesischen Zulieferers verunreinigt,
- „Bottrop" – ein Apotheker hat Krebsmedikamente wohl mit zu wenig Wirkstoff hergestellt und diese dann als „Schwerpunktapotheke" bundesweit abgegeben,
- „Brüggen-Bracht" – ein Heilpraktiker hatte ein Krebsmedikament selbst hergestellt und verabreicht – drei seiner Patienten sind wohl aufgrund dieser Behandlung verstorben.

Im Entwurf des GSAV war konsequenterweise vorgesehen, die sog. „Importförderklausel", auch angesichts des geringen Einsparpotenzials, ersatzlos zu streichen. Aber es kam anders. Letztlich stimmte auch der Bundesrat dem vorgelegten Entwurf einschl. (geringfügig modifizierter) Importförderklausel zu, sodass das Gesetz Mitte 2019 in Kraft treten konnte. Das stieß bei vielen Beteiligten auf heftige Kritik[159], die insbesondere von der gesundheitspolitischen Sprecherin der Linken pointiert vorgetragen wurde: „Auffällig im Rahmen des Gesetzgebungsverfahrens war, dass das Bundesgesundheitsministerium die Streichung der Importförderung zunächst im Referentenentwurf vorsah, aber dann wieder entfernte, nachdem der Chef des größten Arznei-Importunternehmens mit dem Bundeswirtschaftsminister telefoniert hat. Offenbar haben bei dieser Bundesregierung und bei der Mehrheit der Bundesländer wirtschaftliche Interessen Vorrang vor der Patientensicherheit. Das ist nicht hinnehmbar", so die gesundheitspolitische Sprecherin.

Anmerkung: Besagtes Importunternehmen hat seinen Sitz im Saarland und ist in diesem strukturschwachen Teil Deutschlands ein wichtiger Arbeitgeber; seinen Standort hat es im Wahlkreis des Bundeswirtschaftsministers.

Aber auch der Vorstandsvorsitzende des Bundesverbandes der Pharmazeutischen Industrie (BPI)[160] sprach nach der Bundesratszustimmung von einer verpassten Chance. Die Länder hätten es eigentlich besser wissen müssen, schon wegen ihrer „größeren Nähe zur Versorgungsrealität". Besonders interessant an dieser Stelle auch ein Leserbrief eines langjährigen Vorstands und Mehrheitsaktionärs eines anderen Ex-Importeurs[161], der zu dem Fazit kommt: „Die Importquote muss gestrichen werden."

---

157 Bundesgesundheitsministerium; ABDA
158 https://www.deutsche-apotheker-zeitung.de/news/artikel/2019/08/02/verzoegert-ein-fehler-bei-der-import-regelung-das-gsav
159 https://www.pharmazeutische-zeitung.de/die-importquote-bleibt/
160 https://www.bpi.de/de/nachrichten/detail/gsav-foederalismus-fehlt-der-widerstand
161 https://www.deutsche-apotheker-zeitung.de/daz-az/2019/daz-23–2019/importquote-sofort-streichen-und-parallelimporte-unterlassen

Letztlich mussten der Deutsche Apothekerverband (DAV), der die Importförderklausel bis zum Schluss vehement abgelehnt hat, und die Krankenkassenverbände, die zum Teil auch gegen die Aufnahme dieser Vorschrift ins GSAV waren[162], aber eine neue Vereinbarung treffen, die wie folgt aussieht.

Importquote

Importquote im novellierten Rahmenvertrag zur Arzneimittelversorgung nach § 129 SGB V (gültig ab 1. Juli 2019):

Das Einsparziel, das Apotheken halbjährlich erreichen müssen, bezieht sich auf den sogenannten importrelevanten Markt, also auf Verordnungen, bei denen nur Original- und Importarzneimittel zur Auswahl stehen und die Abgabe eines Rabattarzneimittels nicht möglich ist; es liegt bei zwei Prozent des Umsatzes. Es berechnet sich aus dem Quotienten der summierten Einsparungen und den Abgaben im importrelevanten Markt, die monetär so bewertet werden, als wäre das Original abgegeben worden[163]. Bei Übererfüllen des Einsparziels wird der Apotheke ein Guthaben angerechnet, bei Untererfüllen wird ihr ein Malus abgezogen. Bonus und Malus können miteinander verrechnet werden. Im Sommer 2020 soll dieser Wert geprüft und ggf. nachgebessert werden.

Welches Medikament als „importrelevant" infrage kommt, hängt vom Preis ab: Bei Arzneimitteln bis 100 Euro muss der Abstand zwischen Import und Original mindestens 15 Prozent betragen. Zwischen 100 und 300 Euro müssen es mindestens 15 Euro sein. Und bei Import-Preisen von 300 Euro oder mehr müssen die Präparate mindestens fünf Prozent günstiger sein als das Original.

Nach wie vor beschweren sich Apotheker über diese Vereinbarung[164] mit den teils neuen Bedingungen. Die Quote erzeuge einen großen Mehraufwand in der täglichen Praxis. „Wir müssen praktisch ein doppeltes Warenlager führen", so eine betroffene Apothekerin. Gerade älteren oder dementen Patienten sei nur schwer erklärbar, dass ihr Arzneimittel auf einmal anders aussehe und eventuell sogar fremdsprachliche Buchstaben auf der Packung zu sehen seien. Zudem gebe es Fälle, in denen Importe pharmazeutische Probleme erzeugen könnten, z. B. aufgrund von Aufklebern, die auf Blister von schnell wirksamen Schmelztabletten aufgeklebt würden, sodass Schmerzpatienten in Notsituationen nicht schnell genug an ihre Medikamente kämen. Und da Parallelimporte auch andere Hilfsstoffe enthalten können, stellen sich bei betroffenen Patienten dadurch hin und wieder Beschwerden ein.

Für Importarzneimittel gelten uneingeschränkt auch die Argumente, die einem Präparate-Austausch bei Generika bzw. im Rahmen von Rabattverträgen entgegenstehen können, z. B. unterschiedliche Farbe, Form, Größe, Darreichungsform, Geschmack usw. Hier werden die Versorgungsqualität und damit die Therapietreue der betroffenen Patienten auf eine große Probe gestellt.

---

162 „Die Versorgungssicherheit darf nicht den wirtschaftlichen Interessen weniger Importeure geopfert werden", so die Pressemitteilung der AOK Baden-Württemberg vom 27. Juni 2019.

163 https://www.deutschesapothekenportal.de/rezept-retax/apothekenfragen-archiv/vollstaendiger-beitrag/der-neue-rahmenvertrag-ist-da/

164 https://www.deutsche-apotheker-zeitung.de/news/artikel/2019/05/16/man-kann-in-der-gesundheitsversorgung-nicht-alles-ueber-den-markt-regeln/chapter:all

Und bei **Hilfsmitteln** ist es mit der Versorgungsqualität sicher nicht besser bestellt als bei Arzneimitteln.

Im Gegensatz zu Arzneimitteln sind Hilfsmittel nicht apothekenpflichtig; so haben Apotheken auch nur bei einer geringen Zahl an Hilfsmittel-Gruppen einen nennenswerten Marktanteil. Diese Mittel werden dafür aber gern in der wohnortnahen Apotheke erworben, weil sie entweder von den Kunden in einer Apotheke erwartet werden, wie z. B. Inkontinenzhilfen, oder eine gewisse Nähe zu Arzneimitteln besitzen, wie bspw. Blutdruckmessgeräte.

In der Vergangenheit haben sich sowohl betroffene Patienten als auch versorgende Leistungserbringer wie Apotheken immer wieder darüber beschwert, dass Qualität und/oder Quantität der Versorgung bei vielen Hilfsmitteln auf Festbetragsniveau bzw. als Versorgungspauschale, also jeweils mehrkostenfrei, nicht ausreichend sind[165]. So haben viele Versicherte beim Bundesversicherungsamt (BVA), der Aufsichtsbehörde von bundesweit tätigen Krankenkassen, viele sog. Eingaben getätigt und sich über die Leistung ihrer Krankenkasse beschwert[166]. Es ging um Versorgungsprobleme und -engpässe, aber auch um Beschwerden über die Qualität der gelieferten Produkte. Dabei soll die Sachleistung auf FB-Niveau bzw. als Versorgungspauschale auch im Rahmen der Hilfsmittelversorgung der gesetzlich vorgesehene Regelfall sein. Aufgrund dieser immer lauter werdenden Versichertenklagen hat der Gesetzgeber mit Inkrafttreten des Gesetzes zur Stärkung der Heil- und Hilfsmittelversorgung (HHVG) im April 2017 den GKV-Spitzenverband (GKV-SV) beauftragt[167], jährlich einen nach Produktgruppen differenzierten Bericht über die Entwicklung bei den Mehrkosten im Rahmen der Hilfsmittelversorgungen zu erstellen. Der (erste) Bericht – für 2018 – ist Mitte 2019 veröffentlicht worden[168], ohne dass der GKV-SV die Gründe für die von den Versicherten zu leistenden Mehrkosten benennen konnte. Aus dem vorgelegten Bericht kann man aber schließen, dass sich die Versorgungssituation in 2018 gegenüber den Vorjahren kaum verbessert hat. So wurden vom GKV-SV z. B. für 16 Prozent der Versorgungen der Produktgruppe Inkontinenzhilfen Mehrkosten von den Patienten erhoben, die durchschnittlich um 42,5 Prozent über den von den Krankenkassen getragenen Leistungsausgaben je Versorgungsfall lagen. Das lässt darauf schließen, dass bei Inkontinenzhilfen in jedem sechsten Fall Unterversorgung vorliegt, von der Dunkelziffer ganz zu schweigen.

Die Krankenkassen zahlen für die Versorgung mit aufsaugenden Inkontinenzhilfen eine monatliche Pauschale, mit der eine angemessene Versorgung, insbesondere durch wohnortnahe Apotheken, kaum oder gar nicht dargestellt werden kann. Die Kunden müssen im Zweifel aufzahlen, also Mehrkosten leisten, um die benötigte Menge und/oder die angemessene Qualität an Hilfsmitteln zu erhalten. Vertragspartner der Kassen sind daher immer öfter Firmen, die die Versicherten direkt beliefern. Diese Versender sind an einer Minimierung der Kosten, speziell der Logistikkosten, interessiert – und weniger an

---

165 s. Effizienzdefizite und Fehlverhalten; Studie von Prof. Kaapke Projekte im Auftrag der NOWEDA (2015) und https://www.deutsche-apotheker-zeitung.de/daz-az/2015/daz-43–2015/partner-der-apotheken und https://www.deutsche-apotheker-zeitung.de/daz-az/2015/daz-44–2015/partner-der-apotheken

166 https://www.apotheke-adhoc.de/nachrichten/detail/apothekenpraxis/20-sekunden-die-telefon-vorgaben-der-dak-hilfsmittelvertrag-20-sekunden-countdown/

167 vgl. § 302 Abs. 5 SGB V

168 https://www.gkv-spitzenverband.de/media/dokumente/krankenversicherung_1/hilfsmittel/mehrkostenberichte/20190630_Bericht_zu_Mehrkostenvereinbarungen_Hilfsmittel.pdf

der Versorgungsqualität der betroffenen Patienten. Beratung ist zwar auch bei Versandhändlern vorgeschrieben, findet in der Regel aber oft nur begrenzt statt. Ergebnis: Bei den
Betroffenen stapeln sich deshalb häufig Produkte, die über einen Zeitraum von Wochen
ausreichen (sollen).

Im Rahmen einer wohnortnahen Versorgung stehen die Leistungserbringer dagegen
mit den Patienten im ständigen Kontakt; sie erfahren von den Ängsten und Nöten der
Betroffenen und können anlassbezogen bei den Krankenkassen (und der Politik) inter-
venieren, damit die Versorgungsqualität der Patienten nicht auf der Strecke bleibt. Es
stellt sich die sicher provokante Frage, ob das von Politik und Kostenträgern überhaupt
noch gewollt ist.

Das Dilemma der Krankenkassen und deren Mitarbeiter

Krankenkassen fürchten nichts mehr als die Erhöhung ihrer Mitgliedsbeiträge, weil viele
Versicherte dann ihrer Kasse den Rücken kehren. (Beredtes Beispiel ist die DAK-Gesund-
heit, die aufgrund einer üppigen Erhöhung ihrer Mitgliedsbeiträge in 2016 Mitglieder in
sechsstelliger Höhe[169] verloren hat.) Zugleich wissen Kassen-Mitarbeiter genau, dass mit
einem Mitgliederschwund auch ihr Arbeitsplatz in Gefahr gerät. Angesichts dieser Tatsache werden nicht eindeutig zu entscheidende Versicherten-Anträge auf den Geschäfts-
stellen schon mal „verschleppt". Oft werden Leistungen von Krankenkassen auch einfach
abgelehnt, obwohl diese Leistungen den Versicherten zustünden[170].

Auf der anderen Seite stehen meist ältere, juristisch kaum bewanderte Versicherte, die
dankbar sind, wenn die Kasse ihnen überhaupt etwas genehmigt. Widersprüche gegen
abgelehnte Anträge stehen bei ihnen nicht auf der Tagesordnung, von Klagen gegen
Bescheide vor den Sozialgerichten ganz zu schweigen.

Vielleicht ist Beitragswettbewerb zwischen gesetzlichen Krankenkassen doch kein proba-
tes Mittel für das deutsche Gesundheitssystem.

Klassisches Beispiel zur Inkontinenzversorgung[171]

Eine Apotheke hatte sich aus der Inkontinenzversorgung gänzlich zurückgezogen, weil es
für sie (zu) viel Aufwand bedeutete und sich die Versorgung betriebswirtschaftlich einfach nicht mehr rechnete. Aufgrund mehrerer Patientennachfragen will sie jetzt aber wieder Partner einer bundesweit vertretenen Krankenkasse werden und Inkontinenzhilfen
liefern. Dabei sind die Leistungsvorgaben, die Vertragspartner dieser Krankenkasse erfüllen müssen, in einer Anlage zum Rahmenvertrag gelistet. Erste Voraussetzung: die Apotheke hat sich für die Produktgruppe zu präqualifizieren[172]. Weiter fordert die Kasse
bspw., dass der Vertragspartner mindestens vier individuell geeignete Versorgungen von

169 https://www.krankenkassenzentrale.de/magazin/mitgliederschwund-welche-krankenkas-
    sen-zu-den-unpopulaersten-zaehlen-3336#

170 https://www.spiegel.de/wirtschaft/service/krankengeld-oder-reha-so-bekommen-sie-ihre-leistung-
    von-der-krankenkasse-a-1275935.html

171 https://www.apotheke-adhoc.de/nachrichten/detail/apothekenpraxis/20-sekunden-die-telefon-vorga-
    ben-der-dak-hilfsmittelvertrag-20-sekunden-countdown/

172 Unter Präqualifizierung versteht man eine vorwettbewerbliche Eignungsprüfung, bei der potenzielle
    Lieferanten nach speziellen Vorgaben unabhängig von einer konkreten Ausschreibung ihre Fachkunde
    und Leistungsfähigkeit vorab nachweisen.

mindestens zwei verschiedenen Herstellern im Sortiment haben muss. Die Hersteller müssen der Kasse benannt werden. Mit Blick auf die Erreichbarkeit heißt es: „80 Prozent der Anrufe sind innerhalb von 20 Sekunden anzunehmen." Dazu muss der Vertragspartner ein Konzept zur Umsetzung und Sicherstellung vorlegen (z. B. über einen Personaleinsatzplan). Verpflichtend ist auch eine Chat- oder Video-Beratung. Außerdem muss es den Versicherten ermöglicht werden, alle administrativen Prozesse über ein Online-Tool abzuwickeln. Für die Logistik ist ein schlüssiges Konzept vorzulegen, aus dem ersichtlich ist, dass der Vertragspartner innerhalb von 48 Stunden nach Auftragseingang ausliefert. Eine „Auftrags- und Paketverfolgung in Echtzeit durch den Versicherten" soll ebenfalls helfen, die Versorgungsqualität zu steigern.

Als der Apotheker diese Aufstellung gesichtet hat, winkt er dankend ab. Die Ansprüche der Krankenkasse kann und will er nicht akzeptieren, vor allem nicht die Versorgungspauschale von weniger als 15 Euro je Monat – mehrkostenfrei. Dazu die passende Patienteninformation der Krankenkasse: „Ein Eigenanteil fällt nicht an. Sie müssen lediglich die gesetzlich vorgeschriebene Zuzahlung leisten, die Sie direkt an den Vertragspartner zahlen." Eine Aufzahlung falle nur an, wenn sich der Patient für „Wunschprodukte" entscheide.

Dazu beispielhaft einige Kommentare von aufgebrachten Apothekern:

(1) *Einfach nur Klasse, was die Krankenkasse da verlangt. Pauschale knapp 15 Euro für zu liefernde Ware, mega viel Dienstleistung der Leistungserbringer und knallharte Bedingungen (Lager, Videoberatung, Fortbildungen, Fachpersonal, Lieferung mit Tracking; kostet ja alles nichts). So gut verhandelt vermutlich nicht mal Apple mit seinen Lieferanten in Asien. Respekt. Alles auf Kosten anderer, die Patienten, weil sie schlechte Qualität bekommen und die Leistungserbringer, weil sie Geld mitbringen sollen, um den Vertrag zu erfüllen. Chapeau! Wenn man sich die „Leistungen" und Sprechzeiten der Krankenkasse anschaut, bekommt man das kalte Grausen und hofft, niemals auf solche Verträge angewiesen zu sein.*

(2) *Mit solchen Ausschreibungen bekommt man bestimmt keine qualitativ hochwertige Versorgung. Schon gar nicht individuell oder personalisiert. Die einzigen, die sich von so etwas locken lassen, sind knallharte Betriebswirte, die jede Menschlichkeit und jeden Cent aus der Versorgung herauspressen. Oder die Ausschreibung als „Exklusiveinstieg" in die Versorgung sehen und den Ertrag dann durch überzogene Aufschläge bei „höherwertiger" Versorgung generieren. Alle Arbeit und Kosten werden auf die Versicherten abgewälzt:*

- *Formulare selbst ausfüllen (im Internet),*
- *Lagerkapazität wird zum Patienten ausgegliedert – vierteljährliche Lieferung.*

Viele Patienten wissen nicht, dass sie woanders auch versorgt werden können. Die sind regelmäßig überrascht, wie günstig sie wegkommen, wenn sie sich ihre gesamte Versorgung bei uns [in der Apotheke] *auf eigene Kosten kaufen, im Vergleich zu dem, was sie beim „Kassendienstleister" an Aufzahlung leisten müssen. Wir leisten viel besseren, persönlichen Service, sind deutlich schneller – 12 statt 48 Stunden. Aber eine 24/7-Hotline oder eine Online-Plattform haben wir aus finanziellen oder zeitlichen Gründen nicht.*

(3) *Das ist die Masche der Krankenkasse. Sie machen Verträge, die Super-Qualität suggerieren, die aber niemand leisten kann.....für den Lohn! Trotzdem unterschreiben diverse Lieferanten den Vertrag und halten sich nicht an die Vertragsvorgaben. Wie auch? Wenn es dann zu Beschwerden kommt, dann verweist die Krankenkasse auf die Verträge und die bösen Lieferanten. Dabei kommt der Hungerlohn natürlich nicht zur Sprache. Solche Verträge sind unlauter …*

Mit dem **Terminservice- und Versorgungsgesetz (TSVG)**, das am 11. Mai 2019 in Kraft getreten ist, werden Ausschreibungen für Hilfsmittel (z. B. Inkontinenz- und Gehhilfen, Bandagen und Kompressionsstrümpfe) abgeschafft. „Dadurch wird sichergestellt, dass es bei der Versorgung mit Hilfsmitteln keine Abstriche bei der Qualität gibt", lautet die Botschaft aus dem Bundesgesundheitsministerium[173]. Diese Botschaft ist bei den Apothekern gut angekommen. Bereits im unmittelbaren Vorfeld des Inkrafttretens dieses Gesetzes hat der Deutsche Apothekerverband (DAV) von einem Erfolg für Patienten und Leistungserbringer gesprochen[174]: Das TSVG sei ein Meilenstein, aber noch lange nicht das Ende der Reformgesetzgebung für die Apotheker. Ein Höhepunkt (des TSVG) sei zum Beispiel, dass die Hilfsmittelausschreibungen künftig entfielen. Das sei ein echter Knaller, der in der öffentlichen Wahrnehmung völlig untergehe. Da müssten die Kassen ganz schön schlucken, weil sie dieses Instrument [bisher] natürlich genutzt hätten, um Kosten einzusparen, ohne die Qualitätskriterien stärker in den Fokus zu rücken. Als Konsequenz sei ihnen nun das Instrument der Ausschreibung gestrichen worden. Das gelte auch für sogenannte Open-House-Verträge.

Die Krankenkassen haben auf das Gesetz kurzfristig und anders als von den Apothekern erhofft reagiert. Das hat die Chefredakteurin eines großen Apotheken-online-Portals animiert, einen Kommentar unter dem Titel „Keine Hilfsmittel mehr in der Apotheke – aber das mit hoher Qualität"[175] zu verfassen, weil damit die Vorschriften in der Hilfsmittelversorgung immer absurder werden. Nun müssen Apotheken zusätzlich zur Präqualifizierung Überwachungsaudits über sich ergehen lassen. Das soll der Qualitätssicherung dienen. Dass die Patienten deswegen besser mit Hilfsmitteln versorgt werden, darf bezweifelt werden. Zusätzlich zur Präqualifizierung, die alle fünf Jahre kostenpflichtig erneuert und in der zudem jede Änderung ebenfalls kostenpflichtig angezeigt werden muss, müssen die Apotheken jetzt im Fünf-Jahres-Rhythmus zwei weitere, kostenpflichtige Überwachungsaudits über sich ergehen lassen.

Zwar ist der Apotheker aufgrund seiner Ausbildung befähigt, Hochrisikoprodukte wie Arzneimittel abzugeben; für einfach zu handhabende Hilfsmittel reicht es aber offenbar nicht. Wie absurd solche bürokratischen Anordnungen zum Teil sind, beschreibt ein Beitrag aus einer Sendung des Wirtschaftsmagazin Plusminus des Ersten Deutschen Fernsehens vom 27./28.09.2017[176]: *„Ein Spiegel für die Patienten ist vorgeschrieben – beispielsweise zum Anlegen von Kompressionsstrümpfen. Kein Problem, hätte der Apotheker ohnehin gehabt. Aber: «Es genügt noch nicht einmal, einen Spiegel zu haben und das zu behaupten, sondern man muss auch nachweisen, dass man einen hat. Und da genügt [...] nicht eine einfache Rechnung, sondern man muss ein Bild mitschicken. Und einen Spiegel zu fotografieren, ist – je nachdem wo er steht und wie er steht – eigentlich gar nicht so einfach». Und deshalb wurde sein erstes Foto auch glatt abgelehnt. Im ersten Anlauf hat man moniert: Der Spiegel war nur zur Hälfte zu sehen. Und das war der Präqualifizierungsstelle nicht ausreichend. Das heißt, er musste noch einmal ein Bild von dem Spiegel machen.*

Auch eine – Zitat – „Bohrmaschine" ist Vorschrift. Zum Anmessen von Bandagen. Und ebenfalls mit Foto zu beweisen. Was soll man damit? Der Apotheker weiß es auch nicht: «Ja,

173 https://www.bundesgesundheitsministerium.de/terminservice-und-versorgungsgesetz.html

174 https://www.pharmazeutische-zeitung.de/das-tsvg-ist-ein-meilenstein/l

175 https://www.deutsche-apotheker-zeitung.de/news/newsletter/tagesnews/2019/07/tagesnews-2019-07-02

176 https://www.daserste.de/information/wirtschaft-boerse/plusminus/sendung/sendung-vom-27-09-2017-buerokratie-100.html

darüber rätselt die ganze Branche seit vielen Jahren. Es gibt dazu verschiedene Theorien, was man damit gemeint haben könnte. Aber in Wirklichkeit brauchen wir diese Bohrmaschine zum Anmessen von Bandagen nie. Die Vorschrift ist Unsinn».

… Da mal ganz gründlich auszumisten. Das wäre auch ein tolles Projekt. Regeln und Vorschriften sind gut und richtig, aber nicht für alle und alles. Von der neuen Regierung wünscht sich der Apotheker, dass sie die ganzen unnötigen Vorschriften insbesondere für Klein- und Kleinstbetriebe abschafft oder verändert im Sinne von Kleinbetrieben. Auch mit dem Ziel, dass die Apotheken-Mitarbeiter sich mehr um ihre Kunden und Patienten kümmern können, um denen gerecht zu werden."

Natürlich werden die Apotheken vor Ort gebraucht. Es geht nicht nur um die Versorgungssicherheit und -qualität der Bevölkerung, auch der persönliche Kontakt mit den Kunden spielt mindestens eine ebenso entscheidende Rolle. Es ist schon ein Unterschied, ob übers Internet kommuniziert wird oder die Kunden in ihrer Apotheke persönlich vorsprechen. Ein Apotheker erkennt bestimmte gesundheitliche Probleme schnell, spricht die Menschen an und berät sie kompetent und gewissenhaft. Gerade im Gesundheitswesen brauchen viele Menschen die persönliche Nähe, weil sie oftmals nur dann bereit sind, sich zu öffnen, offen und ehrlich über ihre Probleme zu sprechen.

So hat der Deutsche Ethikrat zum Thema „Big Data im Gesundheitswesen" (Ende 2017 bzw. Anfang 2018) eine Stellungnahme vorgelegt[177], in der er u. a. eine „Zuwendungsorientierte Medizin" fordert: „Die persönliche Zuwendung zum Patienten in der medizinischen Praxis sollte durch den Einsatz von Big Data-Anwendungen nicht geschwächt, sondern gestärkt werden", so sein Credo. Das dürfte in gleicher Weise wohl auch für die Arzneimittelversorgung gelten – und müsste in der (politischen) Diskussion Berücksichtigung finden.

2

---

177 https://www.ethikrat.org/themen/forschung-und-technik/big-data/

3 Versandhandel mit Arzneimitteln vs. Arzneimittelabgabe in Apotheken vor Ort

Mythos 7: Der Versandhandel erbringt die gleichen Leistungen in der gleichen Qualität wie die Apotheke vor Ort und arbeitet unter den gleichen Bedingungen, d. h. erfüllt die gleichen Pflichten

Andreas Kaapke/Nina Kleber-Herbel

Der Mythos

Der Versandhandel mit Arzneimitteln ist in Deutschland seit Inkrafttreten des GMG im Jahr 2004 ausdrücklich erlaubt – allerdings ausschließlich Apotheken. Die Versandhandel treibenden Apotheken müssen dabei alle Voraussetzungen einer stationären Offizin-Apotheke ohne Versandhandel erfüllen. In diesem Zusammenhang muss bei der jeweils zuständigen Behörde die Erlaubnis auf Zulassung eingeholt werden. Diese Zulassung wird in der Regel erteilt, wenn der Versandhandel im Hinblick auf die Räume der Apotheke keine Einschränkung des Apothekenbetriebs vermuten lässt. Zudem unterliegen die am Versandhandel mit Arzneimitteln teilnehmenden Apotheken allen in Deutschland geltenden gesetzlichen Einschränkungen hinsichtlich Sozialgesetzgebung, Apothekengesetz und Heilmittelwerbegesetz.

Vor diesem Hintergrund ist es nicht verwunderlich, dass in der breiten Öffentlichkeit die Meinung besteht, dass die Versandapotheken die gleichen Leistungen in der gleichen Qualität wie die Apotheke vor Ort erbringen und unter den gleichen Bedingungen arbeiten, d. h. die gleichen Pflichten erfüllen.

Die Wahrheit

Allerdings ist dies nur eingeschränkt der Fall. Denn neben in Deutschland ansässigen Apotheken, die die Versanderlaubnis besitzen, können sich auch im Ausland befindliche Arzneimitteldistributoren am Versand von Arzneimitteln beteiligen. Insbesondere den konzerngesteuerten, im Wesentlichen durch Investoreninteressen getriebenen und somit profitorientierten ausländischen Versandhändlern ist es möglich, sich die attraktiven Rosinen aus dem deutschen Gesundheitssystem zu picken. Anders als die inhabergeführten Apotheken vor Ort sind sie nicht zur Sicherstellung der ordnungsgemäßen flächendeckenden Arzneimittelversorgung verpflichtet – und beteiligen sich entsprechend nicht an wichtigen und kostenintensiven Gemeinwohlaufgaben in der Arzneimittelversorgung.[178]

Sehr deutlich tritt dies bspw. bei der Leistung des **Nacht- und Notdienstes** zutage. Zu einer ordnungsgemäßen Arzneimittelversorgung der Bevölkerung gehört auch der vierundzwanzigstündige Bereitschaftsdienst. Da Arzneimittel auch außerhalb der normalen Ladenöffnungszeiten dringend benötigt werden können, hat der Gesetzgeber festgelegt, dass die Präsenzapotheken grundsätzlich zur **ständigen Dienstbereitschaft** verpflichtet sind. Eine vierundzwanzigstündige Dienstbereitschaft aller Apotheken einer Region ist (von Ausnahmen wie z. B. den Nordseeinseln abgesehen) aus Versorgungs- und kaufmännischen Gründen aber nicht notwendig. Deshalb ist aufgrund gesetzlicher Vorgaben jeweils ein Teil der Apotheken einer Gemeinde bzw. eines Gebiets in einem rotierenden Turnus zu festgelegten Zeiten – etwa während der allgemeinen Ladenschlusszeiten – abwechselnd von der Dienstbereitschaft befreit. Die in dieser Zeit dienstbereiten Apotheken leisten den sog. **Nacht- und Notdienst** und stellen damit die „Rund-um-die-Uhr-Versorgung" der Bevölkerung sicher. Geregelt wird die Dienstbereitschaft durch die zuständige Apothekerkammer des jeweiligen Bundeslandes. Der Nacht- und Notdienst stellt demnach eine **Gemeinwohlverpflichtung ausschließlich (!) der Präsenzapotheken** – und nicht der Versandapotheken – dar. Damit kann dieser Dienst im Notfall von allen Bürgern, (auch) unabhängig von der Zugehörigkeit zu einer Krankenkasse, in Anspruch genommen werden. Nach Angaben der ABDA leisten jede Nacht bundesweit etwa 1.300 Apotheken Notdienst. Pro Nacht- und Notdienst werden etwa 20.000 Menschen versorgt.[179]

Der Arzneimittelversandhandel stellt zudem keine Versorgung mit dem gesamten **Sortiment** an Arzneimitteln sicher. Nach den Empfehlungen des Bundesministeriums für Gesundheit und Soziale Sicherung zum Versandhandel und elektronischen Handel mit Arzneimitteln vom 18. März 2004 werden bestimmte Arzneimittel(-gruppen) für die Abgabe im Versandhandel als nicht geeignet angesehen.[180] [181] Dazu gehören: BtM, T-Rezepte, rezeptpflichtige Tierarzneimittel und die „Pille danach".[182] Die Versorgung mit Arzneimitteln dieser Art kann (oder sollte) daher nur durch die Apotheke vor Ort erfolgen.

Auch unterliegen ausländische Versandapotheken naturgemäß in geringerem Maße dem sog. **Kontrahierungszwang**, den die Apothekenbetriebsordnung (ApBetrO) für die Abgabe verschriebener Arzneimittel definiert. Demnach sind „Verschreibungen […] in

178 Apothekerkammer Nordrhein: Kampagne „Schluss mit der Rosinen-Pickerei", 2017, online unter: https://www.aknr.de/download/news/news_rosinenpickerei_flyer.pdf?sid=bpoig1m-24glqooc3n32492cmg5, Zugriff: 01.04.19.

179 ABDA: Die Apotheke – Zahlen, Daten, Fakten 2020, S. 6

180 Dazu gehören: Flüssige Zubereitungen von Zytostatika, radioaktive Arzneimittel, Betäubungsmittel im Sinne der Anlage III BtMG (verkehrs- und verschreibungsfähige BtM), Arzneimittel mit sehr kurzer Haltbarkeit (abhängig von der Dauer des Transportes)

181 Apothekerkammer Nordrhein: Kampagne „Schluss mit der Rosinen-Pickerei", 2017, online unter: https://www.aknr.de/download/news/news_rosinenpickerei_flyer.pdf?sid=bpoig1m-24glqooc3n32492cmg5, Zugriff: 01.04.19.

182 Deutsche Apothekerzeitung Online: Versandhandel – Welche Rezepturen stellt DocMorris her, Artikel vom 26.09.2017, online unter: https://www.deutsche-apotheker-zeitung.de/news/artikel/2017/09/25/so-erklaert-docmorris-die-ausnahmen-bei-der-rezepturherstellung, Zugriff: 01.04.19.

einer der Verschreibung angemessenen Zeit auszuführen.“[183] Damit einher geht die Verpflichtung der Apotheken, „die Arzneimittel und apothekenpflichtigen Medizinprodukte, die zur Sicherstellung einer ordnungsgemäßen Arzneimittelversorgung der Bevölkerung notwendig sind, in einer Menge vorrätig zu halten, die mindestens dem durchschnittlichen Bedarf für eine Woche entspricht“ sowie weitere (vorgegebene) Arzneimittel vorzuhalten oder kurzfristig zu beschaffen.[184] Inwieweit diese Regelung von den ausländischen Versandapotheken berücksichtigt wird und inwiefern Lieferverzögerungen durch die Übergehung dieser Regelung begründet sind, ist kaum nachvollziehbar.[185]

Der Apotheker **haftet** persönlich für etwaige Fehler, insbesondere im Bereich der Beratung. Da deutsche Apotheken nicht als Kapitalgesellschaften geführt werden dürfen, beschränkt sich die Haftung des Inhabers nicht nur auf das eingezahlte Gesellschaftsvermögen, sondern auch auf das **Privatvermögen** des Inhabers. Der Hintergrund liegt auf der Hand: Eine Fehlberatung beim Jeanskauf mag ärgerlich sein, aber eine falsche Empfehlung bezüglich eines Medikaments kann ernsthafte Nebenwirkungen und gesundheitliche Risiken bergen. Dies ist bei den ausländischen konzerngesteuerten Versandapotheken so nicht gegeben. Dabei gehören insbesondere die ausländischen Anbieter zu den dominanten Playern im deutschen Arzneimittelversandhandel. Gemessen am Umsatz führen DocMorris (Zur Rose Gruppe), die Shop Apotheke und die Europa Apotheke das Ranking (deutlich) an (◯ Abb. 3.1). [186]

Zudem ist es für den Apotheker verpflichtend, ein **Labor** zu führen, in dem er Rezepturen (individuell auf ärztliche Verschreibung erstellte Arzneimittel) und ggf. Defekturen (Rezepturen in Chargengröße) anfertigen kann. Rezepturen sind häufig im Indikationsbereich Dermatologie anzutreffen, wenn Salben in einer bestimmten Mixtur erstellt werden. Vor-Ort-Apotheken in Deutschland sind aufgrund des Kontrahierungszwanges[187] verpflichtet, Rezepturen herzustellen – und zwar in angemessener Zeit. Ob sich diese Tätigkeit wirtschaftlich lohnt oder ob das Kosten-Nutzen-Verhältnis stimmt, spielt keine Rolle. Der Patient muss versorgt werden. Auch (ausländische) Versandapotheken geben zwar offiziell an, Rezepturen zu fertigen. Allerdings zeigen Testkäufe immer wieder, dass Rezepturaufträge abgelehnt werden. Als Erklärung wird bspw. angeführt, dass es in „die-

---

183 § 17 Abs. 4 ApBetrO

184 § 15 Abs. 1 sowie § 15 Abs. 2 ApBetrO.

185 Gemäß Entwurf zum „Gesetz zur Stärkung der Vor-Ort-Apotheken“ wird § 73 Abs. 1 Satz 3 AMG gestrichen. Dahinter steckt die sogenannte Länderliste. Hier sind bislang die EU-Staaten aufgeführt, aus denen der Arzneimittelversand nach Deutschland zulässig ist – und unter welchen Bedingungen. Für die Niederlande ist der Versand demnach bislang nur erlaubt, soweit die fragliche Versandapotheke auch eine Präsenzapotheke unterhält – ob DocMorris diese Voraussetzung erfüllt, wurde und wird immer wieder angezweifelt. Künftig könnte es aber egal sein, ob die Niederländer nur ein großes Arzneimittallager oder tatsächlich eine Präsenzapotheke unterhalten. Denn das BMG hält die Länderliste angesichts des 2015 eingeführten einheitlichen europäischen Versandhandelslogos für obsolet. (Aus: Deutsche Apotheker Zeitung Online: Apotheken-Stärkungsgesetz – 205 Millionen Euro mehr für Apotheken, Artikel vom 08.04.2019, online unter: https://www.deutsche-apotheker-zeitung.de/news/artikel/2019/04/08/205-millionen-euro-mehr-fuer-apotheken/chapter:3, Zugriff: 09.04.19.

186 Statista, Veröffentlichungsdatum: 06.12.2019, online unter: de.statista.com/statistik/daten/studie/313328/umfrage/fuehrende-versandapotheken-nach-umsatz-in-deutschland, Zugriff: 29.06.20.

187 Gemäß Apothekenbetriebsordnung (ApBetrO) unterliegen Apotheken bei der Abgabe verschriebener Arzneimittel einem zivilrechtlichen Kontrahierungszwang: „Verschreibungen von Personen, die zur Ausübung der Heilkunde, Zahnheilkunde oder Tierheilkunde berechtigt sind, sind in einer der Verschreibung angemessenen Zeit auszuführen.“ (§ 17 Abs. 4 ApBetrO)

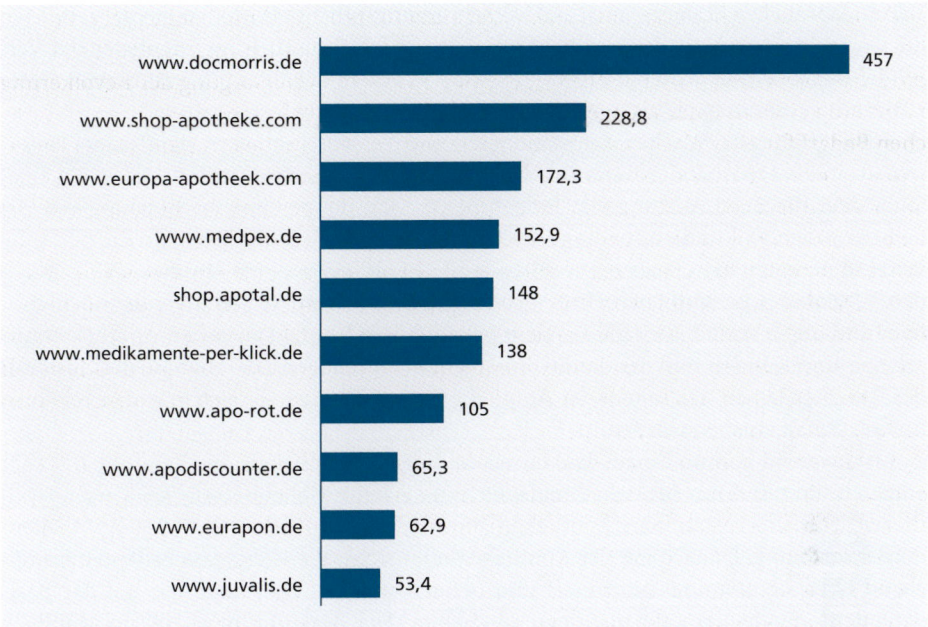

Abb. 3.1 Umsatz der größten Online-Shops im Segment Medikamente und Gesundheits-
artikel in Deutschland im Jahr 2018 (in Millionen Euro)[188]

sem speziellen Fall" nicht möglich sei, den Patienten so schnell mit seinen Medikamenten
zu versorgen, wie es den eigenen Qualitätsstandards entspricht.[189] Der dem Patienten entstandene Zeitverlust durch Hin- und Rücksendung des Rezepts sei hier nur am Rande
erwähnt.

Aktuell zeigt sich das (wettbewerbliche) Ungleichgewicht zwischen stationären und
ausländischen Versandapotheken besonders deutlich in der Tatsache, dass ausländische
Versandapotheken – im Gegensatz zu den deutschen Apotheken vor Ort – Rabatte auch
auf verschreibungspflichtige Arzneimittel geben dürfen. Dies hat der Europäische
Gerichtshof in einem Urteil vom Oktober 2016 so entschieden. Deutsche Apotheken
unterliegen der Arzneimittelpreisverordnung (AMPreisV), mit der die sogenannte
Gleichpreisigkeit sichergestellt wird, d. h., ein bestimmtes verschreibungspflichtiges Arzneimittel hat von Flensburg bis Passau denselben Preis. Diese Preisverordnung stellt insbesondere sicher, dass ein Patient, der ein dringend notwendiges Medikament unverzüglich benötigt, nicht übervorteilt wird. Der Gesetzgeber entzieht den Apotheker somit
ganz bewusst einem Preiswettbewerb, der die Ware bagatellisieren würde, und bekräftigt
vielmehr einen Qualitätswettbewerb – im Übrigen auch, um die Apotheke von anderen
Betriebsformen des Handels signifikant abzugrenzen. Die Tatsache, dass ausländische

---

188 EHI Retail Institute/Statista: „E-Commerce-Markt Deutschland 2018": Auflistung der 1.000 größten
      deutschen Online-Shops für physische Güter (Schwerpunkt B2C) anhand der erwirtschafteten
      Online-Umsätze im Jahr 2017, online unter: https://de.statista.com/statistik/daten/studie/313328/
      umfrage/fuehrende-versandapotheken-nach-umsatz-in-deutschland; Zugriff: 29.06.2020.
189 Deutsche Apotheker Zeitung Online: Versandhandel – Welche Rezepturen stellt DocMorris her,
      Artikel vom 26.09.2017, online unter: https://www.deutsche-apotheker-zeitung.de/news/arti-
      kel/2017/09/25/so-erklaert-docmorris-die-ausnahmen-bei-der-rezepturherstellung; Zugriff: 01.04.19.

Versandapotheken Rabatte auch auf verschreibungspflichtige Medikamente gewähren dürfen, stellt somit nicht nur eine vehemente Wettbewerbsverzerrung zugunsten der Versender dar. Überdies wird ein Preiswettbewerb in einem Segment initiiert, in dem dieser zuvor aus gesundheitspolitisch sinnvollen Gründen ausgeschlossen wurde.

Zuletzt bestehen zwischen den stationären und Versandapotheken signifikante Unterschiede in der **Qualität der Beratung**. Dabei steht wohl an sich außer Frage, dass ein Telefonat oder die Beantwortung von Fragen per E-Mail die persönliche Beratung vor Ort nicht in jedem Fall und nur bedingt ersetzen kann. Unter Umständen kann die Beratung via Hotline qualitativ genauso gut sein wie die Beratung in einer Apotheke, aber durch den Wegfall des persönlichen Hintergrunds wirkt das Gespräch letztlich dennoch anonym und unpersönlich. Gerade aus dem persönlichen Kontakt zwischen Apothekenmitarbeiter und Kunden und der damit einhergehenden Inaugenscheinnahme des Zustands des Patienten lassen sich seitens der Apotheke Fragen ableiten, die sich in einem Telefonat nur per Zufall ergeben würden.

Erschwerend kommt hinzu, dass durch die Versandapotheken eine Beratung nur sehr eingeschränkt und nur in Ausnahmefällen aktiv erfolgt. Dabei unterliegen Versandapotheken (ebenso wie stationäre Apotheken) einer Beratungspflicht gemäß § 20 Apothekenbetriebsordnung. Danach hat der Apothekenleiter sicherzustellen, dass Patienten hinreichend über Arzneimittel informiert und beraten werden. Dies kann nur auf der Basis patientenindividueller Informationen geschehen. Die Beratung muss die notwendigen Informationen über die sachgerechte Anwendung des Arzneimittels umfassen. Soweit erforderlich, muss außerdem über eventuelle Nebenwirkungen oder Wechselwirkungen, die sich aus den Angaben des Patienten ergeben, aufgeklärt werden. Der Patient soll aktiv in das Gespräch eingebunden werden, sodass der Apotheker auf seine individuellen Bedürfnisse eingehen kann. Patientenindividuelle Informationen über vorliegende Erkrankungen, die sonstige Medikation, Information über Schwangerschaft/Stillzeit sowie die Information, ob das Präparat ggf. für einen Dritten bestimmt ist, sind hierbei zentrale Aspekte, die abgeklärt werden sollten. Basierend auf diesen Informationen und/oder weiteren Faktoren (z. B. Nichtlesbarkeit des Rezeptes) kann eine Apotheke zudem die Abgabe eines Arzneimittels ggf. aufgrund pharmazeutischer Bedenken verweigern.

Im Rahmen einer im Jahr 2018 veröffentlichten Studie von Prof. Kaapke Projekte im Auftrag der pharmazeutischen Großhandlung NOWEDA Apothekergenossenschaft eG wurden anhand von rund 400 Testbestellungen bei insgesamt neun Versandapotheken unter anderem Aspekte rund um das Beratungsangebot untersucht. Rund 80 Prozent der Testkunden wurden im Rahmen der Bestellung nicht aufgefordert, freiwillig weitere Angaben zu ihrer Person und/oder ihrer sonstigen Medikation zu machen bzw. haben dies nicht wahrgenommen. Einen Anruf durch die Versandapotheke nahmen nur drei Prozent der Testkunden wahr bzw. entgegen. Schließlich erfolgte nur bei rund 60 Prozent der Bestellungen, bei denen eine Arzneimittel-Interaktion hätte erkannt werden müssen, tatsächlich ein Hinweis auf die Wechselwirkungen bzw. wurde ein solcher Hinweis wahrgenommen – mehrheitlich erst bei der Lieferung des Pakets in Form eines beiliegenden Informationsblatts.[190]

Die fachliche Beratung war auch der größte Kritikpunkt der Stiftung Warentest, die im April 2018 18 Online-Apotheken testete. Laut Stiftung Warentest informierten viele Ver-

---

190 Prof. Kaapke Projekte: Überprüfung der Leistungsfähigkeit des Arzneimittel-Versandhandels – Eine Studie im Auftrag der NOWEDA Apothekergenossenschaft eG, Ludwigsburg 2018.

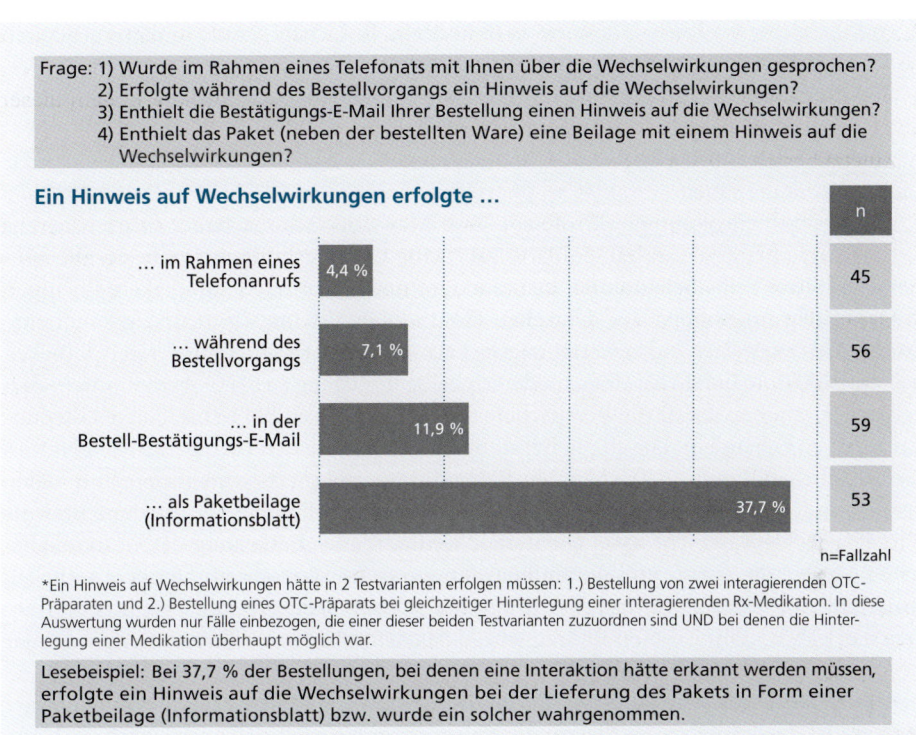

Frage: 1) Wurde im Rahmen eines Telefonats mit Ihnen über die Wechselwirkungen gesprochen?
2) Erfolgte während des Bestellvorgangs ein Hinweis auf die Wechselwirkungen?
3) Enthielt die Bestätigungs-E-Mail Ihrer Bestellung einen Hinweis auf die Wechselwirkungen?
4) Enthielt das Paket (neben der bestellten Ware) eine Beilage mit einem Hinweis auf die Wechselwirkungen?

Ein Hinweis auf Wechselwirkungen erfolgte …

	n
… im Rahmen eines Telefonanrufs — 4,4 %	45
… während des Bestellvorgangs — 7,1 %	56
… in der Bestell-Bestätigungs-E-Mail — 11,9 %	59
… als Paketbeilage (Informationsblatt) — 37,7 %	53

n=Fallzahl

*Ein Hinweis auf Wechselwirkungen hätte in 2 Testvarianten erfolgen müssen: 1.) Bestellung von zwei interagierenden OTC-Präparaten und 2.) Bestellung eines OTC-Präparats bei gleichzeitiger Hinterlegung einer interagierenden Rx-Medikation. In diese Auswertung wurden nur Fälle einbezogen, die einer dieser beiden Testvarianten zuzuordnen sind UND bei denen die Hinterlegung einer Medikation überhaupt möglich war.

Lesebeispiel: Bei 37,7 % der Bestellungen, bei denen eine Interaktion hätte erkannt werden müssen, erfolgte ein Hinweis auf die Wechselwirkungen bei der Lieferung des Pakets in Form einer Paketbeilage (Informationsblatt) bzw. wurde ein solcher wahrgenommen.

o Abb. 3.2 Ergebnis einer Testkaufstudie bei Versandapotheken bzgl. Vorkommen und Art eines Hinweises auf Wechselwirkungen bei Bestellungen, bei denen ein solcher Hinweis hätte erfolgen müssen[191]

sender nicht ausreichend über die möglichen Wechselwirkungen bei den bestellten Medikamenten und setzten sich nicht damit auseinander, ob die von den Kunden gewünschten rezeptfreien Mittel überhaupt für die Patienten geeignet seien.[192] Vergleichbare Ergebnisse lieferte im November 2018 ein „Hotlinetest" des zum Burda-Verlag gehörenden Computermagazins Chip in Zusammenarbeit mit dem Marktforschungsinstitut Statista. Hotlines von insgesamt zwölf Branchen wurden getestet – neben Arzneimittelversendern unter anderem Online-Optiker, Direktbanken, Mobilfunkanbieter und Reiseportale. Die Telefonberatung der Versandapotheken kommentierte das Magazin so: „Verdächtig häufig" sei es zu Hinweisen auf „uninformierte oder uninteressierte" Berater gekommen. Es sei „eher ungewöhnlich", dass die Hälfte der Kandidaten einer Kategorie nur ein „befrie-

---

191 Prof. Kaapke Projekte: Überprüfung der Leistungsfähigkeit des Arzneimittel-Versandhandels – Eine Studie im Auftrag der NOWEDA Apothekergenossenschaft eG, Ludwigsburg 2018, S. 29.

192 Chip online: Gefährliche Arznei aus dem Netz: Online-Apotheken fallen im Test gnadenlos durch, Artikel vom 09.04.2018, online unter: https://www.chip.de/news/Online-Apotheken-im-Test-Die-Testsieger-der-Stiftung-Warentest_125973033.html, Zugriff: 05.04.19.

digend" erreiche. Schließlich komme es in anderen Branchen gerade in diesem Bereich ausschließlich zu guten und sehr guten Bewertungen.[193] [194]

Gerade im Falle von Apotheken ist die Beratungsqualität essenziell. Denn ärgerlich ist eine Fehlberatung natürlich auch in anderen Branchen, bspw. im Falle eines Elektroprodukts. Eine Fehlberatung bzgl. eines Medikaments aber kann ernsthafte gesundheitliche Risiken zur Folge haben.

Die Gesundheitsökonomen Professor Uwe May und Cosima Bauer führten bereits zum wiederholten Male, zuletzt im Jahr 2017, eine Untersuchung durch, in der die apothekengestützte Selbstbehandlung, insbesondere mit rezeptfreien, apothekenpflichtigen Arzneimitteln im Kontext des deutschen Gesundheitssystems sozio- und gesundheitsökonomisch analysiert und bewertet wurde. Laut May fördern und induzieren Apotheken Selbstmedikation, indem sie einen niederschwelligen Zugang zu OTC-Arzneimitteln darstellen. Sie erhöhen damit die Bereitschaft der Patienten, sich bei Befindlichkeitsstörungen selbst zu behandeln. Durch die Beratung optimieren sie den therapeutischen Nutzen der Selbstbehandlung, sie machen den Behandlungserfolg wahrscheinlicher und helfen Risiken und Nebenwirkungen zu vermeiden. Damit erhöhen sie die Effizienz und die Wirtschaftlichkeit der Therapie. Die daraus resultierende „Entlastung des Gesundheitssystems sowie die sozio- und gesundheitsökonomische Wertschöpfung der Apotheken durch die Abwicklung von fast 400 Millionen solcher Fälle pro Jahr" sei hier nur am Rande erwähnt. „Ohne diesen Beitrag würde das deutsche Gesundheitssystem unter der Last der Fallzahlen kollabieren."[195]

Aktuell zeigt sich angesichts der Corona-Krise die besondere Bedeutung der Apotheken vor Ort. Insbesondere zu Beginn der Krise waren viele Patienten verunsichert, bspw. weil sie fürchteten, aufgrund von Lieferengpässen bestimmte Arzneimittel nicht mehr zu bekommen oder weil Desinfektionsmittel und Schutzmasken nicht oder nur schwer verfügbar waren. In einem im Internet übertragenen Live-Gespräch im Mai 2020 bedankte sich Bundesgesundheitsminister Jens Spahn ausdrücklich für die Leistungen der Vor-Ort-Apotheken während der Corona-Pandemie. Spahn betonte: „Die Corona-Krise hat verdeutlicht, wie dringend wir die flächendeckende Versorgung durch die Apotheken vor Ort brauchen." Mit einer Corona-Eilverordnung wurden den Apotheken seit 22. April 2020 weitreichende Austauschmöglichkeiten eingeräumt, wenn ein verordnetes Arzneimittel nicht vorrätig oder lieferbar ist. Auch dürfen Apotheken angesichts knapper Verfügbarkeit mittlerweile selbst Desinfektionsmittel herstellen.[196]

---

193 Deutsche Apotheker Zeitung Online: „Uninformierte oder uninteressierte" Beratung – Schlechte Testergebnisse für Hotlines der EU-Versender, Artikel vom 21.11.2018, online unter: https://www.deutsche-apotheker-zeitung.de/news/artikel/2018/11/21/schlechte-testergebnisse-fuer-hotlines-der-eu-versender/chapter:1, Zugriff: 05.04.19.

194 Apotheke Adhoc: Hotline-Test – Chip: Shop-Apotheke ist Service-Schlusslicht, Artikel vom 21.11.2018, online unter: https://www.apotheke-adhoc.de/nachrichten/detail/markt/chip-shop-apotheke-ist-service-schlusslicht-hotline-test, Zugriff: 05.04.19.

195 Deutsche Apotheker Zeitung Online: Pharmazeutisch effektiv, ökonomisch effizient – Gesundheitsökonomische Effekte der Selbstbehandlung mithilfe der Apotheke, Ausgabe 07/2017, online unter: https://www.deutsche-apotheker-zeitung.de/daz-az/2017/daz-7-2017/pharmazeutisch-effektiv-oekonomisch-effizient, Zugriff: 01.04.19.

196 Website der Apotheken Umschau, Artikel vom 08.05.2020: Leistungen in der Corona-Pandemie: Danke Apotheke, online unter: https://www.apotheken-umschau.de/Coronavirus/Leistungen-in-der-Corona-Pandemie-Danke-Apotheke-558645.html, Zugriff: 30.06.20.

Abschließend soll angemerkt werden, dass die deutschen Apotheken vor Ort im Gegensatz zu den ausländischen Versendern **Arbeitsplätze** in der Bundesrepublik sichern und **Gewerbesteuer** zahlen.

Der Versandhandel erbringt somit keinesfalls die gleichen Leistungen wie die Apotheken vor Ort und erfüllt nicht die gleichen Pflichten. Er kann in der Versorgung der Menschen mit Arzneimitteln bestenfalls eine ergänzende Funktion übernehmen, aber er stellt keinesfalls eine gleichwertige Alternative zu den Apotheken vor Ort dar. Das Wahlprogramm der SPD Thüringen zur Landtagswahl 2019 fasste die Mehrleistung der stationären Apotheken sehr treffend so zusammen:

> „Die Apotheken vor Ort als Schnittstelle zwischen Patient und Arzt versorgen die Bevölkerung dezentral mit Arzneimitteln und medizinischen Produkten. Sie bieten Leistungen wie persönliche Information und Beratung zu Arzneimitteln, Herstellung von Rezeptur-Arzneimitteln, Nacht- und Notdienste, eine Sicherstellung der Versorgung im Katastrophenfall, einen niederschwelligen Zugang zu medizinischer Versorgung sowie wohnortnahe Arbeitsplätze. Damit sind sie als Infrastruktur im ländlichen Raum unverzichtbar [...]."[197]

Mythos 8: Der Versandhandel ist ein sicherer Vertriebsweg

Andreas Kaapke/Nina Kleber-Herbel

Der Mythos

Der Kauf eines Arzneimittels über das Internet ist genauso sicher wie der Kauf des identischen Arzneimittels in einer stationären Apotheke. So ist die Meinung vieler Verbraucher, nicht zuletzt deshalb, weil sie die Erfahrung eines sicheren und reibungslosen Einkaufs in anderen Warengruppen machen. Das Internet hat sich in der Wahrnehmung der Käufer als Vertriebskanal bewährt.

Kaum etwas, das es nicht in einem Online-Shop zu finden gibt. Kundenbewertungen, die die Qualität von Anbietern und Produkten be- oder widerlegen. Und natürlich besteht stets die Option der Retoure, wenn etwas nicht gefällt oder nicht den Erwartungen entspricht – oftmals noch mehrere Wochen nach dem Erhalt der Ware. All diese Aspekte stärken den Eindruck des unkomplizierten und risikofreien Einkaufs im Web. Ein Stück weit profitieren die Versandapotheken möglicherweise auch von dem hohen Vertrauen, das – wie Studien immer wieder belegen – Konsumenten Apothekern an sich entgegen-

---

197 Wahlprogramm der SPD Thüringen zur Landtagswahl 2019, online unter: www.deutsche-apotheker-zeitung.de/news/artikel/2019/03/26/spd-thueringen-nimmt-gleichpreisigkeit-ins-wahlprogramm-auf?utm_campaign=kurzNach6&utm_source=20190326&utm_medium=newsletter&utm_keyword=article, Zugriff am 29.03.19.

bringen.[198] [199] Grundsätzlich gelten für die Versandapotheken außerdem die gleichen gesetzlichen Anforderungen und Vorgaben wie für stationäre Offizin-Apotheken ohne Versandhandel. Auch dies „entspannt" den tendenziell gutgläubigen Konsumenten. Zudem wird das identische Arzneimittel geliefert, das Vertrauen der Verbraucher in „pharmazeutische Marken" drängt die Frage nach der Sicherheit des Vertriebskanals in den Hintergrund. Die Marke dominiert die restlichen relevanten Parameter.

Über mögliche Probleme und Risiken wie Arzneimittelfälschungen mit schweren gesundheitlichen oder gar lebensbedrohlichen Konsequenzen denkt der Verbraucher in der Regel nicht nach. Zudem verschleiern mangelnde Transparenz und das nahezu identische Erscheinungsbild von Original und unrechtmäßiger Nachahmung die Risiken.

Die Wahrheit

Aber Paracetamol, Viagra und L-Thyroxin sind eben nicht Nutella, Coca-Cola und Reis-Fit. Mag eine nicht mehr ganz frische Cola vielleicht schlecht schmecken und Magengrummeln verursachen und ein ranziges Nutella zu Durchfall führen, erfolgt die Einnahme eines Medikaments ja gerade, um Beschwerden zu bekämpfen. Mag ein Plagiat bei einem T-Shirt ärgerlich sein, kann ein aus Schamgefühl im Internet bestelltes Viagra, das **gefälscht** ist, erhebliche Gesundheitsrisiken in sich bergen. Gar lebensbedrohliche Konsequenzen kann die Einnahme gefälschter Arzneimittel nach sich ziehen.

Tatsächlich wird ein Gutteil der gefälschten Arzneimittel über das Internet vertrieben. Laut Schätzungen der WHO ist jedes zweite Medikament, das über nicht autorisierte Online-Versandhändler bezogen wird, gefälscht. Die ABDA fasst regelmäßig Informationen und Daten zu Arzneimittelfälschungen in einem Faktenblatt zusammen. Hier heißt es: „Gefälscht wird alles, wovon sich kriminelle Fälscher Profit versprechen" – von Fälschungen hochpreisiger Krebsmedikamente bis hin zu Fälschungen günstiger Schmerzmittel. Der Profit mit dem Handel von gefälschten Arzneimitteln ist höher als beim Drogenhandel. „Mit einem Kilogramm des Lifestyle-Produkts Viagra lassen sich auf dem Schwarzmarkt vermutlich zwischen 90.000 und 100.000 Euro erzielen. Für Kokain hingegen erhält man 65.000 Euro, für Heroin 50.000 Euro pro Kilogramm. Der Einkaufspreis für ein Kilogramm des illegal gehandelten Viagra-Wirkstoffs wird auf 60 Euro geschätzt, während für die Rohstoffe von Kokain und Heroin etwa 1.470 bzw. 7.190 Euro investiert werden müssen."[200] [201]

---

198 Apotheke adhoc: GfK-Vertrauensstudie – Apotheker büßen Vertrauen ein, Artikel vom 22.03.2018, online unter: https://www.apotheke-adhoc.de/nachrichten/detail/panorama/apotheker-buessen-vertrauen-ein-gfk-vertrauensstudie, Zugriff: 02.04.19.

199 Deutsche Apotheker Zeitung Online: Zufriedenheitswerte – Apotheker belegen ersten Platz in AOK-Versorgungsstudie, Artikel vom 03.04.2019, online unter: https://www.deutsche-apotheker-zeitung.de/news/artikel/2019/04/03/apotheker-belegen-ersten-platz-in-aok-versorgungsstudie, Zugriff: 03.04.19.

200 Forschungsbericht des Bundeskriminalamts „Arzneimittelkriminalität: Ein Wachstumsmarkt" vom 28. Februar 2017, in: ABDA: Faktenblatt Arzneimittelfälschungen, Stand: 30.03.2020.

201 securPharm-Faktenblatt: Arzneimittelfälschungen, Stand: 23.11.2018, online unter: https://www.securpharm.de/wp-content/uploads/2018/12/Faktenblatt-Arzneimittelf%C3 %A4lschungen.pdf, Zugriff: 02.04.19.

Besonders stark von gefälschten Lieferungen sind die Entwicklungsländer betroffen. Hier soll laut WHO jedes zehnte Arzneimittel gefälscht sein.[202] Falsche Antibiotika, Hustensaft mit giftigen Lösungsmitteln, Placebos usw. sind keine Seltenheit. In Deutschland handelt es sich darüber hinaus häufig um Lifestyle-Drogen. Oft enthalten die nachgeahmten Präparate zu wenig oder zu viel Wirkstoffe, keine oder falsche Wirkstoffe, andere Lösungsmittel, giftige Substanzen usw. Daraus resultiert eine große Gefahr bei der Einnahme der Medikamente, die ja genau das Gegenteil, nämlich die Verbesserung des Gesundheitszustands, bewirken sollen. Neben den Substanzen werden aber auch Verfalldaten, Verpackungen und Beipackzettel gefälscht, alles was die Kosten senkt und den Ertrag steigern hilft.

Im Rahmen der weltweiten Operation Pangea gehen Polizei, Zoll und Gesundheitsbehörden aus 90 Ländern gemeinsam gegen den illegalen Online-Verkauf von Arzneimitteln und Medizinprodukten vor. Im Jahr 2018 zogen die Zoll- und Polizeibehörden in Deutschland binnen einer Woche rund 1.200 Pakete und Briefsendungen mit rund 100.000 Tabletten, Kapseln und Ampullen aus dem Verkehr. Rund 80 Prozent der Sicherstellungen machten Potenzmittel aus. Die meisten Sendungen stammten aus Indien, gefolgt von Hongkong, Polen und der Schweiz.[203] Im März 2020 wurden in drei Zollämtern 1.255 Sendungen mit insgesamt 83.481 Tabletten, Kapseln oder Ampullen sichergestellt.[204] Einen neuen Trend bei gefälschten medizinischen Artikeln löste der Ausbruch des neuartigen Coronavirus aus: So fanden die Strafverfolgungsbehörden 2.000 Online-Links, die Artikel im Zusammenhang mit dem Coronavirus bewarben. Beschlagnahmt wurden unter anderem mehr als 34.000 gefälschte und minderwertige Schutzmasken, außerdem fanden die Ermittler Händedesinfektionsmittel, „Coronaspray", „Coronavirus-Pakete" und nicht zugelassene „Coronavirus-Medikamente".[205]

Die sicherste Möglichkeit, sich gegen den Bezug gefälschter Arzneimittel zu schützen, ist der Kauf der Arzneimittel in einer deutschen Apotheke vor Ort. Die Wahrscheinlichkeit, dass Verbraucher hier ein gefälschtes Präparat erhalten, geht gegen null. Durch strengste Kontrollen bei den pharmazeutischen Herstellern, dem pharmazeutischen Großhandel und schließlich in den Apotheken ist ein sicheres Netz gespannt, durch das ein Durchschlüpfen kaum möglich ist. Die Zahl von Arzneimittelfälschungen ist in der klassischen Vertriebskette daher verschwindend gering und eine größtmögliche Arzneimittelsicherheit ist gewährleistet. Zusätzlich zu den bestehenden Sicherheitsvorkehrun-

202 securPharm-Faktenblatt: Arzneimittelfälschungen, Stand: 23.11.2018, online unter: https://www. securpharm.de/wp-content/uploads/2018/12/Faktenblatt-Arzneimittelf%C3%A4lschungen.pdf, Zugriff: 02.04.19.

203 Bundeskriminalamt: Internationale Aktionswoche gegen illegalen Handel mit Arzneimitteln im Internet – Operation PANGEA XI, Pressemitteilung vom 23. Oktober 2018, online: https://www.bka.de/ DE/Presse/Listenseite_Pressemitteilungen/2018/Presse2018/181023_PangeaXI.html;jsessionid=931D 7EEF2452FB7177CFB3644FDC257D.live0601, Zugriff: 08.07.20 sowie ABDA: Faktenblatt Arzneimittelfälschungen, Stand: 30.03.2020.

204 Generalzolldirektion: Weltweite Kontrolloperation gegen den Handel mit illegalen Arzneimitteln im Internet – PANGEA XIII, Pressemitteilung vom 19. März 2020, online: https://www.zoll.de/Shared-Docs/Pressemitteilungen/DE/Sonstiges/2020/z83_operation_pangea.html, Zugriff: 08.07.20 sowie ABDA: Faktenblatt Arzneimittelfälschungen, Stand: 30.03.2020.

205 Deutsche Apotheker Zeitung Online, 31.03.2020: Operation Pangea – Gefälschte Produkte gegen das Coronavirus weit verbreitet, online unter: www.deutsche-apotheker-zeitung.de/news/artikel/2020/03/31/gefaelschte-produkte-gegen-das-coronavirus-weit-verbreitet, Zugriff: 29.06.20.

gen ging am 9. Februar 2019 das europaweite Fälschungsschutzsystem für Arzneimittel (securPharm) an den Start.[206] Seitdem dürfen Arzneimittelhersteller in Deutschland nur noch verschreibungspflichtige Arzneimittel produzieren und in Verkehr bringen, die auf ihrer Packung eine individuelle Seriennummer tragen und deren Unversehrtheit erkennbar ist. Im Sinne einer End-to-End-Verifizierung unterziehen Apotheken schließlich jede Arzneimittelpackung vor der Abgabe an den Kunden einem Echtheitscheck, indem sie den auf der Verpackung aufgedruckten Data Matrix Code scannen, damit eine Überprüfung in der Industriedatenbank auslösen und eine sofortige Rückmeldung erhalten. Damit wurde der Schutz der legalen Lieferkette nochmals erhöht.

Legale Versandapotheken sind ebenfalls Teil dieses derart geschützten Vertriebsweges. Aber können illegale Versender stets unmittelbar und ohne Probleme von Konsumenten erkannt werden? Es kommt nicht von ungefähr, dass der Versandhandel mit verschreibungspflichtigen Medikamenten in vielen anderen europäischen Ländern nicht gestattet ist. Eine maximale Arzneimittelsicherheit wäre somit letztlich durch das Widerrufen der Versandhandelserlaubnis für Arzneimittel herzustellen.

Neben der Gefahr von Fälschungen sind es Fragen der **Qualitätssicherung**, die die Sicherheit des Versandhandels als Vertriebskanal für Arzneimittel infrage stellen.

Im Gegensatz zur stationären Apotheke, bei der das Arzneimittel direkt an den Endkunden abgegeben wird, bedingt der Versandhandel einen zusätzlichen Transportweg – nämlich den von der Apotheke zum Endverbraucher. Ganz im Gegensatz zu dem Transport vom Großhandel zur Apotheke (und der dortigen sachgerechten Lagerung) greifen für den Transport von der Versandapotheke zum Endverbraucher nur sehr eingeschränkt Kontrollmechanismen. Damit wird ein Einfallstor für Qualitätsrisiken geschaffen, die auf den vorgelagerten Vertriebsstufen mit größter Sorgfalt ausgeschlossen wurden.

Auch eine Studie von Prof. Kaapke Projekte im Auftrag der NOWEDA Apothekergenossenschaft eG zeigt, dass die Arzneimittelversandhändler die hohen gesetzlichen Auflagen bzgl. der Belieferung von Arzneimitteln nur bedingt erfüllen. Bei den insgesamt 372 Testbestellungen wurden neben Mängeln in der Beratung insbesondere Schwächen rund um den Transport der bestellten Arzneimittel offenbar. Die Arzneimittel wurden fast ausschließlich über DHL Standard mittels handelsüblicher Pakete geliefert, sodass ein Schutz vor Feuchtigkeit und Temperatureinflüssen nur eingeschränkt gegeben war. Nur zwei von insgesamt sieben Bestellungen, bei denen ein kühlkettenpflichtiges Präparat bestellt wurde, wiesen beim Erhalt durch den Empfänger eine Temperatur im vorgeschriebenen Bereich auf. Drei dieser Lieferungen wurden nicht persönlich zugestellt, stattdessen erfolgte die Abgabe an einen Nachbarn oder das Paket wurde auf der Terrasse abgestellt. Insgesamt kam es bei 103 Bestellungen zu einem erfolglosen Zustellversuch. Nur in neun dieser Fälle wurde ein erneuter Zustellversuch unternommen und das Paket schließlich korrekt zugestellt. Ansonsten wurde das Paket an eine andere Person (z. B. Nachbarn) ausgehändigt, abgestellt oder in einer Postfiliale zur Abholung bereitgestellt.

Zuletzt stellen natürlich auch die Mängel in der **Beratung** ein Risiko für die Sicherheit des Patienten bzw. die Arzneimitteltherapie dar.

Der Online-Versandhandel kann somit nur sehr eingeschränkt als sichererer Vertriebskanal für Arzneimittel eingestuft werden. Tatsächlich sind sich viele Kunden dessen auch bewusst: Laut einer Studie des Beratungsunternehmens Price Waterhouse Coopers,

---

206 Die Anordnung geht auf die EU-Fälschungsschutzrichtlinie 2011/62/EU und die delegierte Verordnung (EU) Nr. 2016/161 zurück.

im Rahmen derer insgesamt 1.000 Personen befragt wurden, hat mehr als die Hälfte der Befragten bei Bestellungen aus dem EU-Ausland Angst vor gefälschten Medikamenten. Dennoch: 66 Prozent der Befragten gaben an, Medikamente schon häufiger oder schon einmal online bestellt zu haben, 10 Prozent sagen, dies zukünftig zu planen.[207] Welche Faktoren wiegen also so schwer, dass Konsumenten mehrheitlich dem Online-Kauf von Arzneimitteln so offen gegenüberstehen, obwohl gleichzeitig ihre Skepsis gegenüber diesem Vertriebskanal so groß ist? Eine wichtige Rolle dabei spielen sicherlich die diesem Vertriebskanal generell zugeschriebene Bequemlichkeit sowie die ihm generell unterstellten Tiefpreise.

Mythos 9: Der Versandhandel ist ein bequemer Vertriebskanal

Andreas Kaapke/Nina Kleber-Herbel

Der Mythos

Online-Bestellungen sind ja so bequem, flexibel und unkompliziert! Man spart Wege und Zeit und ist nicht an Öffnungszeiten gebunden. Dies ist die weitverbreitete gängige Meinung von Konsumenten. Man muss nicht vor die Türe, kann von seinem Schreibtischstuhl oder gar von der Couch aus bestellen, hat eine größtmögliche Auswahl, bei der man zudem zahlreiche Angebote und Preise vergleichen kann, und schließlich bekommt man die Ware auch noch nach Hause geliefert. Zudem wird als zentraler Vorteil des Internet-Versands immer wieder angegeben, dass die Ware zurückgeschickt werden kann, und zwar problemlos und ohne zusätzliche Kosten.

Diese Wahrnehmung, erlernt aus Erfahrungen in diversen Branchen und Warenbereichen, übertragen die Verbraucher auch auf den speziellen Fall der Versandapotheken. Auch hier herrscht weitverbreitet die Vorstellung von größtmöglicher Flexibilität und Bequemlichkeit: Die gewünschten Medikamente werden online ausgewählt, evtl. notwendige Rezepte online eingereicht, und die Bestellung kommt umstandslos per Post direkt nach Hause.

Die Wahrheit

Ganz falsch ist diese Wahrnehmung natürlich nicht. Vergessen werden hierbei aber die Nachteile, die der Versandhandel generell aufweist und von denen einige im speziellen Fall des Arzneimittelversandhandels besonders schwer wiegen. Im Gegensatz zum Kauf bei der Apotheke vor Ort ist z. B. das online bestellte Präparat erst deutlich später für den Kunden **verfügbar**. Er muss die Lieferung abwarten. Ist der Kunde zum Zeitpunkt der Lieferung nicht zu Hause, verzögert sich der Erhalt nochmals – zumindest dann, wenn der Versanddienstleister ordnungsgemäß handelt und das Paket **nicht** einfach abstellt oder an einen Nachbarn aushändigt. Eine Verzögerung der Lieferung kann aufgrund bestimmter Umwelteinflüsse (und somit von Versender und Versanddienstleister unver-

207 Apotheke adhoc: Healthcare-Barometer 2019 – PwC: Drei Viertel der Deutschen wollen Medikamente online, Artikel vom 21.02.2019, online unter: https://www.apotheke-adhoc.de/nachrichten/detail/apothekenpraxis/pwc-drei-viertel-der-deutschen-wollen-medikamente-online-healthcare-barometer-2019-digitalisierung/?tx_aponews_newsdetail%5B%40widget_4%5D%5BcurrentPage%5D=2&tx_aponews_newsdetail%5B%40widget_4%5D%5BitemsPerPage%5D=1&cHash=9538229ca35d7c0a-0edb54848c0ce851, Zugriff: 03.04.19.

schuldet) eintreten. Wenn bspw. ein (unvorhersehbares) Schneechaos einbricht, das sämtlichen Verkehr lahmlegt oder drosselt, kann sich eine Lieferung auf unbestimmte Zeit verzögern. Arzneimittel wie auch andere Waren sind eben lediglich elektronisch bestellbar, nicht aber zustellbar.

Die Apotheken vor Ort haben in aller Regel die benötigten Medikamente auf Lager. Dazu sowie zu einer unverzüglichen Abgabe eines ärztlich verordneten Medikaments sind sie sogar per Gesetz verpflichtet („Kontrahierungszwang"[208]). Ist ein Arzneimittel einmal nicht vorrätig und somit ebenfalls nicht direkt verfügbar, kann die Apotheke es innerhalb kürzester Zeit – meist innerhalb weniger Stunden – besorgen. Um dem Kunden zusätzliche Wege zu ersparen, unterhalten Apotheken in aller Regel einen Lieferdienst, der das Medikament noch am selben Tag zum Kunden nach Hause liefert. In einer Studie von Prof. Kaapke Projekte wurden nur rund 8 Prozent der bei den Versandhändlern bestellten Arzneimittel innerhalb eines Arbeitstages geliefert (Overnight Delivery). Die überwiegende Anzahl der Lieferungen (rund 70 Prozent) benötigte zwei bis drei Arbeitstage. Bei fast einem Viertel der bestellten OTC-Präparate sowie bei etwa jeder dritten Bestellung auf Rezept betrug die Lieferzeit jedoch sogar vier oder mehr Tage.[209] Im Rahmen einer Studie des Deutschen Instituts für Servicequalität aus dem September 2018, bei der 20 Versandapotheken getestet wurden, überraschte zudem, dass nur jede vierte Online-Apotheke optional eine Express-Lieferung am Folgetag anbietet.[210]

Diese zeitliche Verzögerung in der Verfügbarkeit der Ware ist ein genereller Nachteil des Online-Versands. Nur ist das Warten auf die neue Jeans lediglich nervig, der Erhalt und die Einnahme eines dringend benötigten Medikaments – möglicherweise im Rahmen der Notfallversorgung – duldet aber keinen Aufschub. Akute, kurzfristige Arzneimittelbedarfe können somit über den Versandhandel nicht gedeckt werden.

Zukünftig könnte es außerdem sein, dass der Vorteil der bequemen Paketzustellung bis an die Haustür schwindet oder extra bezahlt werden muss. Hintergrund ist die kontinuierlich wachsende Zahl an Paketsendungen einerseits sowie ein akuter Fahrermangel und höhere Löhne andererseits, die Schätzungen gemäß bis 2028 zu einer Verdopplung der Kosten für Pakete, die nach Hause geliefert werden, führen werden. Insbesondere zu Spitzenzeiten der Auslieferung von Paketen bspw. vor Weihnachten waren schon bei den Festtagen 2017 und 2018 deutliche Probleme bei der Zustellung von Paketen feststellbar. Verbraucher, die nicht bereit bzw. finanziell in der Lage sind, die deutlich höheren Preise für die Haustür-Zustellung zu bezahlen, werden dann Abstriche bzgl. dieses Bequemlich-

---

208 Gemäß Apothekenbetriebsordnung (ApBetrO) unterliegen Apotheken bei der Abgabe verschriebener Arzneimittel einem zivilrechtlichen Kontrahierungszwang: „Verschreibungen von Personen, die zur Ausübung der Heilkunde, Zahnheilkunde oder Tierheilkunde berechtigt sind, sind in einer der Verschreibung angemessenen Zeit auszuführen." (§ 17 Abs. 4 ApBetrO) Damit einher geht die Verpflichtung der Apotheken, „die Arzneimittel und apothekenpflichtigen Medizinprodukte, die zur Sicherstellung einer ordnungsgemäßen Arzneimittelversorgung der Bevölkerung notwendig sind, in einer Menge vorrätig zu halten, die mindestens dem durchschnittlichen Bedarf für eine Woche entspricht" sowie weitere (vorgegebene) Arzneimittel vorzuhalten oder kurzfristig zu beschaffen (§ 15 Abs. 1 sowie § 15 Abs. 2 ApBetrO)

209 Prof. Kaapke Projekte: Überprüfung der Leistungsfähigkeit des Arzneimittel-Versandhandels – Eine Studie im Auftrag der NOWEDA Apothekergenossenschaft eG, Ludwigsburg 2018.

210 Website n-tv: Kostenfaktor Versand – Online-Apotheken im Test, Artikel vom 12.09.2018, online unter: https://www.n-tv.de/ratgeber/tests/Online-Apotheken-im-Test-article20476168.html, Zugriff: 09.04.19.

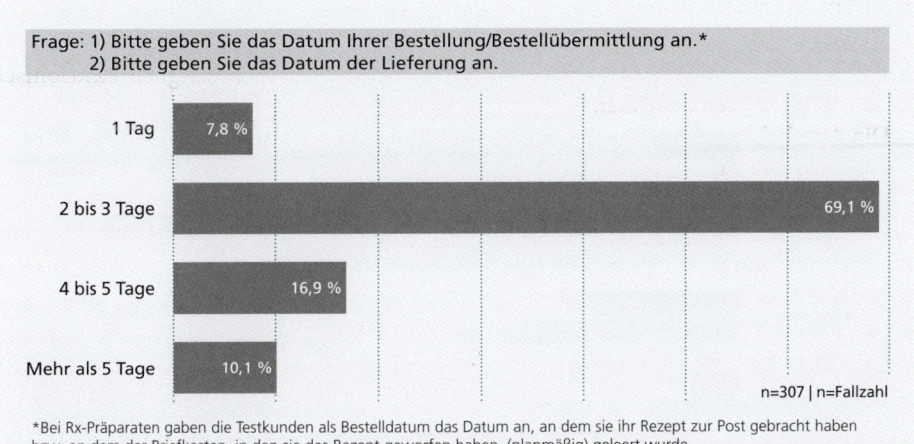

Frage: 1) Bitte geben Sie das Datum Ihrer Bestellung/Bestellübermittlung an.*
2) Bitte geben Sie das Datum der Lieferung an.

1 Tag   7,8 %

2 bis 3 Tage   69,1 %

4 bis 5 Tage   16,9 %

Mehr als 5 Tage   10,1 %

n=307 | n=Fallzahl

*Bei Rx-Präparaten gaben die Testkunden als Bestelldatum das Datum an, an dem sie ihr Rezept zur Post gebracht haben bzw. an dem der Briefkasten, in den sie das Rezept geworfen haben, (planmäßig) geleert wurde.

Lesebeispiel: 7,8 % der Bestellungen hatten eine Lieferzeit von einem Tag. Mehr als ein Viertel der Lieferungen (16,9 % + 10,1 %) benötigten eine Lieferzeit von mehr als vier Arbeitstagen.

○ Abb. 3.3 Ergebnis einer Testkaufstudie bei Versandapotheken bzgl. der Lieferzeit zwischen Bestell- und Lieferdatum (in Arbeitstagen), Gesamtbetrachtung[209]

keitsfaktors in Kauf nehmen müssen. So könnte eine Alternative zur teuren Haustürzustellung die sog. **Multi-Drop-Zustellung** sein. Dabei würden mehrere Pakete auf einmal an einen Paketautomaten oder -shop ausgeliefert. Der Kunde holt die Ware dort ab und erledigt damit die letzte halbe Meile der Zustellung selbst. Ein Gutteil der Bequemlichkeit geht dabei verloren, denn der Kunde muss das Haus verlassen. Zudem löst sich der größte Vorteil des Handels und damit auch der Apotheken – der sog. Baligh-Richartz-Effekt – auf. Die Bündelung von Käufen führt zur Reduzierung und Minimierung der Transportkosten. Entkoppelt man dies, reduzieren sich die hierbei erzielbaren Effekte.

Was die Paketzustellung betrifft, wird es für die Kunden zukünftig also tendenziell unbequemer (oder teurer). Zugutekommen wird dies aber der **Umwelt**. Denn durch die zentrale Auslieferung der Pakete werden weniger Paketfahrzeuge eingesetzt werden müssen. Der Verkehr wird reduziert, es werden weniger Emissionen verursacht und die Infrastruktur wird entlastet.[212]

Neben den Nachteilen, die mehr oder minder Online-Bestellungen im Allgemeinen betreffen, gibt es einige sog. **Hygienefaktoren** beim Online-Kauf, die entscheidend für das Bequemlichkeitsempfinden des Verbrauchers sind. Hier stellt sich die Frage, ob diese bei Arzneimittelbestellungen zufriedenstellend erfüllt werden können.

---

211 Prof. Kaapke Projekte: Überprüfung der Leistungsfähigkeit des Arzneimittel-Versandhandels – Eine Studie im Auftrag der NOWEDA Apothekergenossenschaft eG, Ludwigsburg 2018, S. 42.

212 Deutsche Apothekerzeitung Online: Studie – Paketzustellung bis an die Haustür könnte bald extra kosten, Artikel vom 29.03.2019, online unter: https://www.deutsche-apotheker-zeitung.de/news/artikel/2019/03/29/paketzustellung-bis-an-die-haustuer-koennte-bald-extra-kosten?utm_campaign=kurzNach6&utm_source=20190329&utm_medium=newsletter&utm_keyword=article, Zugriff: 09.04.19.

3

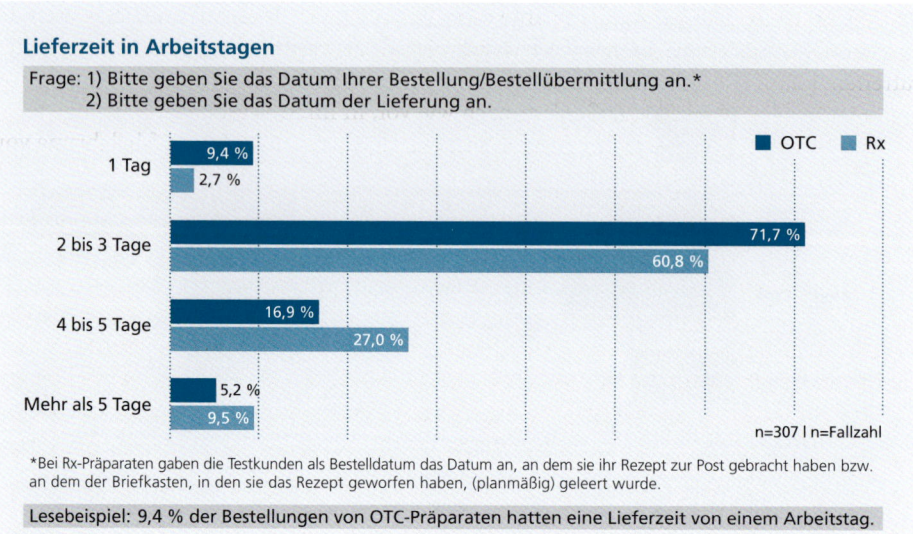

Lieferzeit in Arbeitstagen

Frage: 1) Bitte geben Sie das Datum Ihrer Bestellung/Bestellübermittlung an.*
2) Bitte geben Sie das Datum der Lieferung an.

*Bei Rx-Präparaten gaben die Testkunden als Bestelldatum das Datum an, an dem sie ihr Rezept zur Post gebracht haben bzw. an dem der Briefkasten, in den sie das Rezept geworfen haben, (planmäßig) geleert wurde.

Lesebeispiel: 9,4 % der Bestellungen von OTC-Präparaten hatten eine Lieferzeit von einem Arbeitstag.

o Abb. 3.4 Ergebnis einer Testkaufstudie bei Versandapotheken bzgl. der Lieferzeit zwischen Bestell- und Lieferdatum (in Arbeitstagen) | Vergleich von Bestellungen verschreibungspflichtiger (Rx) und nicht verschreibungspflichtiger Präparate (OTC)[213]

In der Studie von Prof. Kaapke Projekte, in der insgesamt neun Versandapotheken getestet wurden, zeigten sich diesbezüglich einige Schwachstellen der Online-Apotheken. Neben der teilweise langen Lieferzeit fielen den Testkunden einige weitere „Unannehmlichkeiten" auf. So versendete nicht jede Apotheke eine Bestätigung der eingegangenen Bestellung per E-Mail, insbesondere nicht im Falle von Rezeptbestellungen. Zudem fehlte einigen Testkunden, die eine Bestätigungs-E-Mail erhielten, die Angabe zur voraussichtlichen Lieferzeit. Auch die Möglichkeit zur Sendungsverfolgung war nicht bei allen Bestellungen gegeben. Schließlich war vielen Paketen eine beträchtliche Menge an Werbung beigelegt, häufig sogar ohne Gesundheitsbezug, geschweige denn mit Bezug zum bestellten Medikament. Nur im Nebensatz sei an dieser Stelle auch auf den dadurch unnötig entstehenden Papiermüll verwiesen.[214]

Auch der große Vorteil des Online-Handels, dass einfach zurückgeschickt werden kann, was nicht gefällt (oder doch nicht benötigt wird), muss für den Arzneimittelversandhandel ein Stück weit relativiert werden. Denn Arzneimittel sind eben keine Pullover oder Bücher, sondern Waren der besonderen Art. Zwar erging (zuletzt) im Dezember 2018 ein Gerichtsurteil des Kammergerichts Berlin, nach dem Arzneimittel nicht generell vom **Widerrufsrecht** ausgeschlossen werden dürfen. Allerdings bestehen für den Versandhandel einige gesetzlich definierte Ausnahmen vom Widerrufsrecht, etwa für Waren, die leicht verderblich oder auf den persönlichen Bedarf des Kunden zugeschnitten sind.

213 Prof. Kaapke Projekte: Überprüfung der Leistungsfähigkeit des Arzneimittel-Versandhandels – Eine Studie im Auftrag der NOWEDA Apothekergenossenschaft eG, Ludwigsburg 2018, S. 44.

214 Prof. Kaapke Projekte: Überprüfung der Leistungsfähigkeit des Arzneimittel-Versandhandels – Eine Studie im Auftrag der NOWEDA Apothekergenossenschaft eG, Ludwigsburg 2018.

Laut Urteil treffe dies auf Medikamente *nicht generell* zu.[215] Nichtsdestotrotz wiesen die ausgenommenen Waren Eigenschaften auf, die auf Arzneimittel in besonderem Maße zutreffen können bzw. hier öfter vorkommen als in anderen Warengruppen. Einige Online-Anbieter versuchen außerdem nach wie vor, in ihren Widerrufsbelehrungen das Widerrufsrecht für Arzneimittel generell auszuschließen. In der Widerrufsbelehrung von DocMorris bspw. heißt es:

> 6. Ausschluss des Widerrufsrechts
>
> Das Widerrufsrecht besteht, soweit die Parteien nichts anderes vereinbart haben, u. a. nicht bei folgenden Verträgen:
>
> Verträge zur Lieferung von Waren, die schnell verderben können oder deren Verfalldatum schnell überschritten würde.
>
> Verträge zur Lieferung versiegelter Waren, die aus Gründen des Gesundheitsschutzes oder der Hygiene nicht zur Rückgabe geeignet sind, wenn ihre Versiegelung nach der Lieferung entfernt wurde.
>
> Verträge zur Lieferung von Waren, die nicht vorgefertigt sind und für deren Herstellung eine individuelle Auswahl oder Bestimmung durch den Verbraucher maßgeblich ist oder die eindeutig auf die persönlichen Bedürfnisse des Verbrauchers zugeschnitten sind.
>
> Hierzu gehören auch Arzneimittel. Da wir nicht überprüfen können, ob nach der Lieferung ein sachgemäßer Umgang mit den Medikamenten gewährleistet war, kommen diese nicht mehr in den Handel und werden zu Ihrer Sicherheit entsorgt. **Aus diesem Grund ist bei Arzneimitteln die Widerrufsmöglichkeit ausgeschlossen.**[216]

Der Verbraucher sollte sich also in jedem Fall darauf einstellen, dass eine Retoure bestellter Arzneimittel – wenn sie überhaupt gestattet wird – weniger problemlos und weniger komfortabel abläuft, als dies in anderen Branchen der Fall ist.

Was ebenfalls wenig komfortabel abläuft, sind Bestellungen **verschreibungspflichtiger Arzneimittel.** In der Studie von Prof. Kaapke Projekte im Auftrag der NOWEDA eG wurden insgesamt 90 Testbestellungen auf Rezept durchgeführt. Der (Zeit-)Aufwand des Bestellprozesses wurde von jedem dritten Tester als eher hoch bis sehr hoch empfunden, rund ein weiteres Drittel fand ihn mittelmäßig hoch. Die Unannehmlichkeiten begannen bei einigen Apotheken bereits bei der Herausforderung, die Option der Rezeptbestellung auf der Website der jeweiligen Versandapotheke zu finden, und setzten sich mit dem Erfordernis fort, das Rezept für den Versand vorzubereiten und zur Post bzw. zu einem Briefkasten zu bringen. Nach dem Absenden des Rezepts bleibt beim Patienten erst einmal die Unsicherheit, wann und ob das Rezept bei der Versandapotheke eingeht. Diese wurde bei den Testbestellungen in der Studie dadurch verstärkt, dass die Versandapotheken im Falle der Bestellung auf Rezept häufig keine weiteren Informationen zur Nachvollziehbarkeit des Prozesses (z. B. E-Mail zur Bestell- oder Versandbestätigung, Möglichkeit der Sendungsverfolgung) versendeten.

---

215 Deutsche Apotheker Zeitung Online: Kammergericht bestätigt Vorinstanz – DocMorris darf Widerrufsrecht nicht generell ausschließen, Artikel vom 20.12.2018, online unter: https://www.deutsche-apotheker-zeitung.de/news/artikel/2018/12/20/docmorris-darf-widerrufsrecht-nicht-generell-ausschliessen/chapter:1, Zugriff: 08.04.19.

216 Website DocMorris, online unter: https://www.docmorris.de/service/bestellung/agb, Zugriff: 08.04.19.

Dass auch Mängel in der Beratung seitens der Versandapotheken (wie Unwissenheit, Desinteresse, ausbleibende Hinweise auf Wechselwirkungen) einen „Unbequemlichkeitsfaktor" darstellen, steht wohl außer Frage.

Schließlich wird als ein Vorteil des Versandhandels häufig die **Anonymität** dieses Vertriebskanals angeführt, die daraus resultiert, dass kein persönlicher Kontakt zwischen Käufer und Verkäufer zustande kommt. Gerade dieser persönliche Kontakt ist aber in vielen Fällen Voraussetzung für eine optimale Beratung. Dennoch sind Anonymität und die Vermeidung des persönlichen Kontakts dem Kunden teilweise wichtig, beispielsweise wenn er ein Medikament für ein gesundheitliches Leiden benötigt, das ihm peinlich oder unangenehm ist (z. B. Mundgeruch, Blähungen). Aber ist es tatsächlich so, dass – zumindest im Falle der Selbstmedikation – die Bestellung von Arzneimitteln bei einer Versandapotheke die anonymere Option des Arzneimittelkaufs ist? Denn was beim Ausweichen auf den Versandhandel häufig ausgeblendet wird, sind die persönlichen Daten, die hinterlegt werden müssen, um die Bestellung vollziehen zu können. Auch wenn bei vielen Versandapotheken Mängel bzgl. der Erhebung weitergehender gesundheitsrelevanter individueller Angaben bestehen, so ist es naturgemäß zwingend erforderlich, dass der Kunde seinen Namen und eine Lieferadresse angibt. Diese Daten werden gemeinsam mit Angaben zum bestellten Arzneimittel abgespeichert. Widerspricht der Kunde nicht aktiv, werden darüber hinaus zahlreiche weitere Daten erhoben – sogar unabhängig von einem Kauf. Im Folgenden sind exemplarisch Auszüge aus der Datenschutzerklärung der Versandapotheke apotheke.de dargestellt, die die vielfältige Erhebung und Nutzung von Kundendaten durch eine Versandapotheke verdeutlichen.

Datenschutzerklärung

§ 3 Erhebung personenbezogener Daten bei Besuch unserer Website

(1) Bei der bloß informatorischen Nutzung der Website, also wenn Sie sich nicht registrieren oder uns anderweitig Informationen übermitteln, erheben wir nur die personenbezogenen Daten, die Ihr Browser an unseren Server übermittelt. Wenn Sie unsere Website betrachten möchten, erheben wir die folgenden Daten, die für uns technisch erforderlich sind, um Ihnen unsere Website anzuzeigen und die Stabilität und Sicherheit zu gewährleisten:

IP-Adresse, Datum und Uhrzeit der Anfrage, Inhalt der Anforderung (konkrete Seite), Website, von der die Anforderung kommt, Browser, Betriebssystem und dessen Oberfläche, Sprache und Version der Browsersoftware, Standortdaten, Quellpfad [Auswahl, Anm. des Verfassers].

(2) Zusätzlich zu den zuvor genannten Daten werden bei Ihrer Nutzung unserer Website Cookies auf Ihrem Rechner gespeichert. [...]

§ 4 Weitere Funktionen und Angebote unserer Website

(1) Neben der rein informatorischen Nutzung unserer Website bieten wir verschiedene Leistungen an, die Sie bei Interesse nutzen können. Dazu müssen Sie in der Regel weitere personenbezogene Daten angeben, die wir zur Erbringung der jeweiligen Leistung nutzen und für die die zuvor genannten Grundsätze zur Datenverarbeitung gelten.

(2) Teilweise bedienen wir uns zur Verarbeitung Ihrer Daten externer Dienstleister. [...]

§ 6 Kontaktaufnahme per E-Mail, Kontaktformular und Chat; Zusendung von Freiumschlägen und Katalogen; Rezepteinsendungen

(1) Bei Ihrer Kontaktaufnahme mit uns per E-Mail oder über ein Kontaktformular werden die von Ihnen mitgeteilten Daten (Ihre E-Mail-Adresse, ggf. Ihr Name und ggf. Ihre Telefonnummer) von uns gespeichert, um Ihr Anliegen zu bearbeiten und Ihre Fragen zu beantworten. Die in diesem Zusammenhang anfallenden Daten löschen wir, nachdem die Speicherung nicht mehr erforderlich ist, oder schränken die Verarbeitung ein, falls gesetzliche Aufbewahrungspflichten bestehen. [...]

§ 7 Nutzung unseres Webshops

(1) Wenn Sie in unserem Webshop bestellen möchten, ist es für den Vertragsabschluss erforderlich, dass Sie Ihre persönlichen Daten angeben, die wir für die Abwicklung Ihrer Bestellung benötigen und verarbeiten. Im Rahmen der Bearbeitung Ihrer Bestellung verarbeiten wir ggf. auch Gesundheitsdaten, also besondere Kategorien personenbezogener Daten, soweit dies zur Vertragsabwicklung, zu Zwecken der Gesundheitsvorsorge, der medizinischen Versorgung, der Versorgung oder Behandlung im Gesundheitsbereich oder zur Geltendmachung möglicher Ansprüche erforderlich ist. [...]

(4) Zum Zweck der Vertragsdurchführung können wir Ihre Zahlungsdaten abhängig von der von Ihnen ausgewählten Zahlart an die unter den Punkten (5) und (6) aufgeführten Zahlungsdienstleistern weitergeben. [...]

§ 8 Verarbeitung zu Werbezwecken

(1) Newsletter [...]

(b) Für die Anmeldung zu unserem Newsletter verwenden wir das sog. Double-opt-in-Verfahren. Das heißt, dass wir Ihnen nach Ihrer Anmeldung eine E-Mail an die angegebene E-Mail-Adresse senden, in welcher wir Sie um Bestätigung bitten, dass Sie den Versand des Newsletters wünschen. Darüber hinaus speichern wir jeweils Ihre eingesetzten IP-Adressen und Zeitpunkte der Anmeldung und Bestätigung. Zweck des Verfahrens ist, Ihre Anmeldung nachweisen und ggf. einen möglichen Missbrauch Ihrer persönlichen Daten aufklären zu können. [...]

(e) Um Sie hierfür als Kunde zu gewinnen, können wir die von Ihnen angegebenen Daten zudem verarbeiten, um Ihnen per E-Mail weitere zu Ihren vorangegangenen Bestellungen ähnliche Produkte aus unserem Portfolio zu empfehlen, die Sie interessieren könnten (Direktwerbung) [...]

(2) Personalisierte Produktempfehlungen

Um Sie hierfür als Kunde zu gewinnen, können wir die von Ihnen angegebenen Daten zudem verarbeiten, um Ihnen per E-Mail weitere zu Ihren vorangegangenen Bestellungen ähnliche Produkte aus unserem Portfolio zu empfehlen, die Sie interessieren könnten (Direktwerbung). [...]

§ 9 Tracking Tools

[z. B. Google Analytics, Google AdSense, Anmerkung des Verfassers]

[...] Hiermit wollen wir die Benutzerfreundlichkeit unserer Website sicherstellen und weiter optimieren. Außerdem wird uns hierdurch ermöglicht, die statistische Nutzung unserer Website zu erfassen und auszuwerten. [...][217]

---

217 Website apotheke.de: Datenschutzerklärung, online unter: https://www.apotheke.de/datenschutz, Zugriff: 15.04.2019.

Natürlich versichert jeder Online-Anbieter die absolut sichere Aufbewahrung und Verarbeitung der von ihm (rechtmäßig) erhobenen Daten. Nichtsdestotrotz: Gespeichert ist erst einmal gespeichert, und Datenpannen werden immer wieder publik – nicht nur bei sozialen Netzwerken wie Facebook. So wurde bspw. im Mai 2018 eine Sicherheitslücke bei mehr als 170 Versandapotheken aufgedeckt, die allesamt die Software eines bestimmten Anbieters verwendeten. Über einen Zeitraum von mehreren Tagen konnte jeder Internetnutzer eine Liste aller Vorgänge sehen, die gerade auf dem Server der Online-Apotheken stattfanden. Dazu musste er lediglich die Wörter „server-status" in die Internet-Adresszeile eingeben. In der Liste fanden sich auch sogenannte „Session-IDs" von Kunden, mit deren Hilfe Fremde in das Profil der Kunden hätten eindringen können, die gerade online waren[218]. Wie sieht es nun mit der Anonymität in der Apotheke vor Ort aus? Natürlich stehen hier Kunde und Apotheker erst einmal im persönlichen Kontakt – eine wichtige Voraussetzung für eine fachlich optimale Beratung. Aber wenn es sich nicht gerade um die Stammapotheke des Kunden handelt und er nicht mit Karte, sondern bar zahlt, dann ist es nach dem Verlassen der Apotheke so, als sei er nie dagewesen. Die Apotheke vor Ort ist somit aufgrund der persönlichen Beratung nicht nur der sicherste Weg, ein Arzneimittel zu erhalten, mit dem der bestmögliche Therapieerfolg erzielt werden kann. Darüber hinaus ist im Falle der Selbstmedikation die Apotheke vor Ort auch der Weg des Arzneimittelkaufs, der die größte Anonymität gewährleistet.

Den Versandhandel für Arzneimittel per se als bequemere Alternative zum Erwerb der Arzneimittel in der Apotheke vor Ort anzusehen, darf somit bezweifelt werden. Sicherlich gibt es an der einen oder anderen Stelle Bequemlichkeitsvorteile. Viele Kunden betreiben daher abhängig bspw. davon, wie schnell sie ein Medikament benötigen, „Rosinenpickerei". D. h. beispielsweise, dass sie bei akut benötigten Präparaten die stationäre Apotheke wählen, Medikamente, die sie nicht unmittelbar benötigen oder deren Bedarf planbar ist (bspw. im Falle chronischer Beschwerden), werden online bestellt. Dies ist für Kunden auch preislich häufig von Vorteil, entzieht den stationären Apotheken mittelfristig aber natürlich Umsatz und Ertrag, den sie auch zur Erfüllung der so wichtigen Gemeinwohlaufgaben dringend benötigen. Setzt sich dieser Trend fort oder verstärkt er sich weiter, wird sich der seit Jahren anhaltende kontinuierliche Rückgang der Apothekenzahl weiter fortsetzen (oder gar verstärken) und schließlich werden immer weniger Kunden eine stationäre Apotheke finden, bei der sie die Rosinen der Vor-Ort-Vorteile picken können.

Mythos 10: Der Versandhandel bietet günstigere Preise

Andreas Kaapke/Nina Kleber-Herbel

Der Mythos

Erlernt ist beim deutschen Verbraucher, dass man im Internet Schnäppchen machen kann. Da dies für alle Warengruppen zu gelten scheint, wird dies auch 1:1 auf alle Arzneimittel übertragen. So findet sich bei einem Pullover vermutlich immer ein Anbieter, der

---

218 tagesschau.de: Sensible Gesundheitsdaten – Sicherheitspanne bei Online-Apotheken, Artikel vom 24.05.2018, online unter https://www.tagesschau.de/inland/apotheken-datenleck-101.html, Zugriff: 15.04.19.

ein bestimmtes Modell doch noch billiger anbietet als ein anderer Online-Shop oder als der Textilhändler vor Ort.

Die Erfahrungen mit Arzneimitteln sind hier aus Sicht der Verbraucher ähnlich. Dabei differenziert der Verbraucher häufig nicht zwischen rezeptpflichtigen, apothekenpflichtigen, nicht-rezeptpflichtigen Arzneimitteln und freiverkäuflichen Arzneimitteln. Vielmehr wird tendenziell die vermeintliche Preisüberlegenheit des Internets im Bereich der nicht-rezeptpflichtigen Arzneimittel auf alle Arzneimittel übertragen. Die Konsequenz daraus ist, dass den Internetapotheken eine Art generelle Preisführerschaft zugeschrieben wird. Und ähnlich wie in anderen Branchen geht hiermit nicht selten außerdem ein sog. Beratungsklau einher: Bei Unsicherheit kann man sich ja einmal in der Apotheke beraten lassen, danach aber im Internet bestellen.

Die Wahrheit

Bezeichnenderweise macht sich hier die Schizophrenie der (deutschen) Verbraucher bemerkbar: Man möchte die bestmögliche, individuelle, auch mit stationären Apotheken vergleichbare Beratung, dies aber zu einem besonders günstigen Preis. Dass aber genau diese Beratung (in Form kompetenten Fachpersonals) Geld kostet und daher den einen oder anderen Dumpingpreis kalkulatorisch nicht zulässt, verkennen viele Verbraucher.

Nun aber zu der Frage, inwiefern das Preisimage der Versandapotheken überhaupt tatsächlich tragfähig ist. Zunächst einmal kann einen Versandhandel mit Arzneimitteln nur betreiben, wer auch als stationäre Apotheke alle Voraussetzungen für das Führen eines Apothekenbetriebs erfüllt. Zum Zweiten muss festgehalten werden, dass rund die Hälfte des Absatzes (2017: 54,0 Prozent) und rund 80 Prozent des Umsatzes in einer Apotheke auf **rezeptpflichtige** Arzneimittel entfallen. Deren Preis kann vom Apotheker nicht frei kalkuliert werden, sondern ist gemäß der sog. Arzneimittelpreisverordnung vorgegeben. Die Konsequenz daraus ist, dass diese rezeptpflichtigen Arzneimittel in allen Apotheken, also auch in den deutschen Versandapotheken, gleich günstig bzw. teuer sind, also gleich viel kosten. Für ausländische Versender gilt dies derzeit zwar nur in eingeschränktem Maße, da diese gemäß einem Urteil des Europäischen Gerichtshofs vom Oktober 2016 Rabatte auch auf verschreibungspflichtige Arzneimittel gewähren dürfen. Das geplante Apotheken-Stärkungsgesetz soll diese Ungleichbehandlung aber wieder beseitigen, indem die Gleichpreisigkeit im SGB V verankert werden soll. Damit wird auch wieder dem (sinnvollen) Bestreben Rechnung getragen, dass rezeptpflichtige Arzneimittel per Gesetz einem Preiswettbewerb entzogen werden sollen, der die Ware bagatellisieren würde. Sattfinden soll hier vielmehr ein Qualitätswettbewerb.

Bei den restlichen rund 50 Prozent der abgegebenen Packungen (nicht-rezeptpflichtige Arzneimittel) muss nochmals differenziert werden. Bei den sog. **apothekenpflichtigen** Medikamenten steht der Apotheker „nur" mit anderen Vollapotheken im Wettbewerb. Im Gegensatz zu den frei verkäuflichen Arzneimitteln: Bei diesen sind andere Geschäftstypen wie z. B. Drogeriemärkte oder Lebensmittelgeschäfte berechtigt, diese Präparate zu führen. Da aber Versandapotheken seit 2004 als vollwertige Apotheke gelten, sind deren Preisabschriften in diesem Segment durchaus wettbewerbsintensivierend.

Es ist allerdings eine Mär, annehmen zu wollen, dass es einen strukturellen Vorteil der Internet-Apotheken gebe und diese bei den apothekenpflichtigen Präparaten preislich generell die Nase vorne hätten. In aller Regel handelt es sich um sog. **Lockangebote** – eine Marketingmaßnahme, die sich allerdings auch Offizin-Apotheken zunehmend zunutze machen. So setzen genügend Geschäftsmodelle auch bei den klassischen stationären Apotheken auf den Erfolgsfaktor Preis und versuchen, sich in diesem Bereich aus Sicht der Konsumenten positiv von den Wettbewerbern abzuheben. Dass Versandapotheken nicht grundsätzlich und nicht bei jedem Arzneimittel besonders günstige Preise anbieten, zeigte auch eine im September 2018 durchgeführte Studie des Deutschen Instituts für Servicequalität, in der 20 Versandapotheken getestet wurden: Im Einzelfall (beim Schmerzmittel Ibuprofen 400 akut) war die Preisdifferenz zwischen den Apotheken bis zu zwei Drittel (2,67 Euro gegenüber 7,99 Euro) groß.[219]

Außerdem darf nicht unberücksichtigt bleiben, dass viele Versandhändler darauf setzen, niedrige Medikamentenpreise durch teure **Versandkosten** auszugleichen, wodurch sich ein vermeintlicher Preisvorteil für den Verbraucher schnell nivelliert. In der Studie des Deutschen Instituts für Servicequalität werden die durchschnittlich anfallenden Versandkosten auf 3,40 Euro pro Standardlieferung beziffert.[220] Für Präparate, die besondere Anforderungen an den Transport stellen, z. B. Einhaltung einer bestimmten Kühltemperatur, fallen häufig nochmals zusätzliche Kosten an. Versandkostenfrei liefern laut Studie die Anbieter erst ab einem Bestellwert von im Schnitt 30 Euro. Kleinbestellungen lohnen sich somit kaum.[221]

Dass sich dies in absehbarer Zeit ändern wird, davon ist kaum auszugehen. Im Gegenteil könnten Versandkosten aufgrund der wachsenden Zahl der Paketsendungen einerseits sowie des akuten Fahrermangels und höherer Löhne andererseits zukünftig eher noch steigen. Gemäß einer aktuellen Analyse der Strategieberatung Oliver Wyman („Letzte Meile 2028") dürfte die klassische Haustürzustellung bereits in zwei Jahren ein Luxusgut sein: Bis zum Jahr 2028 sollen die Kosten pro Paket, das nach Hause geliefert wird, von 2,50 Euro auf 4,50 Euro klettern und sich somit fast verdoppeln. Diese zusätzlichen Ausgaben werden letztlich (auch) an die Kunden weitergegeben werden – oder diese müssen auf die Lieferung bis zu Haustür verzichten.[222]

Wer also tatsächlich sparen will, kommt um einen Vergleich von Arzneimittelpreisen und Versandkosten nicht herum. Neben diesem Aufwand besteht ein weiterer Nachteil darin, dass ein Kunde sich im Zweifelsfall bei diversen Versandapotheken registrieren muss, um letztlich für jeden Bedarf die jeweils günstigste Apotheke nutzen zu können.

Bei **freiverkäuflichen** Arzneimitteln erweitert sich die Wettbewerbssituation auf alle Betriebstypen, die neben den Apotheken ebenfalls Präparate aus diesem Bereich führen, oftmals Drogisten und „Lebensmittler". Deren intensive Preispolitik auch in diesem Produktbereich stellt aber ebenso die stationären wie auch die Internet-Apotheken vor erhöhte Herausforderungen im Hinblick auf die eigene Preispolitik.

---

219 Website n-tv: Kostenfaktor Versand – Online-Apotheken im Test, Artikel vom 12.09.2018, online unter: https://www.n-tv.de/ratgeber/tests/Online-Apotheken-im-Test-article20476168.html sowie Website des Deutschen Institut für Service-Qualität, online unter: https://disq.de/2018/20180912-Online-Apotheken.html Zugriff: 09.04.19.

220 S. ebenda.

221 S. ebenda.

222 Deutsche Apotheker Zeitung Online: Studie – Paketzustellung bis an die Haustür könnte bald extra kosten, Artikel vom 29.03.2019, online unter: https://www.deutsche-apotheker-zeitung.de/news/artikel/2019/03/29/paketzustellung-bis-an-die-haustuer-koennte-bald-extra-kosten?utm_campaign=kurzNach6&utm_source=20190329&utm_medium=newsletter&utm_keyword=article, Zugriff: 09.04.19.

Generell gilt also: Von einzelnen Angeboten auf die gesamte Preispolitik zu schließen, ist falsch. Durch gezielte Aktionen vermitteln die Versandapotheken den Verbrauchern ein günstiges Preisimage, das – auch vor dem Hintergrund einer nur eingeschränkten Preiskenntnis der Kunden – nicht über alle Warengruppen aufrechterhalten wird und somit vielfach ein verzerrtes Bild vermittelt.

3

4 Teure deutsche Arzneimittel

Mythos 11: Arzneimittel sind im Ausland billiger – das liegt an den hohen Margen der deutschen Apotheken

Uwe Hüsgen

Der Mythos

„Schnäppchenjagd – Medikamente im Ausland kaufen", so die reißerische Überschrift einer Veröffentlichung von *Silver-Tipps – sicher online* (vom 3.08.2017)[223], das sich selbst als „Das Portal für die Generation Silver Surfer" bezeichnet. So schwärmen viele Reisende nach ihrer Rückkehr aus dem Urlaub auch immer wieder von den günstigen Arzneimittelpreisen im Ausland und beklagen sich über die hiesigen Apothekerpreise. Dabei stammt die Bezeichnung „Apothekerpreise[224]" aus dem Mittelalter; man charakterisierte damals damit gerade besonders genau berechnete Preise.

Die Wahrheit

Wie steht es denn nun um die Apothekerpreise? Wir haben recherchiert.

Ohne Zweifel können Medikamente im Ausland günstiger sein. Doch manche Schnäppchen gibt es nicht ohne Risiken und Nebenwirkungen, wie selbst die regionalen Tageszeitungen der Funke Mediengruppe, Essen, berichten[225]. Denn die Rechnung geht keineswegs immer auf, weil der Erwerb von Arzneimitteln im Ausland rechtliche und vor allem gesundheitliche Gefahren mit sich bringen kann. Hinzu kommen unterschiedlich hohe Mehrwertsteuersätze auf Arzneimittel. Und oftmals sind im Ausland erworbene, namensgleiche bzw. gleich aussehende Medikamente nicht mit den heimischen Arzneimitteln identisch.

---

223 https://www.silver-tipps.de/medikamente-im-ausland-kaufen/

224 https://www.apotheker.or.at/internet/oeak/ST/STNewsPresse.nsf/print/2B6243821B95E94EC-1258011003F82ED

225 https://www.derwesten.de/leben/so-kann-man-beim-kauf-von-medikamenten-im-ausland-sparen-id11632597.html

Herstellerabgabepreise, Preisbildung und Erstattung von rezeptpflichtigen Arzneimitteln

Deutsche Arzneimittelpreise (hier im Sinne von Herstellerabgabepreisen) werden als Benchmark für andere EU-Länder herangezogen. Das spielt im Kampf um billigere Arzneimittel in Deutschland eine sehr wichtige Rolle. Die (Herstellerabgabe-)Preise in Deutschland gelten als Referenzpreise für die Verhandlungen in den meisten anderen EU-Ländern. Für die Pharmaindustrie geht es also nicht nur um etwaige Einbußen in Deutschland, sollten die Abgabepreise sinken, sondern auch um die (Herstellerabgabe-)Preise ihrer Arzneimittel in anderen EU-Staaten.

Gleichzeitig kaufen Händler in letzter Zeit vermehrt – überwiegend innovative und teure – Arzneimittel in Deutschland auf, um sie mit hohen Gewinnen im EU-Ausland zu vertreiben. Die Folge: Manche Medikamente sind hierzulande defekt, d.h. nicht lieferbar. Mit Blick auf Arzneimittel gilt Großbritannien z.B. als „Hochpreisland"; gewisse Medikamente lassen sich dort deutlich teurer verkaufen als hierzulande.

Der Import und Export von Arzneimitteln ist in der Europäischen Union (EU) im Rahmen des freien Warenverkehrs legal. So ist für gesetzliche Krankenkassen (GKV) und Apotheken sogar schon 2002[226] eine Importquote für ausländische Arzneimittel eingeführt worden. Danach sind Apotheken verpflichtet, auch preisgünstige, importierte Medikamente zulasten der GKV abzugeben.

Nachdem das Bundesgesundheitsministerium (BMG) über lange Zeit keinen Handlungsbedarf in Sachen „Defekte" gesehen hatte („Parallelhandel mit Arzneimitteln ist eine Möglichkeit des Handels mit Arzneimitteln im Rahmen des freien Warenverkehrs im Binnenmarkt. In erster Linie betroffen sind die Staaten, aus denen Arzneimittel exportiert werden. Deutschland ist beim Parallelhandel mit Arzneimitteln weit überwiegend Empfängerland[227]" hieß es zunächst aus dem BMG), bietet das Bundesinstitut für Arzneimittel und Medizinprodukte (BfArM) neuerdings eine Übersicht über aktuelle Lieferengpässe für Humanarzneimittel (ohne Impfstoffe) in Deutschland an. Die Meldungen erfolgen durch die Arzneimittelhersteller und basieren auf einer Selbstverpflichtung der Pharmakonzerne zur Meldung von Lieferengpässen für versorgungsrelevante Arzneimittel[228]. Nach aktuellen Erkenntnissen des europäischen Dachverbandes der Apotheker (PGEU) nehmen Arzneimittelverknappungen weiter zu. Mit dem Abfluss ganzer Arzneimittelchargen ins Ausland beklagen Pharmahersteller und Apotheken heute unisono, dass die Versorgungssicherheit der Patienten hochgradig gefährdet ist. Deshalb fordern die Apotheker nachdrücklich koordinierte und spürbare politische Eingriffe auf EU-Ebene. Insbesondere schlagen sie vor, dass die Befugnisse der Apotheker bei Lieferengpässen ausgedehnt werden[229] (sie z.B. auf gleichwertige Medikamente ausweichen dürfen). In diesem Zusammenhang muss auch die Forderung nicht nur der Apotheker gesehen werden, die Verpflichtung zur Abgabe auch von Importarzneimitteln aus dem Gesetz zu streichen.

4

---

226 https://www.ptaheute.de/fortbildung/e-learning/e-learning-importarzneimittel/importquote-und-15–15-regel/

227 https://www.tagesspiegel.de/wirtschaft/markt-fuer-medikamente-pharmahaendler-kaufen-arzneimittel-fuers-eu-ausland-auf/19225088.html

228 https://www.bfarm.de/DE/Arzneimittel/Arzneimittelzulassung/Arzneimittelinformationen/Lieferengpaesse/_functions/Filtersuche_Formular.html?queryResultId=null&pageNo=0

229 https://www.deutsche-apotheker-zeitung.de/news/artikel/2019/05/14/lieferengpaesse-eu-apothekerverband-fordert-ausgleich-fuer-apotheken/chapter:all

Die Preisbildung und die Erstattung von (verschreibungspflichtigen) Arzneimitteln sind von Land zu Land gesetzlich unterschiedlich geregelt. So werden auf die Herstellerabgabepreise – in Deutschland verbindlich – noch die national geltenden Margen des Großhandels, der Apotheken sowie der entsprechende Mehrwertsteuersatz aufgeschlagen. Zudem müssen Hersteller und Apotheken den gesetzlichen Krankenkassen in Deutschland Rabatte gewähren. Pharmaunternehmen können darüber hinaus für ihre Arzneimittel noch sogenannte Rabattverträge mit den Krankenkassen auf freiwilliger Basis abschließen, um sicherzustellen, dass ihre „Rabattarzneimittel" – bei entsprechender Indikation – von den Apotheken in aller Regel verpflichtend abgegeben werden (müssen). Weiter haben die Versicherten der gesetzlichen Krankenkassen in Deutschland auf verordnungsfähige Arzneimittel grundsätzlich eine Selbstbeteiligung zu entrichten, die als Zuzahlung bezeichnet wird und – in Abhängigkeit vom maßgeblichen Abgabepreis des Arzneimittels – i. A. zwischen 5 und 10 Euro je abgegebener Packung beträgt.

Die Frage, welchen Anteil die einzelnen Akteure in der Wertschöpfungskette von hochpreisigen Arzneimitteln[230], die im Jahre 2018 zulasten der GKV verordnet wurden, am maßgeblichen Abgabepreis hatten, ist in o Abb. 4.1 dargestellt. Der guten Ordnung halber sei angefügt, dass die gesetzlichen und vertraglich vereinbarten Herstellerabschläge bzw. -rabatte im Rahmen dieser Darstellung nicht berücksichtigt werden konnten, da sie in dieser spezifizierten Form nicht öffentlich zugänglich sind.

Mit 0,51 Prozent Absatzanteil (bzw. knapp 3,1 Mio. Packungen) an den verschreibungspflichtigen, zulasten der GKV abgegebenen Fertigarzneimitteln liegt der zugehörige Umsatzanteil der hochpreisigen Arzneimittel in 2018 bei 32,8 Prozent. Der durchschnittliche maßgebliche Abgabepreis dieser Hochpreiser hat dabei die 4.000-Euro-Marke knapp übersprungen. Auf der Grundlage eines maßgeblichen Abgabepreises von

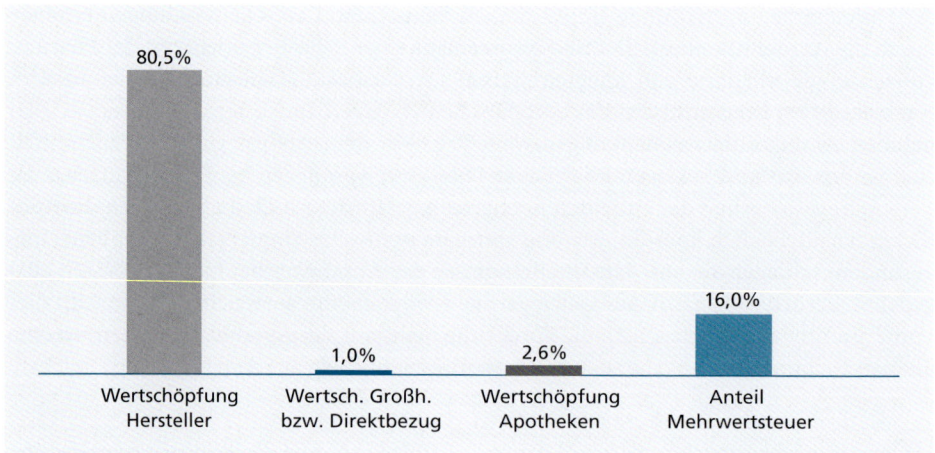

o **Abb. 4.1** Wertschöpfungsanteile an zulasten der GKV abgegebenen Hochpreisern im Jahre 2018[231]

---

230 Als Hochpreiser werden solche Fertigarzneimittel bezeichnet, deren Herstellerabgabepreis 1.200 Euro oder mehr beträgt

231 INSIGHT Health und eigene Berechnungen Uwe Hüsgen ©

4.000 Euro entfallen auf den Hersteller rund 3.219 Euro und auf den Großhandel[232] exakt 38,50 Euro. Dieser Betrag ist die Marge, die der Großhandel auf jedes Arzneimittel mit einem Herstellerpreis von 1.200 Euro und mehr gemäß Arzneimittelpreisverordnung (AMPreisV) aufzuschlagen hat. Auf die Apotheke entfallen an Wertschöpfung weitere 104 Euro und auf die Mehrwertsteuer rund 639 Euro, also mehr als das Sechsfache der Apothekenmarge. Nicht umsonst hat der Arzt und zugleich Herausgeber des neutralen, unabhängigen und anzeigenfreien „arznei-telegramms", Wolfgang Becker-Brüser, in diesem Zusammenhang festgestellt[233]. *„Die Handelsspanne der Apotheken ist bei den teuren Medikamenten im internationalen Vergleich relativ gering."* Angesichts der Zahlen ist man sogar geneigt, hier von einer gewissen Untertreibung zu sprechen.

Preisregulierung durch frühe Nutzenbewertung

Auch auf alle verschreibungspflichtigen Arzneimittel bezogen ist die Zeit überdurchschnittlich hoher Preise in Deutschland zu Ende gegangen. Insbesondere das Arzneimittelmarkt-Neuordnungsgesetz (AMNOG), das Anfang 2011 in Kraft getreten ist, hat Wirkung gezeigt und zeigt weiter Wirkung. So hat der Gemeinsame Bundesausschuss (G-BA), das höchste Beschlussgremium der gemeinsamen Selbstverwaltung im deutschen Gesundheitswesen, aufgrund des AMNOG seit dem 1. Januar 2011 die gesetzliche Aufgabe, für alle neu zugelassenen Arzneimittel mit neuen Wirkstoffen sofort nach Markteintritt eine (Zusatz-)Nutzenbewertung durchzuführen (gem. § 35a SGB V). Deren Ergebnis ist die Entscheidungsgrundlage dafür, wie viel die gesetzliche Krankenversicherung für ein neues Arzneimittel mit einem neuen Wirkstoff zahlt. Während in Deutschland zugelassene Präparate in der Vergangenheit vielfach im oberen Bereich der europäischen Preisskala lagen, orientiert sich das hiesige Preisniveau aufgrund dieser „frühen Nutzenbewertung" längst am EU-Durchschnitt. So hat auch Professor Reinhard Busse, Leiter des Fachgebietes Management im Gesundheitswesen der Technischen Universität Berlin, schon Mitte 2016 festgestellt:[234] „Die Preisunterschiede von Arzneimitteln zwischen Deutschland und anderen europäischen Ländern sind mit dem AMNOG kleiner geworden. Es gibt mittlerweile auch Präparate, die in Deutschland billiger als in anderen Ländern sind." Und diese Entwicklung hat sich seitdem beschleunigt.

Teilweise abweichende Vorschriften im Ausland

Im Ausland kann man teilweise Arzneimittel ohne Rezept erwerben, für die hierzulande eine ärztliche Verordnung vorliegen muss. Ebenso gibt es in einigen EU-Ländern die Möglichkeit, wirksame Arzneimittel außerhalb von Apotheken zu kaufen. Nicht ohne Grund sind die Sicherheitsvorschriften in Deutschland schärfer; hier ist Apothekenpflicht zugleich Verbraucherschutz! Arzneimittel, die Patienten/Kunden für ihre Selbstmedikation kaufen wollen, dürfen in Deutschland nicht im Rahmen der Selbstbedienung angeboten werden, auch weil die Apothekenmitarbeiter im Wege einer Verordnung angehalten sind, die Patienten von einem möglichen Arzneimittelmehrverbrauch bzw. -missbrauch abzuhalten, sie zu beraten. Das sehen einige Länder und Internetversender

---

232 (Verschreibungspflichtige) Arzneimittel können von den Apotheken auch im Direktbezug erworben werden. Auch in solchen Fällen ist die AMPreisV anzuwenden

233 https://www.t-online.de/finanzen/versicherungen/id_41053750/arzneimittel-sparplaene-warum-medikamente-in-deutschland-so-teuer-sind.html

234 https://www.deutsche-apotheker-zeitung.de/news/artikel/2016/05/19/arzneimittelpreise-in-deutschland-nahern-sich-europaischem-niveau

außerhalb Deutschlands „lockerer". Und das, obwohl die aufgrund von Arzneimittelmissbrauch verursachten Kosten unser Gesundheitssystem deutlich (über-)strapazieren.

Für alle Arzneimittel, die nicht mehr unter Patentschutz stehen und die häufig (von Ärzten) verordnet oder von Patienten im Rahmen der Selbstmedikation nachgefragt werden, existieren Nachahmerprodukte, sog. Generika. Diese Medikamente sind häufig (wesentlich) preiswerter als das entsprechende Original, beinhalten aber denselben Wirkstoff. Bei gleichen Auslandsprodukten, einschl. Importarzneimitteln, kann es aber vorkommen, dass für die Zubereitung des Arzneimittels andere Hilfsstoffe als in Deutschland Verwendung finden. Die Gründe sind vielfältig: andere klimatische Bedingungen, mögliche nationale oder bevölkerungsspezifische Vorlieben, religiöse Ausschlusskriterien usw. Die kurzzeitige Anwendung solcher Arzneimittel z. B. im Ausland führt i. A. nicht zu gesundheitlichen Problemen, bei einer auf Dauer angelegten Anwendung ist aber in jedem Fall größere Vorsicht geboten.

Arzneimittelfälschungen

Das gilt natürlich in besonderer Weise für „Lockvogelangebote", nicht nur im Ausland. Man sollte misstrauisch sein, besonders dann, wenn man E-Mails mit Werbung bekommt, in denen bestimmte Medikamente beworben werden. So schätzt die Weltgesundheitsorganisation (WHO), dass bei Arzneimitteln, die über illegale Internetversender bezogen werden, der Fälschungsanteil bei über 50 Prozent liegt.[235] Der entsprechende Forschungsbericht des Bundeskriminalamts „Arzneimittelkriminalität: Ein Wachstumsmarkt"[236] aus Oktober 2016 schildert das Phänomen so: „*Der Profit, die mit dem Handel von gefälschten Arzneimitteln zu erzielen ist, ist höher als beim Drogenhandel: Mit einem Kilogramm des Lifestyle-Produkts Viagra lassen sich auf dem Schwarzmarkt vermutlich zwischen 90.000 und 100.000 Euro erzielen. Für Kokain hingegen erhält man 65.000 Euro, für Heroin 50.000 Euro pro Kilogramm. Der Einkaufspreis für ein Kilogramm des illegal gehandelten Viagra-Wirkstoffs wird auf 60 Euro geschätzt, während für die Rohstoffe von Kokain und Heroin etwa 1.470 bzw. 7.190 Euro investiert werden müssen.*"

Im März 2019 haben europäische Ermittler in einer groß angelegten Aktion mehr als 13 Millionen illegale Medikamente im Wert von rund 165 Millionen Euro sichergestellt. Im Zuge der Ermittlungen seien mehr als 430 Personen verhaftet worden. Die Aktion „MISMED2" fand den Angaben zufolge bereits 2018 in 16 Ländern unter Leitung der französischen Polizei statt. Die Ermittler stellten nicht nur Opiate sicher. Banden würden zunehmend auch mit Medikamenten gegen Krebs- oder Herzerkrankungen handeln sowie auch leistungssteigernde oder betäubende Mittel verkaufen. Etwa die Hälfte der beschlagnahmten Mittel waren nach Angaben von Europol gefälschte Medikamente. „*Medikamentenmissbrauch ist ein ernsthaftes und zunehmendes Problem, das auf europäischer Ebene angegangen werden muss*", so Europol.[237]

---

235 s. WHO-Faktenblatt Arzneimittelfälschungen, 2012; online: http://www.who.int/mediacentre/factsheets/fs275/en/

236 http://tinyurl.com/y98bu355

237 https://www.aerzteblatt.de/nachrichten/101525/Illegale-Medikamente-fuer-165-Millionen-Euro-sichergestellt

Zu diesem Thema sei das Faktenblatt „Arzneimittelfälschungen" der Bundesvereinigung Deutscher Apothekerverbände[238], Stand: 21. Februar 2019, empfohlen.

Mythos 12: Ärzte und Apotheker gehören zu den finanziell privilegierten Berufsgruppen im deutschen Gesundheitswesen. So werden die Apotheken von den Krankenkassen auch großzügig vergütet. Und auch sonst sind „Apothekenpreise" ja sprichwörtlich

Uwe Hüsgen

Der Mythos

Kunden und Patienten müssen bei jedem Arzneimitteleinkauf grundsätzlich eine Apotheke aufsuchen. Bei einer ärztlichen Verordnung (Rezept) erhält der Patient sein(e) Arzneimittel als Sachleistung, selbst trägt er nur die Zuzahlung (Selbstbeteiligung); die Krankenkasse erstattet der Apotheke – bis auf die Zuzahlung – den Preis. Bei einem Privatkauf zahlt der Kunde den vollen Preis des Medikaments. Und da Arzneimittel in der Regel nicht gerade billig sind, kommt die Apotheke auf ihre Kosten.

Die Wahrheit

Seit 2008 nimmt die Zahl der öffentlichen Apotheken in Deutschland, trotz des demografischen Wandels (die Menschen werden immer älter) und eines gleichzeitigen Bevölkerungszuwachses, ab. Versorgten 2008 noch 21.602 Apotheken die Bevölkerung mit Arzneimitteln, waren es zehn Jahre später, also 2018, nur noch 19.423 Apotheken[239]. Und die Geschwindigkeit dieser Entwicklung nimmt von Jahr für Jahr zu. So schloss in Deutschland im Jahre 2018 bereits alle 27 Stunden eine Apotheke ihre Pforten für immer. Junge Apothekerinnen und Apotheker sind nur noch äußerst selten bereit, eine Apotheke zu übernehmen, von Neugründung ganz zu schweigen. Das finanzielle Risiko ist ihnen einfach zu hoch.

Der Grund ist offensichtlich:

Für verschreibungspflichtige Arzneimittel, die fast 80 Prozent zum Umsatz einer durchschnittlichen Apotheke beitragen, gilt in Deutschland eine (seit 2004 geänderte) Arzneimittelpreisverordnung (AMPreisV). Diese garantiert von Konstanz bis Flensburg und vom Selfkant bis Görlitz einen einheitlichen Apothekenabgabepreis. Die Preisbildung einer verschreibungspflichtigen Packung wurde 2004 so festgesetzt, dass auf den Einkaufspreis der Apotheke ein Festzuschlag von drei Prozent und ein Fixum von 8,10 Euro je abgegebener Packung aufzuschlagen war. Hinzu kam – und kommt immer noch – die volle gesetzliche Umsatzsteuer.

Von einigen kleinen Änderungen abgesehen – die Apotheken erhalten z. B. seit dem 1. August 2013 zusätzlich noch 0,16 Euro je abgegebener Packung, die sie an einen Fonds weiterzuleiten haben, aus dem die Nacht- und Notdienste der Apotheken finanziell unterstützt werden; außerdem sind kleine Änderungen bei dem den Krankenkassen zu gewährendem Rabatt, der Betäubungsmittelgebühr u. a. zu verzeichnen – gab es nur eine einzige

238 https://www.abda.de/fileadmin/assets/Faktenblaetter/Faktenblatt_Arzneimittelfaelschungen_
     Februar-2019.pdf
239 ABDA-Statistik

Anpassung des Fixums von 8,10 Euro auf 8,35 Euro (zum 1.01.2013). Das sind gerade einmal 3,0 Prozent in mehr als 15 Jahren.

Die Zunahme an hochpreisigen verschreibungspflichtigen Fertigarzneimitteln, vor allem in den letzten Jahren, hat sich – aufgrund des Festzuschlags von drei Prozent auf den Apothekeneinkaufspreis – positiv auf die Erträge der Apotheken ausgewirkt. Erzielten die Apotheken aus dem Absatz verschreibungspflichtiger Arzneimittel im Jahre 2004 nur 11,4 Prozent des Rohertrages aus dem dreiprozentigen Festzuschlag – 88,6 Prozent entfielen auf das „Fixum von 8,10 Euro", so betrug der Anteil im Jahre 2018 schon 16,3 Prozent. Nur: Wer kalkuliert schon hochpreisige Waren wie z. B. Luxusautos, -uhren o. Ä., deren Preise in diesem Fall von der Pharmaindustrie fest vorgegeben werden, mit einem Aufschlag von drei Prozent?

Vergleicht man die wirtschaftlichen Rechengrößen[240] des Jahres 2004 (100 Prozent) bei 8,10 Euro Festzuschlag mit denen von 2018 (vorläufig) bei 8,35 Euro Festzuschlag zzgl. 0,16 Euro Nacht- und Notdienstgebühr, ergeben sich folgende Vergleichswerte:

- Einnahmen der gesetzlichen Krankenversicherung (GKV): 173,5 Prozent,
- Bruttoinlandsprodukt: 153,7 Prozent,
- Tariflöhne in Apotheken: 132,7 Prozent,
- Inflationsrate: 124,1 Prozent,
- Apothekenvergütung: 115,3 Prozent.

Besonders deutlich wird die unbefriedigende Vergütung der Apotheken im Rahmen der Abgabe von rabattbegünstigten Arzneimitteln[241].

Hintergrund: Die Krankenkassen können (auf der Grundlage von § 130a Abs. 8 SGB V) mit Arzneimittelherstellern Rabatte für die zu ihren Lasten abgegebenen Arzneimittel vertraglich (und damit auf freiwilliger Basis) vereinbaren. Dabei werden die Apotheken per Gesetz verpflichtet, die Ersetzung des verordneten durch ein wirkstoffgleiches Arzneimittel vorzunehmen, für das eine solche vertragliche Rabattvereinbarung mit Wirkung für die Krankenkasse besteht. Tun sie dies nicht, verweigert die Krankenkasse die Vergütung in aller Regel komplett! Sie kürzt (retaxiert) – oft erst Monate nach der Abgabe des Mittels an den Patienten – die Rechnung auf null.

Im Jahre 2018 wurden rund 674,5 Mio. (apotheken- und verschreibungspflichtige) Fertigarzneimittelpackungen zulasten der GKV abgegeben. Davon waren 415 Mio. Packungen rabattbegünstigt, das entspricht 61,5 Prozent[242]. Allein aus diesen Verträgen mit den Herstellern haben die gesetzlichen Krankenkassen in 2018 mehr als 4,5 Mrd. Euro erhalten[243], um die die Versichertengemeinschaft schlussendlich entlastet worden ist. (Entlastet worden sind die Krankenkassen bei den rabattbegünstigten Arzneimitteln zusätzlich durch die von den betroffenen Versicherten zu zahlenden Zuzahlungen.)

Mit den rund 415 Mio. abgegebenen rabattbegünstigten Packungen haben die Apotheken gut 2,9 Mio. Euro an Rohertrag erwirtschaftet; auf den Großhandel entfielen knapp 800 Mio. Euro. Dabei ist Rohertrag nicht mit Gewinn gleichzusetzen, denn von dem Rohertrag müssen noch sämtliche Kosten wie Personalkosten, Miete, Abschreibun-

---

240 https://www.abda.de/fileadmin/assets/Faktenblaetter/Faktenblatt_Apothekenhonorierung.pdf
241 vgl. § 130a Abs. 8 SGB V
242 INSIGHT Health und eigene Berechnungen Uwe Hüsgen ©
243 https://www.bundesgesundheitsministerium.de/fileadmin/Dateien/3_Downloads/Statistiken/GKV/
      Finanzergebnisse/KJ1_2018_Internet.pdf

gen usw. gedeckt werden. Mit dem Abschluss von Rabattverträgen verdienen die Krankenkassen, mithilfe der Apotheken (und des Großhandels), also noch Geld. Sollten die Krankenkassen einzelne Rechnungen dann noch auf null kürzen, bleibt der Apotheke letztlich kaum noch etwas übrig.

Das Zwischenfazit zu den rabattbegünstigten Arzneimitteln kann deshalb nur lauten:

1. Die Arzneimittelsicherheit wird durch Verträge über rabattbegünstigte Arzneimittel im Prinzip nicht gefährdet.
2. Für die Versorgungssicherheit haben Hersteller und Krankenkassen zu sorgen; bei Defiziten, wie sie aufgrund des Kostendrucks der Krankenkassen auf die Hersteller zurzeit (2019) existieren, sind Apotheken und Versicherte unverzüglich in geeigneter Weise zu informieren; notwendige Übergangsregelungen sind dazu bereits im Vorfeld schriftlich niederzulegen.
3. Die Versorgungsqualität muss – im berechtigten Interesse der Versicherten, gerade aus Gründen des Verbraucherschutzes – weiter verbessert werden.
4. Und im Rahmen des Wirtschaftlichkeitsgebotes müssen (auch) die Apotheken – ihren Pflichten entsprechend – honoriert werden.

Es wäre zum Jammern, sollten sich Krankenkassen das Schweigen von Apotheken durch angedrohte Retaxationen erkaufen.

Zu Retaxationen der Krankenkassen kommt es selbst aufgrund von Formfehlern, die häufig genug vom verordnenden Arzt verursacht worden sind. Manchmal reichen dafür bereits formale Kleinigkeiten aus, die eigentlich keinen Einfluss auf die Versorgung der Patienten haben. So beklagte Roy Kühne, CDU-MdB, schon Anfang 2019[244]: *„Bei der Retaxation aufgrund von Formfehlern wird aus meiner Sicht seit Jahren das Verursacher-Prinzip gebrochen. Denn der eigentliche Verursacher des Fehlers ist ja nicht der Apotheker, sondern der Arzt. Der Leistungserbringer, in diesem Fall der Apotheker, wird für mögliche Fehler aber bestraft. Das kann nicht sein.“* Während die Krankenkassen bei den Ärzten nach dem Prinzip „Beratung vor Regress“ verfahren, trifft die Apotheken in der Regel sofort das Fallbeil „Nullretax“.

Besonders ärgerlich sind Kürzungen der Krankenkassen bei durch Hersteller verursachten Lieferengpässen, bei von Apotheken vorgebrachten „pharmazeutischen Bedenken“ oder im Rahmen der Akutversorgung, wenn die in diesen Fällen von der Apotheke auf das Rezept aufzutragende Sonder-Pharmazentralnummer (PZN) schlicht vergessen worden ist. Das versehentliche Ausbleiben einer reinen Formalität führt trotz ordnungsgemäßer Versorgung der Patienten und tatsächlicher fachlicher Rechtfertigung in solchen Fällen zur kompletten Nichtbezahlung von Arzneimitteln; eine nachträgliche Heilung ist so gut wie nicht mehr möglich[245]. So empört sich ein aufgebrachter Apotheker[246]: *Dieser „Stil“ sei es, der den Beruf zunehmend zur Hölle mache. Vom bequemen Sessel aus Formfehler zu konstruieren und das, was den Heilberuf ausmache, nämlich Patienten ordnungsgemäß mit Arzneimitteln zu versorgen, zu torpedieren. Es stehe außer Zweifel, dass man zu Fehlern stehen müsse. Die Tatsache, dass Abrechnungen überprüft werden müssten, würde*

244 https://www.deutsche-apotheker-zeitung.de/news/artikel/2019/01/24/kuehne-cdu-aerzte-schulen-statt-apotheker-bestrafen/chapter:all

245 https://www.iww.de/ah/retaxation/landesapothekerverband-baden-wuerttem-berg-bilanz-2017-mehr-retax-faelle-bei-sinkendem-wertvolumen-n114382

246 https://www.apotheke-adhoc.de/nachrichten/detail/apothekenpraxis/fastjekt-retax-apotheke-war-zu-langsam/

er nie infrage stellen. Aber dieser banden- und gewerbsmäßige Betrug (vorsätzliche Schädigung des Vermögens der Dienstleister), der da tagtäglich – sozialgerichtlich genehmigt – ablaufe, sei der Sargnagel unseres Gesundheitssystems.

Bei zweifelhaften Retaxationen der Krankenkassen im kleinen zweistelligen Euro-Bereich wehren sich viele Apotheken nicht einmal, weil ihnen der bürokratische Aufwand eines Einspruchs einfach zu hoch ist. Manchmal nehmen die Apotheken in solchen Fällen aber die Hilfe ihres Wirtschaftsverbandes in Anspruch. So berichtet der Landesapothekerverband Baden-Württemberg[247], dass er 2018 exakt 12.631 von den Kassen beanstandete Rezepte geprüft habe, die zu insgesamt 5.720 Retaxationsvorgängen zusammengefasst worden seien, mit einem Gesamtwert an angedrohten Kürzungen von gut 1,5 Mio. Euro. Letztlich seien, so der Verband, über 50 Prozent der ausgesprochenen Retaxationen unberechtigt gewesen; diese seien für die Mitglieder erfolgreich zurückgefordert worden.

Obwohl für Ärzte die Kassenmaxime gilt: „Beratung vor Regress", sind Vertragsärzte in Einzelfällen auch von solchen zweifelhaften Prüfungen der Krankenkassen betroffen. Originalton eines Vertreters der Ärzteschaft: *„Die exemplarische Durchsicht von [beanstandeten] Verordnungen zeigte, dass die Sachbearbeiter offensichtlich nicht mit Sachverstand begnadet waren."* Er selbst habe Fälle gesehen, bei denen das beanstandete Medikament als begleitende Behandlung unerlässlich sei. *„Schaut man auf die Einzelanträge der vergangenen Jahre, so liegt deren ‚Erfolgsquote' bei maximal 50 Prozent."* Mit den Ärzten könne man es ja machen, die Kassen koste das Vorgehen nichts. Bei der Abrechnungsprüfung im Krankenhaus müssten die Kassen bei unberechtigter Beanstandung einen Aufwandsersatz von 300 Euro leisten. *„Auch für Ärzte muss es eine solche Regelung geben, um die Qualität der Einzelanträge zu verbessern und unnötige und unsinnige Einzelanträge von vornherein zu vermeiden."* Eine Regelung wie für die Krankenhäuser wünscht man sich in der Beziehung zu den Krankenkassen, unter strikter Beachtung des Verursacherprinzips, auch für Apotheken.

Dass die Apotheken auch bei den Arzneimitteln, die nicht zulasten der GKV abgegeben werden, ihren Beitrag zur Wirtschaftlichkeit unseres Gesundheitssystems beitragen, beweist die in 2017 vorgelegte Studie „Apothekengestützte Selbstbehandlung bei leichten Gesundheitsstörungen – Nutzen und Potenziale aus gesundheitsökonomischer Sicht" des Gesundheitsökonomen Prof. U. May und der Politikwissenschaftlerin C. Bauer. Sie kommen zu dem Schluss, dass durch die Selbstbehandlung derzeit ein Entlastungseffekt von 21 Mrd. Euro p. a. für die GKV im Bereich der Arzt- sowie Arzneimittelversorgung zu verzeichnen sei. Im Ergebnis gehe statistisch jeder Euro, der für die Selbstmedikation aufgewendet werde, mit einer Ressourceneinsparung von insgesamt 17 Euro für GKV und Volkswirtschaft einher. Durch eine gezielte Förderung der Selbstbehandlung könnten künftig zusätzliche Effizienzreserven realisiert werden. Nach ihren Berechnungen werden statistisch für jeden Euro, der für Selbstmedikation – d. h. durch den Einsatz selbst gekaufter, rein apothekenpflichtiger Medikamente – ausgegeben wird, jeweils knapp 14 Euro für die GKV und 4 Euro für die Volkswirtschaft (z. B. durch Produktivitätsminderungen infolge von Abwesenheit am Arbeitsplatz) eingespart, eingespart zum Wohle der Gesundheit der Bevölkerung.

---

247 https://www.apotheke-adhoc.de/nachrichten/detail/politik/lav-holt-776300-euro-von-kassen-zurueck-retax-bilanz-2018/

Mythos 13: Arzneimittel sind in Deutschland so teuer, obwohl sie von der Mehrwertsteuer befreit bzw. nur gering besteuert sind

Uwe Hüsgen

Der Mythos

Medikamente sind in Deutschland deshalb so teuer, weil sich die Apotheker mit der Abgabe von Arzneimitteln eine goldene Nase verdienen. Ein großer Teil der Bürger neigt zu der Ansicht, dass Medikamente von der Mehrwertsteuer befreit sind bzw. für Arzneimittel ein verringerter Mehrwertsteuersatz bezahlt werden muss.

Die Wahrheit

Mehrwertsteuer in Deutschland

Wahr ist aber: Bei Medikamenten verdient der Staat – über die Mehrwertsteuer – mehr an der Krankheit seiner Bürger als die Apotheken für die flächendeckende Rund-um-die-Uhr-Versorgung der Bevölkerung mit Arzneimitteln.

Rund zwei Drittel der Ausgaben der gesetzlichen Krankenversicherung (GKV) für Arzneimittel entfallen auf die pharmazeutische Industrie. Die Ausgaben für die 19-prozentige Mehrwertsteuer auf Arzneimittel lagen 2019 noch über den Ausgaben für die Leistungen der Apotheken (◻ Tab. 4.1).[248]

Bei einem Arzneimittelumsatz der Apotheken von rund 46 Mrd. Euro (o. MwSt.) in 2018 würde eine Reduzierung des Mehrwertsteuersatzes von 19 auf 7 Prozent dem Staat rund 5,5 Mrd. Euro weniger an Steueraufkommen in die Kassen spülen. Da die deutsche Wirtschaft nach Aussagen des Bundeswirtschaftsministeriums verhalten in das Jahr 2019 gestartet ist und die Konjunktur schwächelt, dürfte die sowohl von den Apothekern als auch von den Krankenkassen seit Jahren erhobene Forderung, die Mehrwertsteuer auf Arzneimittel zu senken, zumindest in dieser Legislaturperiode erfolglos bleiben. Dabei werden Medikamente in Deutschland steuerlich anders behandelt als z. B. Lebensmittel, (Schnitt-)Blumen oder Eintrittskarten für Theater, Konzerte, Museen usw. Der kommerzielle Kerosinverbrauch (für Flugzeuge) ist sogar – europaweit – steuerfrei. Das alles hat

◻ **Tab. 4.1** GKV-Ausgaben für Arzneimittel 2019 (vorläufiger Stand: Druck im September 2020)

	Mrd. EUR	Anteil
Pharmazeutische Industrie und Vorleistungen (wie Rohstoffe)	23,29	65,7 %
Pharmazeutischer Großhandel	1,13	3,2 %
Mehrwertsteuer (Staat)	5,66	16,0 %
Apotheken	5,35	15,1 %
GKV-Ausgaben für Arzneimittel insgesamt[1]	**35,43**	**100 %**

[1] Fertigarzneimittel, Rezepturen und Verbandstoffe aus öffentlichen Apotheken (ohne ausländischen Versandhandel und Sonstige)

248 ABDA (2020): Die Apotheke – Zahlen, Daten, Fakten 2020.

nach Aussagen des Bundesfinanzministeriums (BMF) ordnungspolitische Gründe. Ein ermäßigter Steuersatz für Lebensmittel wird vom BMF mit „sozialpolitischen Aspekten" begründet; bei Büchern und Zeitschriften werden „kultur- und bildungspolitische Erwägungen" herangezogen. Und der Eintritt ins Schwimmbad wird laut BMF aus „gesundheitspolitischen Zielsetzungen" vom vollen Steuersatz verschont. Als Begründung für einen ermäßigten Steuersatz im Fall von Krankenfahrstühlen und orthopädischen Hilfsmitteln wie Rollstühlen, künstlichen Gelenken, Krücken, Bandagen, Prothesen und Herzschrittmachern wird argumentiert, die „finanzielle Belastung der Sozialversicherungsträger und der Patienten müsse begrenzt werden". Und bei Zahntechnikern und -ärzten soll der reduzierte Satz der „Kostendämpfung im Gesundheitswesen" dienen. Ärztliche Leistungen sind sogar komplett von der Mehrwertsteuer befreit. Warum diese Logik bei (zumindest) rezeptpflichtigen Arzneimitteln nicht greifen soll, bleibt das Geheimnis des Finanzministers[249]. Denn wenn in Deutschland auf Medikamente nur der ermäßigte Steuersatz erhoben würde, wäre jedes Arzneimittel automatisch um mehr als 10 Prozent (!) preiswerter.

Mehrwertsteuer im internationalen Vergleich

Deutschland gehört zu den wenigen Ländern in der Europäischen Union, in denen Arzneimittel mit dem vollen Mehrwertsteuersatz belegt werden. Nur Dänemark und Bulgarien folgen derselben Logik. Im Gegensatz dazu haben Großbritannien, Irland, Malta und Schweden zumindest bestimmte Arzneimittel komplett von der Mehrwertsteuer (MwSt.) befreit (◘ Tab. 4.2).

◘ **Tab. 4.2** Mehrwertsteuer auf Arzneimittel und allg. Mehrwertsteuersatz in den 27 Mitgliedsstaaten der Europäischen Union im Jahre 2019[250]

	Steuersatz für Arzneimittel	Allgemeiner MwSt.-Satz
Dänemark	25,0	25,0
Bulgarien	20,0	20,0
Deutschland	19,0	19,0
Lettland	12,0	21,0
Finnland	10,0	24,0
Italien	10,0	22,0
Tschechische Republik	10,0	21,0
Österreich	10,0	20,0

249 s. hierzu auch: http://www.apotheke-adhoc.de/nachrichten/nachricht-detail/kommentar-apotheke-drogerie-otc-apotheken-luxussteuer-exklusiv/
250 ABDA (2020): Die Apotheke – Zahlen, Daten, Fakten 2020.

◻ **Tab. 4.2** Mehrwertsteuer auf Arzneimittel und allg. Mehrwertsteuersatz in den 27 Mitgliedsstaaten der Europäischen Union im Jahre 2019[250] (Fortsetzung)

		Steuersatz für Arzneimittel	Allgemeiner MwSt.-Satz
Slowakei		10,0	20,0
Slowenien		9,5	22,0
Estland		9,0	20,0
Rumänien		9,0	19,0
Polen		8,0	23,0
Griechenland		6,0	24,0
Portugal		6,0	23,0
Belgien		6,0	21,0
Niederlande		6,0	21,0
Ungarn		5,0	27,0
Kroatien	Arzneimittel im Rahmen des Nationalen Gesundheitsdienstes	5,0	25,0
	Nicht verschreibungspflichtige Arzneimittel	25,0	
Litauen	Erstattungsfähige Arzneimittel	5,0	21,0
	Nicht erstattungsfähige Arzneimittel	21,0	
Republik Zypern		5,0	19,0
Spanien		4,0	21,0
Luxemburg		3,0	17,0
Frankreich	Erstattungsfähige Arzneimittel	2,1	20,0
	Nicht erstattungsfähige Arzneimittel	10,0	
Schweden	Verschreibungspflichtige Arzneimittel	0,0	25,0
	Nicht verschreibungspflichtige Arzneimittel	25,0	
Irland	Arzneimittel zur oralen Anwendung	0,0	23,0
	Arzneimittel zur nichtoralen Anwendung	23,0	
Malta		0,0	18,0

4

Mythos 14: Arzneimittel sind in Deutschland so teuer, weil die Apotheken eine starke Lobby in Berlin haben

Andreas Kaapke/Nina Kleber-Herbel

Der Mythos

Seit vielen Jahren besteht der Eindruck in der breiten Öffentlichkeit, dass Apotheken eine besonders starke Lobby gegenüber der Politik und den gesetzlichen Krankenkassen haben. Woher diese Mutmaßung rührt, ist nicht eindeutig nachvollziehbar. Sicherlich spielt hierbei aber eine Rolle, dass es aus Sicht der Verbraucher (noch immer) relativ viele Apotheken gibt, dass Apotheker in der Wahrnehmung vieler gut verdienen und dass die Endverbraucher auch vermuten, dass bei den zahlreichen Gesundheitsreformen nur eine Gruppe der Leistungserbringer im Gesundheitswesen ungeschoren davongekommen ist: die Apotheker.

Befeuert wird diese Wahrnehmung u. a. durch Schlagzeilen der allgemeinen Presse. In einem Artikel vom Januar 2017 beschreibt ein Redakteur des Spiegels ein „Lobby-Trommelfeuer" der Apotheken, dem er die Aussage „Wir schießen aus allen Rohren" von ABDA-Präsident Friedemann zugrunde legt. Weiter heißt es in dem Artikel: „Kaum eine Berufsgruppe tritt so aggressiv auf wie die Apotheker. Wie erfolgreich die kleine Lobby die Große Koalition einspannt, beweist sie im Kampf gegen den Onlineversandhandel – zum Schaden der Patienten."[251] Auch in der aktuellen Diskussion um die anstehende Apothekenreform wird die Macht der Apothekerlobby hervorgehoben: „375 Millionen Euro teurer Gesetzesvorschlag – Herr Spahn fragt nur die Apotheker" titelte die Süddeutsche Zeitung am 20. Januar 2019[252], einen Tag später griff Focus Money die Schlagzeile auf und fragte „Millionen für Apotheker? – Spahn trifft sich elfmal mit Lobbyisten. Heraus kommt ein teurer Gesetzesvorschlag".[253] Auch die gesetzlichen Krankenkassen werden nicht müde, die Habgier der Apotheker herauszustellen. In einem Positionspapier aus dem vergangenen Jahr heißt es: „In der politischen Diskussion der letzten Jahre standen vor allem Honorarforderungen der Apothekerschaft und weniger die Verbesserung der Patientenversorgung im Vordergrund."[254] Dies sind nur einige Beispiele, zahlreiche mehr könnten aufgeführt werden.

---

251 Der Spiegel: Lobby-Trommelfeuer der Apotheker – „Wir schießen aus allen Rohren", Artikel vom 26.01.2019, Ausgabe 4/2017, online unter: http://www.spiegel.de/spiegel/apothekerlobby-wir-schiessen-aus-allen-rohren-a-1131268.html, Zugriff am 28.03.19.

252 Süddeutsche Zeitung: 375 Millionen Euro teurer Gesetzesvorschlag – Herr Spahn fragt nur die Apotheker, Artikel vom 20.01.2019, online unter: https://www.sueddeutsche.de/wirtschaft/millionen-euro-teurer-gesetzesvorschlag-herr-spahn-fragt-nur-die-apotheker-1.4295156, Zugriff am: 28.03.19.

253 Focus Money online: Millionen für Apotheker? Spahn trifft sich elfmal mit Lobbyisten – heraus kommt ein teurer Gesetzesvorschlag, Artikel vom 21.09.2019, online unter: https://www.focus.de/finanzen/news/millionen-fuer-apotheker-spahn-trifft-sich-elfmal-mit-lobbyisten-heraus-kommt-ein-teurer-gesetzesvorschlag_id_10209872.html, Zugriff am 28.03.19.

254 Zitiert von: Ärzteblatt.de: Politik – Apothekerlobby hat guten Draht zu Spahn, Artikel vom 21.01.2019, online unter: https://www.aerzteblatt.de/nachrichten/100518/Apothekerlobby-hat-guten-Draht-zu-Spahn, Zugriff am 28.03.2019.

Die Wahrheit

Allein die Anzahl an Gesundheitsreformen in Form von Kostendämpfungsgesetzen in der Gesundheitswirtschaft zeigt auf, dass es mit der Lobby der Gesundheitsberufe insgesamt nicht so weit her sein kann, da nahezu alle Reformen der letzten Jahre in erster Linie kostendämpfenden Charakter hatten und weniger substanzielle Themen aufgriffen. Mit anderen Worten: Es wurden Vergütungen gekappt, zusätzliche Aufgaben aufgebürdet, ohne dass dadurch eine entgeltliche Kompensation stattgefunden hätte.

Betrachtet man den Zeitraum seit 2004, sind zahlreiche gesetzliche Änderungen erfolgt, die entweder direkten oder indirekten Einfluss auf die Kosten- und Ertragssituation der Apotheker genommen haben (□ Tab. 4.3). Mit direkten Einflüssen sind Gesetze gemeint, die sich unmittelbar an die Apotheker richten und sie betreffen. Mit indirekten Einflüssen sind alle gesetzlichen Vorgaben angesprochen, die andere Leistungserbringer betreffen, aber deren Konsequenzen auch oder gerade Auswirkungen auf die Apotheken haben.

Im Jahr 2007 wurden **Rabattverträge** eingeführt, die an den Apotheken vorbei verhandelt wurden, von diesen aber exekutiert werden müssen. Bei einem Rabattvertrag sagt ein Pharmahersteller einer Krankenkasse zu, dass er für ein Medikament oder auch ein ganzes Sortiment einen Rabatt auf den bundesweit einheitlichen Apothekenverkaufspreis gewährt. Die Krankenkasse wiederum sagt dem Hersteller zu, dass alle ihre Versicherten im Normalfall künftig nur dessen Präparate erhalten.[255] Oft ergibt sich hieraus ein erhöhter Beratungsaufwand in der Apotheke, da (nach wie vor) viele Kunden irritiert reagieren, wenn sie ein anderes als das ihnen bekannte Präparat ausgehändigt bekommen. Dazu kommt der höhere Handlingsaufwand, da der Apothekenmitarbeiter ja prüfen muss, welche Krankenkasse vorliegt, ob und wenn ja, welcher Rabattvertrag geschlossen wurde und ob dieses Präparat vorrätig ist. Ein weiteres Problem entsteht dadurch, dass mehr Ware vorgehalten werden muss. Schließt jede Krankenkasse mit anderen pharmazeutischen Herstellern einen Vertrag zu einem bestimmten Indikationsbereich und sind hinreichend viele Patienten im Einzugsgebiet der Apotheke bei unterschiedlichen Krankenkassen, müssen mehr Arzneimittel vorrätig sein oder aber die Kunden auf die nächste Lieferung

□ **Tab. 4.3** Ausgewählte Gesetze und Auflagen

Gesetz, Auflage	Inkrafttreten	Erläuterung
Apothekenbetriebs-ordnung (ApBetrO)	Jun 12	Die ABetrO regelt die Details des Betriebes einer öffentlichen Apotheke in Deutschland hinsichtlich personeller und räumlicher Ausstattung. Die Novelle der ABetrO ist im Juni 2012 in Kraft getreten.
Gesetz über den Verkehr mit Arznei-mitteln (Arznei-mittelgesetz – AMG)	Okt 12	Das AMG enthält Richtlinien zur „Qualität, Wirksamkeit und Unbedenklichkeit von Arzneimitteln". Es sichert Apotheken das Monopol zur Abgabe von Arzneimitteln an den Endverbraucher. Am 26. Oktober 2012 trat eine umfassende Novelle in Kraft. Die Schwerpunkte liegen in den Bereichen Pharmakovigilanz und Schutz vor Arznei-mittelfälschungen.

255 ABDA: Bericht über Rabattverträge, Pressemitteilung vom 18.07.2018, online unter: https://www. abda.de/pressemitteilung/artikel/bericht-ueber-rabattvertraege, Zugriff am 29.03.19.

◻ **Tab. 4.3** Ausgewählte Gesetze und Auflagen (Fortsetzung)

Gesetz, Auflage	Inkrafttreten	Erläuterung
Gesetz zur Neuordnung des Arzneimittelmarktes (Arzneimittelmarktneuordnungsgesetz – AMNOG)	Jan 11	Das AMNOG ist zum 01.01.2011 mit dem Ziel in Kraft getreten, den Anstieg der Arzneimittelausgaben der GKV einzudämmen. Apotheken sind vor allem durch die Erhöhung des Zwangsrabattes an die gesetzliche Krankenversicherung, die geänderte Packungsgrößenverordnung (größere Einheiten) sowie mittelbar durch die Beschränkung der Großhandelsmarge betroffen.
Gesetz über das Apothekenwesen (ApoG)	Mai 09	Das ApoG regelt die Grundlagen des Betriebs von Apotheken in Deutschland. Es legt u. a. fest, dass die Erlaubnis, eine Apotheke zu betreiben, nur einem approbierten Apotheker erteilt werden kann, ein fachfremder Unternehmer darf keine Apotheke besitzen (Fremdbesitzverbot). Der EuGH bestätigte das Fremdbesitzverbot mit seinem Urteil vom Mai 2009.
GKV-Wettbewerbsstärkungsgesetz (GKV-WSG)	2007	Der gesetzlich festgelegte Rabatt, den Apotheken den Krankenkassen einräumen müssen, steigt von 2,00 Euro auf 2,30 Euro je verschreibungspflichtiger Arzneimittelpackung. Hat der Arzt nicht ausdrücklich ein ganz bestimmtes Präparat verordnet, muss der Apotheker dem Patienten bei der Auswahl eines qualitativ gleichwertigen und wirkstoffgleichen Medikamentes bevorzugt ein Mittel geben, das einem Rabattvertrag zwischen Krankenkasse und Hersteller unterliegt. Gibt es kein Rabattarzneimittel, muss er das preisgünstigste gleichwertige Medikament wählen.
Gesetz zur Modernisierung der gesetzlichen Krankenversicherung (GMG)	2004	Das GMG führte für die Apotheken 2004 zu diversen Änderungen. Die Abgabe von Re- bzw. Parallelimporten sind verpflichtend, wenn diese mindestens 15 % oder 15 Euro billiger sind als das Originalpräparat. Mindestens 5 % des FAM-Umsatzes der Apotheke müssen durch Importe erzielt werden. Dazu wurden nicht verschreibungspflichtige Arzneimittel aus der Erstattungspflicht der gesetzlichen Krankenkassen ausgeschlossen und bei diesen ausgeschlossenen Arzneimitteln die Kalkulation der Preise freigegeben. Im Gesetz wurde erstmals die Möglichkeit des Versandhandels mit Arzneimitteln eingeräumt sowie die Option einer begrenzten Filialisierung geboten (bis zu drei Filialen). Schließlich gab es mit dem GMG 2004 einen Paradigmenwechsel in der **Arzneimittelpreisverordnung** für verschreibungspflichtige Fertigarzneimittel.

◻ **Tab. 4.3** Ausgewählte Gesetze und Auflagen (Fortsetzung)

Gesetz, Auflage	Inkrafttreten	Erläuterung
Arzneimittelpreisverordnung (AMPreisV)	1980	Die AMPreisV schreibt die Preisbildung für verschreibungspflichtige FAM bei der Abgabe durch öffentliche Apotheken sowie die Preise für in Apotheken selbst hergestellte AM vor. Daneben wird die Vergütung des pharmazeutischen Großhandels festgelegt. Preise für die Dienstleistung der Verblisterung sind nach derzeitiger Rechtsauffassung nicht von der Arzneimittelpreisverordnung erfasst (vgl. GKV-Wettbewerbsstärkungsgesetz).
Zulassung Versandhandel	2008	Der Versandhandel von Medikamenten wurde – unter den Auflagen einer traditionellen Apotheke – zugelassen. Ein Urteil des Bundesverwaltungsgerichts (März 2008) hat die Zusammenarbeit von Gewerbebetrieb (z. B. Drogeriemarkt) und Versandapotheke in letzter Instanz legalisiert. Ein Gewerbebetrieb darf eine Rezeptsammelstelle und eine Abholstation für Arzneimittel (Pick-up-Stellen) anbieten. Es muss jedoch kenntlich gemacht werden, dass der Gewerbebetrieb nur die Funktion des Transportmittlers übernimmt.
Apothekenabschlag	2015	Der Apothekenabschlag ist ein Zwangsrabatt auf verschreibungspflichtige Arzneimittel, den Apotheken der GKV gewähren müssen. (Festgelegt in der **Arzneimittelpreisverordnung**, AMPreisV)
Lockerung Mehrbesitzverbot	2004	Im Jahr 2004 wurde das Mehrbesitzverbot gelockert: Eine Apotheke darf neben der Hauptapotheke bis zu drei Filialen besitzen. Diese müssen jedoch im selben Kreis (in derselben kreisfreien Stadt) oder in benachbarten Kreisen (kreisfreien Städten) liegen.
Terminservice- und Versorgungsgesetz (TSVG)	11.05.2019	Mit dem Vorhaben sorgt der Gesetzgeber in erster Linie dafür, dass GKV-Versicherte schneller an Arzttermine kommen. Aber auch für Apotheker bringt das Gesetz einige wichtige Regelungen mit sich: Beispielsweise werden Impfstoffversorgung und -vergütung neu geregelt. Außerdem ist das Fixhonorar der Großhändler ab sofort für Rabatte gesperrt. Ausschreibungen für Hilfsmittel (z. B. Inkontinenz- und Gehhilfen, Bandagen und Kompressionsstrümpfe) werden abgeschafft.
Gesetz für sichere digitale Kommunikation und Anwendungen im Gesundheitswesen (E-Health-Gesetz)	29.12.2015	Das E-Health-Gesetz enthält einen konkreten Fahrplan für den Aufbau der sicheren Telematikinfrastruktur und die Einführung medizinischer Anwendungen. Die Apotheker erhalten beim Medikationsplan eine „Assistentenrolle". Sowohl beim schriftlichen als auch beim späteren elektronischen Medikationsplan erhalten die Ärzte die Führungsrolle. Apotheker dürfen den Medikationsplan nicht selbst erstellen, sondern nur aktualisieren und ergänzen. Für die Mithilfe der Apotheker gibt es keine Honorierung.

4

◻ **Tab. 4.3** Ausgewählte Gesetze und Auflagen (Fortsetzung)

Gesetz, Auflage	Inkrafttreten	Erläuterung
GKV-Versorgungs-stärkungsgesetz (GKV-VSG)	23.07.2015	Der Kassenabschlag wird gesetzlich auf die (bereits geltenden) 1,77 Euro pro rezeptpflichtigem Fertigarzneimittel festgesetzt. Im Konflikt um Retaxationen aufgrund von fehlerhaften Rezepten erhalten Apotheker und Krankenkassen sechs Monate Zeit, sich zu einigen, um insbesondere unsachgemäße Nullretaxationen aufgrund von Formfehlern zu verhindern. Das Entlassmanagement wird neu geregelt: Klinikärzte können Patienten „eine Packung mit dem kleinsten Packungsgrößenkennzeichen gemäß Packungsgrößenverordnung" bei der Entlassung verschreiben. Und die Kassenärztlichen Vereinigungen müssen mit den Landesapothekerkammern in einen Informationsaustausch über die Organisation des Notdienstes treten, um die Versorgung der Versicherten im Notdienst zu verbessern.
Fälschungsschutz-richtlinie 2011/62/EU (FMD-Richtlinie)	09.01.2019	Mit der Fälschungsschutzrichtlinie 2011/62/EU (FMD-Richtlinie) hat die Europäische Union einen Katalog von Maßnahmen vorgegeben, mit denen das Eindringen von Fälschungen in die legale Lieferkette verhindert werden soll. In Deutschland haben Verbände der Apotheker, der pharmazeutischen Industrie und des Großhandels das Verifizierungssystem securPharm entwickelt, das am 9. Februar 2019 den Echtbetrieb aufnahm. Seitdem dürfen Arzneimittelhersteller in Deutschland nur noch verschreibungspflichtige Arzneimittel produzieren und in Verkehr bringen, die auf ihrer Packung eine individuelle Seriennummer tragen und deren Unversehrtheit erkennbar ist. Jede Arzneimittelpackung muss ein individuelles Erkennungsmerkmal aufweisen, welches den Produktcode, die individuelle Seriennummer sowie Chargenbezeichnung und Verfalldatum beinhaltet. Dieses individuelle Erkennungsmerkmal wird nicht nur klarschriftlich, sondern auch in einem zweidimensionalen Data Matrix Code (2-D-Code) aufgebracht. Bei dem End-to-End-Verifikationssystem lädt der Hersteller die packungsbezogenen Daten in die Datenbank der pharmazeutischen Industrie hoch. Zur Verifikation scannt die Apotheke den Data Matrix Code und löst somit eine Überprüfung in der Industriedatenbank aus. Wird der in der Datenbank vermerkte Status „positiv" an die Apotheke zurückgemeldet, kann das Arzneimittel „ausgebucht" und an den Patienten abgegeben werden.

◻ **Tab. 4.3** Ausgewählte Gesetze und Auflagen (Fortsetzung)

Gesetz, Auflage	Inkrafttreten	Erläuterung
Reform der Betäubungsmittel-Verschreibungsverordnung (BtMVV)	30.05.2017	Möglichkeiten zur Behandlung opioidabhängiger Menschen sollen ausgebaut und angepasst werden. Stabilen Patienten in einer Substitutionsbehandlung wird künftig ermöglicht, Substitutionsmittel bis zu 30 Tage eigenverantwortlich einzunehmen (Ausweitung der „Take Home"-Regelung). Neu für Apotheken: Substitutionspatienten können selbst mit einem BtM-Rezept über Substitutionsmittel zum unmittelbaren Verbrauch (Sichtbezug) in die Apotheke kommen. Per Sichtbezug darf die Apotheke aber nur versorgen, wenn sie zuvor eine entsprechende Vereinbarung mit dem Arzt geschlossen hat. Der substituierende Arzt kann auch festlegen, dass das Substitutionsmittel dem Patienten in Teilmengen zu bestimmten Zeitpunkten zum unmittelbaren Verbrauch in der Apotheke oder der Arztpraxis (Sichtvergabe) zu überlassen ist (Mischrezepte). Mehraufwand: Apotheken verantworten die Lagerung des Anbruchs des Substitutionsmittels und es wird zu mehr Abgaben und zu mehr Dokumentationen kommen.
Gesetz zur Stärkung der Arzneimittelversorgung in der GKV (GKV-Arzneimittelversorgungsstärkungsgesetz – AMVSG)	13.05.2017	Apotheken erhalten mehr Geld für Rezepturen sowie für die Dokumentation bei Betäubungsmittel- und T-Rezepten. Noch laufende Zyto-Verträge werden auslaufen gelassen. Impfstoff-Rabattverträge werden abgeschafft. Ärzte können ab sofort wieder Impfstoffe jedes Herstellers verordnen.
Gesetz zur Stärkung der Heil- und Hilfsmittelversorgung (Heil- und Hilfsmittelversorgungsgesetz – HHVG)	11.04.2017	Das Gesetz regelt unter anderem, dass bei Hilfsmittel-Ausschreibungen der Krankenkassen in Zukunft auch Qualitätskriterien berücksichtigt werden müssen.
Apotheken-Stärkungsgesetz	Entwurf	Vorgesehene Regelungen: Verbot von Rx-Boni im SGB V, Versicherte sollen künftig „Anspruch auf zusätzliche honorierte pharmazeutische Dienstleistungen" haben, Anhebung des Festzuschlags für den Nacht- und Notdienst, Erhöhung des Zuschlags für die Abgabe von Betäubungsmitteln, Durchführung von Grippeschutzimpfungen in Apotheken, Ermöglichung von Dauerverordnungen, Verbot der Abgabe von Arzneimitteln mittels automatisierter Ausgabestationen, gesetzliche Verankerung und Regelung von Apotheken-Botendiensten, Streichung der Länderliste, Stärkung der freien Apothekenwahl (EU-Versendern soll es mit Blick auf das E-Rezept verboten werden, Absprachen mit Ärzten zur Weiterleitung von Rezepten zu vereinbaren)

4

durch den pharmazeutischen Großhandel vertröstet werden. Ggf. liefert die Apotheke das Präparat dann per Botendienst aus – als Serviceleistung nicht selten ohne Preisaufschlag, aber mit wahrnehmbaren Kosten für die Apotheke.

Indirekt wirken sich auch **Honorierungskürzungen gegenüber dem Großhandel** (infolge des GKV-Modernisierungsgesetzes (GMG) sowie des AMNOG) auf die Ertragssituation der Apotheken aus. Diese führten dazu, dass die bis dahin gewährten Rabatte an die Apotheken durch die Großhändler gekürzt werden mussten, um selbst rentabel wirtschaften zu können. Die Apotheker rechneten lange Jahre mit den Rabatten des Großhandels in durchaus stattlichen Höhen, sodass deren Kürzungen auch sie stark getroffen haben.

Die **Vergütung** der Apotheke wurde nach neun Jahren erstmalig im Jahr 2013 angepasst. Dass dies noch nicht einmal die Effekte der Inflation über diesen Zeitraum abdeckte, muss an dieser Stelle erwähnt werden. Einer nominalen Anpassung folgte somit dennoch ein realer Verlust.

Im März 2016 gab das Wirtschaftsministerium ein Honorargutachten in Auftrag, in dem es um die „Ermittlung der Erforderlichkeit und des Ausmaßes von Änderungen der in der Arzneimittelpreisverordnung (AMPreisV) geregelten Preise" ging. Gemäß den im Dezember 2017 veröffentlichten Ergebnissen könnte das Fixhonorar der Apotheken auf 5,84 Euro abgesenkt werden. Apotheken würden auch bei einer Honorarsenkung um durchschnittlich 40.000 Euro noch kostendeckend funktionieren. Obwohl mehrere (Rechen-)Fehler im Gutachten nachgewiesen werden konnten, blieb die beauftragte Agentur bei ihrer Grundaussage.[256][257]

Überraschenderweise plante das BMG im Dezember 2018 dennoch eine teilweise Neustrukturierung der Vergütung der Vor-Ort-Apotheken und eine bessere Honorierung der pharmazeutischen Dienstleistungen. Trotz teilweise vehementer Kritik (auch vor dem Hintergrund des Gutachtens) wurde an diesem Bestreben festgehalten und fand im April 2019 Eingang in den ersten Entwurf des Ministeriums für ein Apotheken-Stärkungsgesetz. Versicherte sollen demnach künftig „Anspruch auf zusätzliche honorierte pharmazeutische Dienstleistungen" haben.[258] Die Vergütung soll über einen Fonds laufen, in den pro abgegebener Packung eines verschreibungspflichtigen Arzneimittels ein fixer Cent-Beitrag (20 Cent) eingezahlt werden soll. Für jede erbrachte Dienstleistung werden die Pharmazeuten dann aus dem Fonds vergütet. Die Verteilung der Mittel erfolgt durch

---

256 Deutsche Apotheker Zeitung Online: Honorargutachten im Wirtschaftsausschuss – Schulz-Asche: „Wirtschaftsministerium ist Korrektiv für Apotheker-BMG-Gemauschel", Artikel vom 13.12.2018, online unter: https://www.deutsche-apotheker-zeitung.de/news/artikel/2018/12/13/schulz-asche-wirtschaftsministerium-ist-korrektiv-fuer-apotheker-bmg-gemauschel/chapter:1, Zugriff am 29.03.19.

257 Deutsche Apotheker Zeitung Online: Honorargutachten – Was sagt 2HM zu den Rechenfehlern?, Artikel vom 11.07.2018, online unter: https://www.deutsche-apotheker-zeitung.de/news/artikel/2018/07/11/was-sagt-2hm-zu-den-rechenfehlern, Zugriff am 29.03.19.

258 Welche Dienstleistungen angeboten bzw. vergütet werden sollen, ist noch offen. Die Bundesapothekerkammer (BAK) hat im März 2019 Vorschläge hierzu vorgelegt, darunter bspw. Medikationsanalysen, Arzneimittelberatung bei Pflegebedürftigen, diverse Screenings.

den Deutschen Apothekerverband.[259] Auch eine Anhebung der Notdienstpauschale sowie der Pauschale für die Abgabe von Betäubungsmitteln ist vorgesehen.[260][261]

Insbesondere die avisierte Honorierung der Dienstleistungen ist grundsätzlich positiv zu bewerten, da dies eine neue Säule in der Vergütung darstellt. Offen ist noch, welche Dienstleistungen vergütet werden sollen. Das Problem dabei: Wie kann bei der Aufstellung eines entsprechenden Dienstleistungskatalogs sichergestellt werden, dass alle Apotheken (gleichermaßen) in der Lage sind, diese Dienstleistungen mit Blick auf den zeitlichen (Mehr-)Aufwand und das erforderliche Fachpersonal zu erbringen? Inwiefern diese Säule der Honorarverbesserung allen Apotheken gleichermaßen zugutekommen kann, ist somit unklar.[262]

Das Thema, das aktuell – und bereits seit einiger Zeit – eine mindestens genauso hohe Brisanz besitzt und in enger Verbindung mit der Honorardebatte steht, ist die Diskussion um die **Preisbindung** verschreibungspflichtiger Arzneimittel für ausländische Versender. Ausgangspunkt ist ein Urteil des Europäischen Gerichtshofs vom 19. Oktober 2016. In diesem wurde entschieden, dass sich EU-ausländische Versandapotheken, die Kunden in Deutschland beliefern, nicht an die in der Arzneimittelpreisverordnung geregelten Festpreise für verschreibungspflichtige Arzneimittel halten müssen. Seitdem gewähren EU-Versandapotheken Boni für die Einreichung von Rezepten, und das in Höhe von bis zu 30 Euro. Ein fairer Wettbewerb zwischen deutschen Apotheken und ausländischen Versandapotheken ist auf dieser Grundlage wohl kaum möglich. Dabei gehören insbesondere die ausländischen Anbieter zu den dominanten Playern im deutschen Arzneimittelversandhandel. Gemessen am Umsatz führen DocMorris (Zur Rose Gruppe), die Shop Apotheke und die Europa Apotheke das Ranking (deutlich) an.

Die **wirtschaftlichen Auswirkungen** eines nur annähernd so hohen Rabatts auf verschreibungspflichtige Arzneimittel wären für die Apotheke vor Ort beträchtlich. ○ Abb. 4.2 zeigt anhand zweier Beispielrechnungen, wie viel vom Apothekenhonorar übrig bliebe, wenn ein Bonus in verschiedener Höhe anfallen würde. Im Beispiel des Arzneimittels Insulin Aspart N3 (Verkaufspreis 161,61 Euro) verdient eine Apotheke derzeit 12,22 Euro, wobei 16 Cent davon in den Nacht- und Notdienstfonds wandern. Zieht man hiervon den

259 Um welche Dienstleistungen es sich genau handeln wird, werden der DAV und GKV-Spitzenverband „im Benehmen" mit dem PKV-Verband innerhalb von sechs Monaten nach Inkrafttreten des Gesetzes vereinbaren.

260 Deutsche Apotheker Zeitung Online: Boni-Verbot, Impfen, Honorar, Dauerverordnungen – Das ist Spahns Apothekenreform im Überblick, Artikel vom 09.04.2019, online unter: https://www.deutsche-apotheker-zeitung.de/news/artikel/2019/04/09/das-ist-spahns-apothekenreform-im-ueberblick/chapter:1, Zugriff am 11.04.19.

261 Insgesamt soll es 205 Millionen Euro zusätzliches Honorar geben, von denen 150 Millionen Euro in neue pharmazeutische Dienstleistungen fließen sollen. (Deutsche Apotheker Zeitung Online: Apotheken-Stärkungsgesetz – 205 Millionen Euro mehr für Apotheken, Artikel vom 08.04.2019, online unter: https://www.deutsche-apotheker-zeitung.de/news/artikel/2019/04/08/205-millionen-euro-mehr-fuer-apotheken/chapter:1, Zugriff: 11.04.19.

262 Deutsche Apotheker Zeitung Online: Pläne der Bundesapothekerkammer – Diese pharmazeutischen Dienstleistungen könnten es werden, Artikel vom 02.04.2019, online unter: https://www.deutsche-apotheker-zeitung.de/news/artikel/2019/04/02/diese-pharmazeutischen-dienstleistungen-koennten-es-werden/chapter:1, Zugriff am 03.04.19.

Kassenabschlag und wiederum einen Rabatt in Höhe von fünf Euro ab, bleiben 5,29 Euro für die Apotheke. Das Honorar würde sich somit um 48 Prozent verringern.[263]

Die durch das EuGH-Urteil entstandene Wettbewerbsverzerrung hat durchaus auch die deutsche Politik erkannt. Dennoch wurde seit dem Urteil 2016 zwar viel diskutiert, konkrete Maßnahmen, um wieder faire Wettbewerbsbedingungen herzustellen, blieben aber aus. Seitens der Apothekerlobby, aber auch aus den politischen Reihen kam die Forderung nach einem generellen Versandverbot für verschreibungspflichtige Arzneimittel. Insbesondere juristische Bedenken stellten diese Forderung (immer wieder) infrage.[264] Nach der Bundestagswahl und der (zähen) Regierungsbildung fand sich im Koalitionsvertrag zwischen CDU/CSU und SPD schließlich dennoch die Klausel: „Wir stärken die Apotheken vor Ort: Einsatz für Verbot des Versandhandels mit verschreibungspflichtigen Arzneimitteln.“[265] Gesundheitsminister Jens Spahn gab allerdings zeitnah zu verstehen, dass es ein generelles Versandverbot für verschreibungspflichtige Arzneimittel mit ihm nicht geben würde.

Nach diversen öffentlichen Äußerungen und der Veröffentlichung eines Eckpunktepapiers im März 2019 legte das Bundesgesundheitsministerium am 08. April 2019 einen Referentenentwurf für ein „Gesetz zur Stärkung der Vor-Ort-Apotheken“ vor. Wie sich bereits angedeutet hatte, soll – anstatt der Festschreibung eines Versandverbots – durch ein striktes Boni-Verbot für verschreibungspflichtige Arzneimittel die **Gleichpreisigkeit** (wieder) sichergestellt werden. Verankert werden soll die Gleichpreisigkeit im Sozialgesetzbuch, und zwar durch einen Zusatz in § 129 Abs. 1 SGB V – der Norm, die aufzählt, wozu die Apotheken nach Maßgabe des Rahmenvertrags bei der Abgabe von Arzneimitteln verpflichtet sind.[266] Außerdem soll es Krankenkassen verboten werden, Verträge mit EU-Versendern abzuschließen oder Versicherte dort „hinzulotsen“. Das bisherige Boni-Verbot für verschreibungspflichtige Arzneimittel soll – um einem laufenden EU-Vertragsverletzungsverfahren gerecht zu werden[267] – aus dem Arzneimittelgesetz (AMG) gestrichen werden.

263 Deutsche Apotheker Zeitung Online: Apotheker-Aktion – #RettedeineApotheke stichelt weiter gegen EU-Versender, Artikel vom 08.04.2019, online unter: https://www.deutsche-apotheker-zeitung.de/news/artikel/2019/04/05/rettedeineapotheke-stichelt-weiter-gegen-eu-versender/chapter:1, Zugriff am 12.04.19.

264 Deutsche Apotheker Zeitung Online: Eine unrühmliche Geschichte – Zwei Jahre EuGH-Urteil – Was ist passiert? Artikel vom 19.10.2019, online unter: https://www.deutsche-apotheker-zeitung.de/news/artikel/2018/10/19/zwei-jahre-eugh-urteil-was-ist-passiert, Zugriff am 28.03.19.

265 Koalitionsvertrag zwischen CDU, CSU und SPD, 19. Legislaturperiode, S. 15, online verfügbar unter: https://www.cdu.de/system/tdf/media/dokumente/koalitionsvertrag_2018.pdf?file=1, Zugriff am 28.03.19.

266 Deutsche Apotheker Zeitung Online: Apotheken-Stärkungsgesetz – 205 Millionen Euro mehr für Apotheken, Artikel vom 08.04.2019, online unter: https://www.deutsche-apotheker-zeitung.de/news/artikel/2019/04/08/205-millionen-euro-mehr-fuer-apotheken?utm_campaign=sondernewsletter&utm_source=20190408&utm_medium=newsletter&utm_keyword=article, Zugriff am 11.04.19.

267 Am 07.03.2019 erging eine offizielle Ermahnung durch die EU-Kommission an die deutsche Bundesregierung. Innerhalb von zwei Monaten solle die Preisbindung bei Rx-Arzneimitteln für EU-Versender aufgehoben werden, sonst drohe der Bundesrepublik eine Klage vor dem Europäischen Gerichtshof. Die Kommission verwies auf den freien Warenverkehr. (Deutsche Apothekerzeitung Online: Vertragsverletzungsverfahren – EU setzt Deutschland Ultimatum zur Aufhebung der Rx-Preisbindung, Artikel vom 07.03.2019, online unter: https://www.deutsche-apotheker-zeitung.de/news/

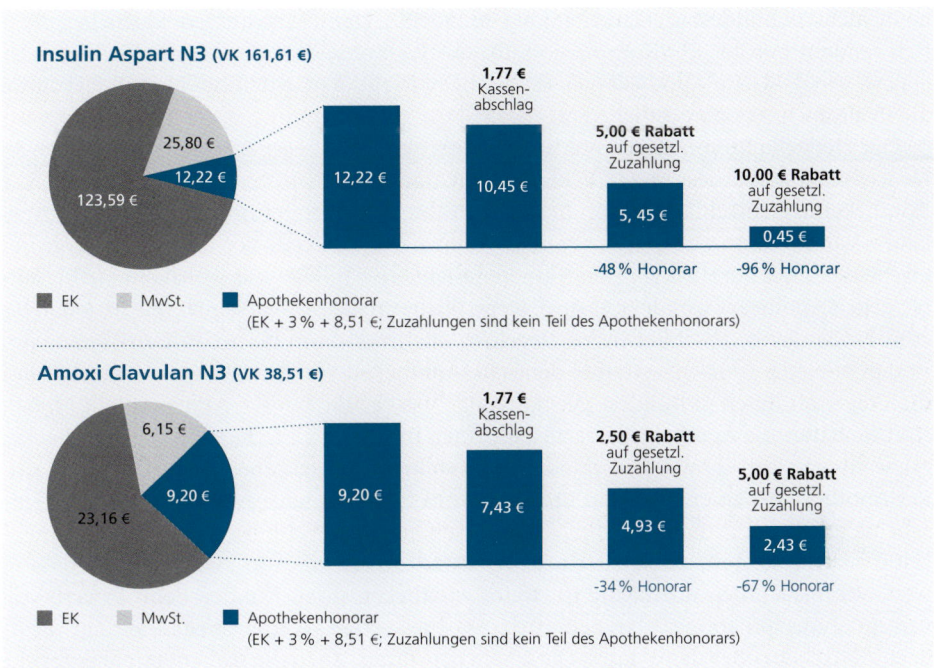

Abb. 4.2 Rabatte auf gesetzliche Zuzahlungen – wirtschaftliche Folgen für Apotheken[268]

Ob mit dieser Form der Regelung des Boni-Verbots für verschreibungspflichtige Arzneimittel einheitliche Bedingungen für den Preiswettbewerb wiederhergestellt werden, darf angezweifelt werden. Insbesondere die Streichung des Boni-Verbots für verschreibungspflichtige Arzneimittel aus dem AMG birgt eine gewisse Rechtsunsicherheit: Da sich im SGB V nur das Sozialrecht und somit die Versorgung GKV-Versicherter regeln lässt, könnte es für Privatversicherte weiterhin Boni und Rabatte für verschreibungspflichtige Arzneimittel geben. Laut Spahn sei das nicht der Fall. Er geht davon aus, dass das Boni-Verbot gewissermaßen automatisch auch für Privatversicherte gilt: „Durch eine höchstrichterliche Entscheidung" – welche er meint, sagt Spahn nicht – „ist […] festgelegt worden […], dass, wenn Privatversicherte von ihrer Apotheke einen Bonus erhalten, dieser bei der Erstattung durch die Privatversicherung abgezogen werden muss und nicht erstattet werden kann." Die Versicherten müssen Boni also durchreichen – sie selbst dürfen sie nicht behalten.[269] Es bleibt die Frage, ob dies tatsächlich so exekutiert wird.

Trotz diverser Kritik und Bedenken beschloss das Bundeskabinett im Juli 2019 (endlich) die Reform. Allerdings ist das Vor-Ort-Apotheken-Stärkungsgesetz (VOASG) bis

artikel/2019/03/07/eu-setzt-deutschland-ultimatum-zur-aufhebung-der-rx-preisbindung, Zugriff: 12.04.19.

268 Grafik: #RettedeineApotheke

269 Deutsche Apotheker Zeitung Online: Bundestag – Spahn: Boni-Verbot soll auch für PKV-Versicherte gelten, Artikel vom 04.04.2019, online unter: https://www.deutsche-apotheker-zeitung.de/news/artikel/2019/04/04/spahn-boni-verbot-soll-auch-fuer-pkv-versicherte-gelten/chapter:1, Zugriff am 08.04.19.

heute nicht im Bundestag gelandet (Stand: Juni 2020). Denn Minister Jens Spahn bespricht sich seitdem mit der EU-Kommission: Da das Rx-Boni-Verbot ausländische Versender ebenso wie deutsche Apotheken an die hiesigen Preisvorschriften binden soll, berühren die Pläne auch europarechtliche Fragen.[270 271]

Die Herstellung von Gleichpreisigkeit zwischen EU-Versendern und Apotheken in Deutschland zumindest im GKV-Markt steht somit nach wie vor aus. Und so leben die Apotheker in Deutschland weiterhin mit der immer schärferen Konkurrenz aus dem Ausland – wie sie es nun bereits seit rund dreieinhalb Jahren tun. Vor diesem Hintergrund erscheinen zwei kürzlich vor dem Bundesgerichtshofs in Karlsruhe verhandelte Verfahren gegen Apotheker geradezu absurd: Denn während die EU-Versender seit 2016 und bis zum Finden einer abschließenden Regelung auch weiterhin bis zu 30 Euro Bonus pro Rezept anbieten (dürfen), streiten deutsche Apotheken vor dem Bundesgerichtshof um die Frage, ob ihnen zumindest geringwertige Geschenke bei Rx-Arzneimitteln erlaubt sind. So hatte eine Apotheke in Darmstadt einen Brötchen-Gutschein für die nahe Bäckerei, wahlweise für „2 Wasserweck oder ein Ofenkrusti" ausgegeben. Kunden einer Berliner Apotheke bekamen einen 1-Euro-Gutschein für ihren nächsten Einkauf. Beide Gutscheine gab es bei Rezepteinlösung – und beide hielt die Wettbewerbszentrale für unzulässig.[272] Am 06. Juni 2019 entschied der Bundesgerichtshof in zwei Urteilen, dass es wettbewerbsrechtlich unzulässig ist, wenn Apotheken ihren Kunden beim Erwerb von verschreibungspflichtigen Arzneimitteln geringwertige Werbegaben wie den Brötchen-Gutschein oder den 1-Euro-Gutschein gewähren. Auch die früher einmal gezogene Bagatellgrenze wurde für nichtig erklärt.[273 274] Ein Apotheker und Leser der Deutschen Apotheker Zeitung kommentierte einen Artikel zu den geschilderten Streitfällen folgendermaßen: „*Wenn apothekerliche Ofenkrusti und Wasserweck es bis zum BGH und auf Seite 1 der gestrigen WELT schaffen, dann brauchen wir uns nicht wundern, dass es mit einer angemessen bezahlten Medikationsanalyse nicht und nie klappen wird.*"[275]

Bezeichnend auch: Ein Blick nach Deutschland und auf seine Schwierigkeiten mit dem Arzneimittelversandhandel führte in Polen dazu, dass die Regierung kurz vor einer

---

270 Deutsche Apotheker Zeitung Online, 11.06.2020: Gleichpreisigkeit – Funke: Spahn muss endlich handeln, online unter: www.deutsche-apotheker-zeitung.de/news/artikel/2020/06/11/funke-spahn-muss-endlich-handeln, Zugriff: 29.06.20.

271 Pharmazeutische Zeitung, 18.06.2020: Apothekenstärkungsgesetz – FDP drängt auf mehr Transparenz, online unter: www.pharmazeutische-zeitung.de/fdp-draengt-auf-mehr-transparenz-118360, Zugriff: 29.06.20.

272 Deutsche Apotheker Zeitung Online: Gesundheitspolitik – Bleibt der Ofenkrusti-Gutschein tabu?, 14/2019, online unter: https://www.deutsche-apotheker-zeitung.de/daz-az/2019/az-14–2019/bleibt-der-ofenkrusti-gutschein-tabu, Zugriff am 11.04.19.

273 Apotheke Adhoc, 13.06.2020: Schnell-Check BGH-Urteil: zulässig oder verboten, online unter: https://www.apotheke-adhoc.de/nachrichten/detail/apothekenpraxis/schnell-check-bgh-urteil-zulaessig-oder-verboten-rechtsanwaeltin-christiane-koeber-wettbewerbszentral, Zugriff: 30.06.20.

274 Apothekerverband Westfalen-Lippe, Meldung vom 20.08.2019: Von Brötchen-Gutscheinen und Traubenzucker, online unter: https://www.apothekerverband.de/presse/aktuelles/von-broetchen-gutscheinen-und-traubenzucker, Zugriff: 30.06.20.

275 Deutsche Apothekerzeitung Online: Zitate der Woche, 14/2019, online unter; https://www.deutsche-apotheker-zeitung.de/daz-az/2019/daz-14–2019/zitate-der-woche, Zugriff: 11.04.19.

geplanten Änderung des Arzneimittelgesetzes Abstand davon nimmt, den Versand verschreibungspflichtiger Arzneimittel teilweise zu erlauben.[276]

Insgesamt darf konstatiert werden: Im Vergleich zu anderen Leistungserbringern im Gesundheitswesen, die in den letzten Jahren Zugeständnisse erhalten haben, sind die Apotheken tendenziell schwach aufgestellt. Dies lässt eher den Schluss zu, dass die Lobbyarbeit der Apothekerinnen und Apotheker unter erschwerten Bedingungen erfolgt und sich dies ungeachtet der politischen Couleur der jeweiligen Regierungskoalitionen nicht wirklich zum Besseren gewendet hat. Von dem in der allgemeinen Presse beschriebenen besonders guten Draht der Apothekerlobby zu Jens Spahn kann somit nur sehr eingeschränkt die Rede sein.

---

276 Deutsche Apotheker Zeitung Online: Die letzte Woche – Mein liebes Tagebuch, Artikel vom 27.03.2019, online unter: https://www.deutsche-apotheker-zeitung.de/news/artikel/2019/04/05/mein-liebes-tagebuch/chapter:4, Zugriff am 08.04.19.

5 Apotheke – ein Geschäft wie jedes andere

Mythos 15: Die durch die Apotheken erbrachten Leistungen rechtfertigen nicht die hohen Arzneimittelpreise – und die durch sie verursachten Kosten im Gesundheitssystem

Andreas Kaapke/Nina Kleber-Herbel

Der Mythos

Vielfach existiert bei den Krankenkassen und der für Gesundheitsfragen zuständigen Politik der Eindruck, die Kosten, die von den Apotheken verursacht werden, seien zu hoch. Die von den Apotheken erbrachte Wertschöpfung würde den an sie über die gesetzlichen Krankenkassen überwiesenen Betrag nicht rechtfertigen. Die reine Abgabe von Arzneimitteln dürfe nicht derart hohe Kosten verursachen, so die oftmals geäußerte Vermutung.

Zuletzt positionierte sich diesbezüglich der AOK-Bundesverband sehr deutlich. In der von ihm beauftragten Versorgungsstudie „Stadt, Land, Gesund", in der das Marktforschungsinstitut Forsa rund 2.000 Bundesbürger zu deren Zufriedenheit mit den einzelnen ambulanten Versorgungs- und Gesundheitseinrichtungen befragte, erhielten die Apotheker zwar die besten Zufriedenheitswerte. Dennoch stellt der Verbandschef Martin Litsch die Frage, warum Apotheker (noch) mehr Geld für die von ihnen erbrachten Leistungen bekommen sollten. Insbesondere die Einführung einer Honorarkomponente für pharmazeutische Dienstleistungen sieht er kritisch: Für diesen „zusätzlichen Vergütungstopf", dessen Mittel „die Apotheker selbst verteilen dürfen", müsse „das zu lösende Versorgungsproblem erst noch erfunden werden."[277]

Dass sich diese Haltung und (permanente) öffentlichkeitswirksame Meinungsäußerungen im Laufe der Zeit auch in den Köpfen von Verbrauchern niederschlagen und dazu führen, dass sich Begriffe wie Apothekenpreise bei den Konsumenten verstärken und mit Höchstpreisen assoziiert werden, ist nachvollziehbar.

---

277 Deutsche Apotheker Zeitung Online: Zufriedenheitswerte – Apotheker belegen ersten Platz in AOK-Versorgungsstudie, Artikel vom 03.04.2019, online unter: https://www.deutsche-apotheker-zeitung.de/news/artikel/2019/04/03/apotheker-belegen-ersten-platz-in-aok-versorgungsstudie, Zugriff: 03.04.19.

Die Wahrheit

Zunächst einmal darf konstatiert werden: Die Annahme, dass in Deutschland Arzneimittel per se teuer oder teurer als in anderen Ländern sind, ist falsch. Die **Preise** für neue verschreibungspflichtige Medikamente liegen in Deutschland im europäischen Mittelfeld. Mehr als zwei Drittel (69 Prozent) liegen unterhalb des Durchschnitts der Nachbarländer, und ein Drittel (32 Prozent) der hiesigen Preise sind sogar die niedrigsten.[278] Eine besorgniserregende Konsequenz dessen ist sogar, dass es wegen dieser im EU-Vergleich sehr niedrigen Preise für innovative Arzneimittel zu Medikamentenabflüssen aus Deutschland kommt. Denn für Parallelhändler lohnt es sich, die (durch den Krankenkassenrabatt) preislich reduzierten Medikamente hier aufzukaufen und in großem Stil in anderen Ländern teurer zu verkaufen.[279] ○ Abb. 5.1 verdeutlicht diese Entwicklung.

Die Konsequenz ist, dass es zu Lieferengpässen oder gar der Nichtverfügbarkeit bestimmter Arzneimittel im deutschen Markt kommt. Die Arzneimittel werden von Ärzten aber weiterhin verordnet. Hieraus ergibt sich für die Apotheke ein erhöhtes Retaxationsrisiko. Von einer Retaxation spricht man, wenn die Krankenkasse die Erstattung eines Arzneimittels, welches die Apotheke bereits an den Patienten abgegeben hat, verweigert. Ein häufiger Grund für eine Retaxation ist die Missachtung der Rabattverträge. Denn grundsätzlich muss die Apotheke das rabattierte Arzneimittel abgeben, wenn für das verordnete Arzneimittel/Wirkstoff ein Rabattvertrag vorliegt und das Aut-idem-Kreuz nicht gesetzt ist. Ist dieses Arzneimittel nicht lieferbar, kann zwar entsprechend Rahmenvertrag auf ein anderes Präparat ausgewichen werden, aber dies muss die Apotheke durch eine Sonder-PZN (und ggf. schriftliche Begründung) auf dem Rezept vermerken. Trotz dieser Regelung kommt es hierbei immer wieder zu Retaxationen durch die Krankenkasse. Die Nichtverfügbarkeit bestimmter Arzneimittel aufgrund ihres verstärkten Abflusses in andere Länder stellt für die Apotheke somit ein beträchtliches Risiko für finanzielle Verluste oder gar Ausfälle dar.

Bevor wir uns der Leistung der Apotheke zuwenden und der durch sie erbrachten Wertschöpfung im deutschen Gesundheitssystem, soll ein Blick auf die **Aufwands- bzw. Kostenseite** der Apotheken geworfen werden. So standen im Fokus sämtlicher Gesundheitsreformen der vergangenen Jahre insbesondere Kostendämpfungsmaßnahmen und -gesetze. Apotheken wurden zusätzliche Aufgaben zugeteilt, ohne dass eine entsprechende entgeltliche Kompensation stattfand. Im Gegenteil wurde auch die Honorierung eher nach unten korrigiert.

Einen zentralen Kostenfaktor der Apotheken stellt bspw. deren *Warenlager* dar. Den Apotheken obliegt ein gesetzlich definierter und mit einem Kontrahierungszwang einhergehender Versorgungsauftrag: Benötigte Arzneimittel sind in der erforderlichen Menge und Qualität zur rechten Zeit am rechten Ort verfügbar zu machen.[280] Voraussetzung hierfür ist ein gut geführtes Warenlager und eine effiziente Lagerhaltung. Der Apo-

5

---

278 Website vfa – Die forschenden Pharma-Unternehmen: Das Preisniveau für neue Arzneimittel in Deutschland sinkt, Artikel vom 09.05.2018, online unter: https://www.vfa.de/de/wirtschaft-politik/das-preisniveau-fuer-neue-arzneimittel-in-deutschland-sinkt.html, Zugriff: 10.04.19.

279 Website vfa – Die forschenden Pharma-Unternehmen: Versorgungsprobleme in Deutschland durch Parallelhandel mit Medikamenten, Stand (laut Grafik): 09.01.2019, online unter: https://www.vfa.de/de/wirtschaft-politik/artikel-wirtschaft-politik/versorgungsprobleme-in-deutschland-durch-parallelhandel-mit-medikamenten.html, Zugriff: 10.04.19.

280 Zum Versorgungsauftrag der öffentlichen Apotheken siehe § 1 Abs. 1 ApoG. Zum Kontrahierungszwang siehe § 17 Abs. 4 ApBetrO.

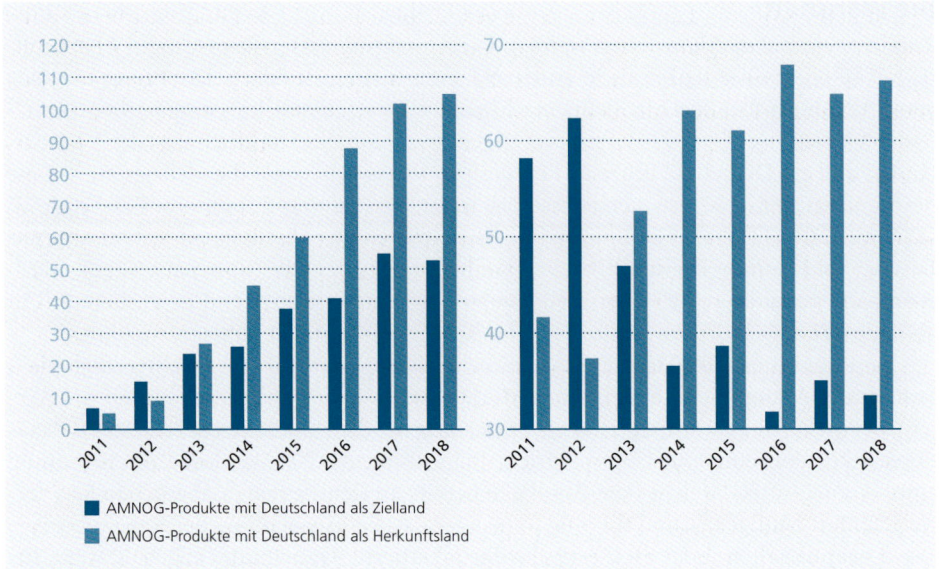

Abb. 5.1 Seit 2013 mehr Anmeldungen für Parallelexport als für Parallelimport nach Deutschland absolut (links) und prozentual (rechts) – weiter steigendes Risiko für Medikamentenabflüsse aus Deutschland[281]

theker trägt dabei die Kapitalbindungskosten sowie das Risiko von Verlusten durch Verfall, Verderbnis, Unverkäuflichkeit, Diebstahl oder Zerstörung durch höhere Gewalt.

Die Anforderungen an die Lagerhaltung sind in den letzten Jahren (nochmals) gestiegen. Eine Ursache hierfür sind die im Jahr 2006 eingeführten Rabattverträge. Verhandelt und abgeschlossen werden die Rabattverträge jährlich zwischen den gesetzlichen Krankenkassen und pharmazeutischen Herstellern. Exekutiert werden sie aber von den Apotheken. In den Rabattverträgen sichert der pharmazeutische Hersteller zu, dass für jede abgegebene Arzneimittelpackung aus seiner Produktion, für die ein Rabattvertrag abgeschlossen wurde, ein Preisnachlass erfolgt, der direkt zwischen Krankenkasse und Hersteller abgewickelt wird. Seit 2007 besteht ein Abgabevorrang für rabattvertragsgeregelte Arzneimittel. Da die Verträge anfangs für jeweils ein Jahr abgeschlossen wurden, mussten die Apotheken ihr Warenlager anfangs jährlich umstellen. Mittlerweile (seit 2011) beträgt die Laufzeit der Verträge zwei Jahre, sodass eine Umstellung nur noch alle zwei Jahre anfällt.[282] Das im Warenlager durchschnittlich gebundene Kapital belief sich im Jahr 2013 auf rund 150.000 Euro. Das im Warenlager durchschnittlich gebundene Kapital belief sich laut einem Gutachten im Auftrag des Bundesministeriums für Wirtschaft und Energie im Jahr 2018 auf rund 110.000 Euro.

---

281 Website vfa – Die forschenden Pharma-Unternehmen: Versorgungsprobleme in Deutschland durch Parallelhandel mit Medikamenten, Stand (laut Grafik): 09.01.2019, online unter: https://www.vfa.de/de/wirtschaft-politik/artikel-wirtschaft-politik/versorgungsprobleme-in-deutschland-durch-parallelhandel-mit-medikamenten.html, Zugriff: 10.04.19.

282 ApothekenUmschau: Arzneimittelkosten – Thema Rabattverträge, Artikel vom 09.10.2017, online unter: https://www.apotheken-umschau.de/Medikamente/Arzneimittelkosten-Thema-Rabattvertraege-542481.html, Zugriff: 11.04.19.

Trotz des größeren Lagers kann keine vergleichbar hohe Lieferfähigkeit wie in Zeiten vor den Rabattverträgen erreicht werden, sodass das im konkreten Verordnungsfall benötigte Medikament eines bestimmten Herstellers häufiger als früher nachbestellt werden muss. Wenn der Kunde dann nicht ein zweites Mal in die Apotheke kommen möchte oder kann, kommt der *Lieferservice* der Apotheke zum Einsatz – natürlich kostenlos für den Versicherten.

Auch die Anforderungen an die Räume und die Ausstattung einer Apotheke sind gesetzlich vorgeschrieben. Sie sind detailliert in der Apothekenbetriebsordnung (ApBetrO) geregelt. Neben Lage und Gestaltung der Betriebsräume finden sich hier Regelungen für deren Ausstattung mit wissenschaftlichen und sonstigen Hilfsmitteln sowie für das erforderliche Personal für den Betrieb der Apotheke.[283] Jede Apotheke muss dabei über ein Labor verfügen, in dem Rezepturen und ggf. Defekturen gefertigt werden können – ein ebenfalls nicht unerheblicher Kostenfaktor.

Die Abgabe von Arzneimitteln ist ein *beratungsintensives* Geschäft. Neben der Vermittlung der notwendigen Informationen über die sachgerechte Anwendung des Arzneimittels und mögliche Nebenwirkungen müssen der Apotheker bzw. seine Mitarbeiter individuell auf den Kunden eingehen, um auch über mögliche Wechselwirkungen aufklären zu können. Auch die Rücksprache mit Ärzten ist teilweise erforderlich. Die Bedeutung und Komplexität dieser individuellen Beratung kommt auch darin zum Ausdruck, dass die Bundesapothekerkammer zur Information und Beratung des Patienten entsprechende Leitlinien verfasst hat, an denen sich Apotheken orientieren können – sowohl für den Fall der Selbstmedikation als auch für den Fall einer Erst- und Wiederholungsverordnung. Patientenindividuelle Informationen über vorliegende Erkrankungen, die sonstige Medikation, Information über Schwangerschaft/Stillzeit sowie die Information, ob das Präparat ggf. für einen Dritten bestimmt ist, sind hierbei zentrale Aspekte, die abgeklärt werden sollten. Dabei muss laut Gesetz stets ein Approbierter in der Apotheke anwesend sein, d. h., entweder ist der Apothekeninhaber selbst permanent vor Ort oder er stellt die Vertretung durch einen Approbierten sicher – ein wiederum nicht unerheblicher Personalkostenfaktor.

Auch die Anforderungen an die Beratung sind mit der Einführung der Rabattverträge nochmals gestiegen. Denn auch wenn sich die Patienten in den vergangenen Jahren zunehmend an den Wechsel ihrer Arzneimittel gewöhnt haben, bedarf es in einigen Fällen nach wie vor einer Erläuterung und insbesondere der Versicherung, dass es keinen Unterschied in der Wirkung und Verträglichkeit des vorherigen und des neuen Arzneimittels gibt.

Eng hiermit verbunden sind die Anforderungen an die Qualitätssicherung in der Apotheke. Seit 2012 schreibt die Apothekenbetriebsordnung ein Qualitätsmanagementsystem entsprechend Art und Umfang der pharmazeutischen Tätigkeiten für jede Apotheke verpflichtend vor. „Gemäß § 2a ApBetrO müssen betriebliche Abläufe festgelegt und dokumentiert werden. Das QMS muss insbesondere gewährleisten, dass die Arzneimittel nach Stand von Wissenschaft und Technik hergestellt, geprüft und gelagert und dass Verwechslungen vermieden werden sowie eine ausreichende Beratungsleistung erfolgt."[284] Die

5

---

283 Website ABDA: Der Betrieb der Apotheke, online unter: https://www.abda.de/themen/recht/apotheken-wettbewerb/der-betrieb-der-apotheke, Zugriff: 12.04.19.

284 Website ABDA: Leitlinien, online unter: https://www.abda.de/themen/apotheke/qualitaetssicherung0/leitlinien, Zugriff: 12.04.19.

Apotheke übernimmt auch eine zentrale Rolle im Rahmen des Fälschungsschutzes. An dieser Stelle sollen auch die erheblichen Kosten erwähnt werden, die für die Apotheken (sowie für alle an der Umsetzung beteiligten Akteure) mit der Ein- und Umsetzung des Fälschungsschutzsystems securPharm einhergegangen sind (und einhergehen). So stellten (und stellen) neben Investitionen in die Software die Anpassung und Umstellung zuvor optimierter Abläufe einen gewaltigen Kostenfaktor dar.[285]

Ist es aktuell die Umsetzung des securPharm-Systems, so war es 2012 die Umsetzung der Rabattvertragsregelungen, auf die interne Abläufe eingestellt werden mussten und die erhebliche finanzielle *Investitionen in die EDV* mit sich brachte: Reichte 2005 noch ein einziger Computer für die Warenwirtschaft einer Apotheke aus, sind mittlerweile in der Regel mehrere, wenn nicht sämtliche Kassenarbeitsplätze mit einem Computer ausgestattet. Nur auf diese Weise kann gewährleistet werden, bei jedem Artikel die Übereinstimmung mit den Rabattverträgen zu überprüfen. Damals wie heute übernehmen die Apotheken eine zusätzliche Gemeinwohlaufgabe, ohne einen entsprechenden finanziellen Ausgleich zu erhalten.

Gemäß den aufgezeigten vielfältigen Aufgaben und Leistungen der Apotheke stellt der Apothekenbetrieb insgesamt ein höchst personalintensives Geschäftsmodell dar: Gemäß dem Apothekenwirtschaftsbericht 2018 des deutschen Apothekerverbands investierten die Apotheken im Jahr 2017 durchschnittlich 44,6 Prozent aus ihrem Rohertrag in ihre Mitarbeiter. Insgesamt dürfen die mit dem Apothekenbetrieb einhergehenden Kosten somit als beträchtlich bezeichnet werden.

Nun aber zur **Leistung** der Apotheken und zu der durch sie erbrachten **Wertschöpfung** im deutschen Gesundheitssystem. Bei der Betrachtung der Leistung der Apotheken darf nicht nur das durch diese erbrachte unmittelbare Ergebnis bewertet werden. Aber auch hier muss darauf hingewiesen werden, dass die Apotheken das exekutieren und gegenüber den gesetzlichen Krankenkassen abrechnen, was seitens der Ärzte verordnet wird. Die darin zum Ausdruck kommende Praxis der Aufgabenteilung von Arzt und Apotheker kann nicht den Apothekern alleine angelastet werden, die für die ordnungsgemäße und vom Arzt verordnete Arzneimitteltherapie sorgen, auf Interdependenzen zwischen unterschiedlichen Arzneimitteln hinweisen und Schlimmeres verhindern.

Im Einzelnen muss also bei Frage nach den gerechtfertigten Kosten geklärt werden: Wie viele Folgekosten können durch das kompetente Eingreifen der Apothekerinnen und Apotheker vermieden werden? Wie viele Arztbesuche können durch apothekerliches Handeln ersetzt, wie viele dadurch initiiert werden, wo dies zwingend geboten scheint? Im ersten Fall geht es darum, die Selbstmedikation in den Punkten zu stärken, wo sie zur Prävention oder Genesung als ausreichend eingestuft wird. Im zweiten Fall ist es die Aufgabe der Apotheker zu erkennen, dass hier die ärztliche Expertise erforderlich ist.

In beiden Fällen spart das kompetente Eingreifen der Apotheke Kosten auch der GKV – im Falle der Selbstmedikation in zweierlei Hinsicht: Die Patienten bezahlen ihre Arzneimittel selbst und können deshalb auf Verordnung und Arztbesuch verzichten. Schon heute nimmt die apothekengestützte Selbstbehandlung in Deutschland einen hohen Stellenwert in der Gesundheitsversorgung ein (**o** Abb. 5.2). Das sich dahinter ver-

---

285 Deutsche Apotheker Zeitung Online: Wirtschaft – Was kostet Securpharm die Apotheken?, 10/2019, online unter: https://www.deutsche-apotheker-zeitung.de/daz-az/2019/daz-10-2019/was-kostet-securpharm-die-apotheken, Zugriff: 12.04.19.

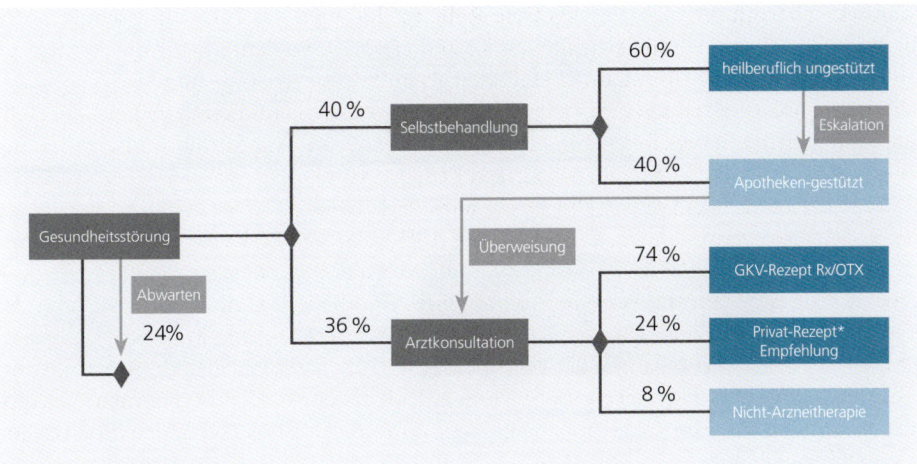

○ **Abb. 5.2** Behandlungspfade bei leichten Gesundheitsstörungen. *Privat–Rezept: „blaues"
und „grünes Rezept")[286]

bergende Einsparpotenzial wurde bereits in diversen Studien nachgewiesen und zudem wertmäßig beziffert.

So hat eine Studie des Instituts für Handelsforschung an der Universität zu Köln im Auftrag der Landesapothekerkammer Baden-Württemberg aus dem Jahr 2011 ergeben, dass Apotheken im Bereich der Selbstmedikation erhebliche Kosten einsparen helfen. Die Studie führt unmittelbar auf, wie viele Selbstmedikationsfälle pro Tag mit und ohne Arztkonsultationen im Vorfeld erfolgen (○ Abb. 5.3) und wie die Apotheke für die unterschiedlichen Fälle eine Art Lotsenfunktion übernimmt. Obgleich die Studie zwischenzeitlich fast zehn Jahre alt ist, kann angenommen werden, dass die dort ermittelten Ergebnisse in der Tendenz weiterhin stimmen.

„Wenden sich Patienten bei Beschwerden hilfesuchend an den Apotheker und (vorerst) nicht an Vertreter des ärztlichen Systems, substituiert der Apothekenbesuch aus Sicht der Konsumenten oftmals die Konsultation des Arztes. Die Kosten eines Arztbesuchs bleiben folglich aus. Die Berechnung eines entsprechenden Kostenäquivalents gibt Auskunft über die aus der Substitution von Arztkonsultationen durch Apothekenbesuche hervorgehenden fiktiven Einsparungen. Zugrunde gelegt werden dabei im Folgenden die für die Allgemeinmedizin tätigen Hausärzte im Arztreport 2011 der Barmer GEK ausgewiesenen approximativen durchschnittlichen Behandlungskosten je Fall von 56,01 Euro."[287]

„Wird die Anzahl der Selbstmedikationsfälle ohne Arztbesuch im Vorfeld des Apothekenbesuchs mit diesen durchschnittlichen Behandlungskosten bewertet, ergeben sich die folgenden Kostenäquivalente (bei einer durchschnittlichen Apothekenöffnung von 280 Tagen pro Jahr):

286 Deutsche Apotheker Zeitung Online: Pharmazeutisch effektiv, ökonomisch effizient – Gesundheitsökonomische Effekte der Selbstbehandlung mithilfe der Apotheke (Gastbeitrag von Uwe May und
Cosima Bauer), Ausgabe 07/2017, online unter: https://www.deutsche-apotheker-zeitung.de/
daz-az/2017/daz-7–2017/pharmazeutisch-effektiv-oekonomisch-effizient, Zugriff: 01.04.19.
287 Institut für Handelsforschung GmbH/Landesapothekerkammer Baden-Württemberg, Apothekergestützte Selbstmedikation, Köln-Stuttgart 2011, S. 42; Barmer GEK, 2011, S. 43 und 59.

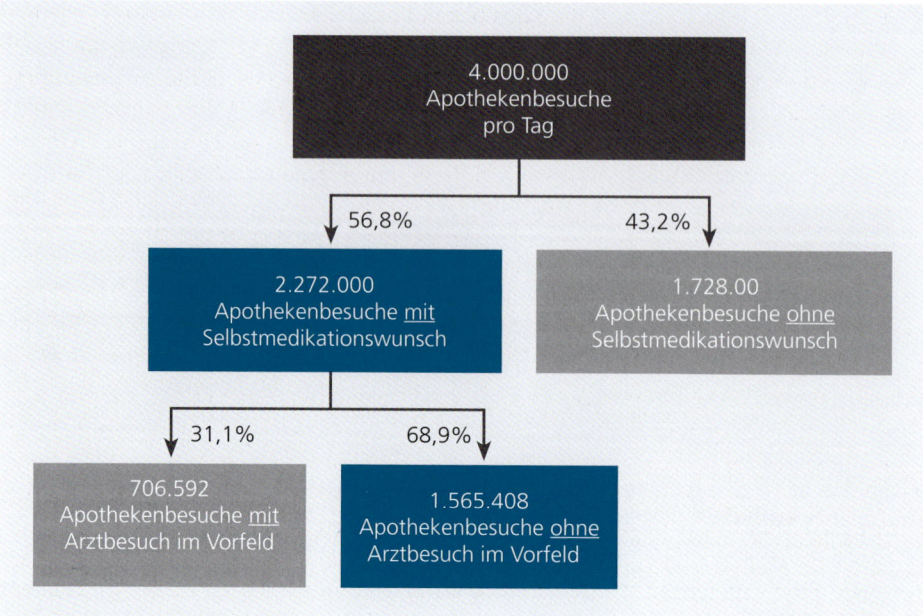

○ **Abb.5.3** Durchschnittliche Anzahl der Selbstmedikationsfälle pro Tag (Hochrechnung)[288]

- Bezogen auf die 1.565.408 Selbstmedikationsfälle ohne Arztkonsultation im Vorfeld des Arztbesuchs entspricht das berechnete Kostenäquivalent rund 88 Mio. Euro pro Tag. Hochgerechnet auf ein Jahr nimmt das Kostenäquivalent einen Wert von 24,5 Mrd. Euro an. (Wird bei der Berechnung des Kostenäquivalents die durchschnittliche Versichertenpauschale gemäß KV Baden-Württemberg für den persönlichen Arzt-Patienten-Kontakt in der hausärztlichen Versorgung von 36,10 Euro zugrunde gelegt, ergibt sich als Untergrenze ein fiktives Einsparvolumen von 57 Mio. Euro pro Tag bzw. 15,8 Mrd. Euro pro Jahr).

- Bezogen auf die 521.281 Selbstmedikationsfälle ohne Arztkonsultation im Vorfeld des Arztbesuchs mit ausschließlicher Beschwerde- und Symptomschilderung entspricht das berechnete Kostenäquivalent rund 29 Mio. Euro pro Tag. Hochgerechnet auf ein Jahr nimmt das Kostenäquivalent einen Wert von 8,2 Mrd. Euro an. (Wird bei der Berechnung des Kostenäquivalents die durchschnittliche Versichertenpauschale gemäß KV Baden-Württemberg für den persönlichen Arzt-Patienten-Kontakt in der hausärztlichen Versorgung von 36,10 Euro zugrunde gelegt, ergibt sich als Untergrenze ein fiktives Einsparvolumen von 19 Mio. Euro pro Tag bzw. 5,3 Mrd. Euro pro Jahr)."

Auch eine Untersuchung der Gesundheitsökonomen Cosima Bauer und Professor Uwe May aus dem Jahr 2017 belegt eindrücklich den Beitrag der Selbstbehandlung zur Ressourcenentlastung des deutschen Gesundheitssystems und der Volkswirtschaft. Laut den Berechnungen der Studie fallen bei der Selbstbehandlung einer leichten Gesundheitsstörung mit rezeptfreien Arzneimitteln (Selbstmedikation) im Durchschnitt Kosten von 4,80

---

288 (Institut für Handelsforschung GmbH/Landesapothekerkammer Baden-Württemberg, Köln-Stuttgart 2011, S. 43.)

Euro an.[289] Hochgerechnet setzt die Selbstbehandlung leichter Gesundheitsstörungen im GKV-System demnach jährlich Ressourcen in Höhe von ca. 21,4 Milliarden Euro frei. Dieser Betrag enthält den Ressourcenverbrauch in der ambulanten ärztlichen Versorgung und die effektiven GKV-Ausgaben für verordnete Arzneimittel. Weiter wurde ermittelt, dass auf volkswirtschaftlicher Ebene durch Selbstmedikation rund 21 Millionen Arbeitsausfalltage bzw. Produktivitätsverluste in Höhe von mindestens 5,97 Milliarden Euro pro Jahr vermieden werden – davon entfallen 3,68 Milliarden Euro auf Arbeitsausfälle, die durch Arztkonsultationen während der Arbeitszeit entstehen, 2,28 Milliarden Euro machen Produktivitätsverluste durch vermeidbare Krankschreibungen aus.

Das errechnete Einsparpotenzial fällt enorm aus: Statistisch werden pro Euro, der für Selbstmedikation ausgegeben wird, jeweils knapp 14 Euro für die GKV und 4 Euro für die Volkswirtschaft eingespart.[290] Die monetäre Mehrbelastung des Patienten durch Arzneimittelausgaben fällt mit netto 1,19 Euro pro Selbstbehandlungsfall gering aus und steht einem durchschnittlichen (Frei-)Zeitgewinn des Patienten von 148 Minuten gegenüber. Eine Studie der Europäischen Kommission aus dem Jahr 2015 kam dabei zum Ergebnis, dass die Evidenz für den medizinischen Erfolg einer Selbstbehandlung bei verschiedenen leichteren Gesundheitsstörungen mindestens so gut ist wie bei einer Arzttherapie.

Eine zentrale Rolle hinsichtlich der Inanspruchnahme, Umsetzung sowie Wirksamkeit der Selbstmedikation und somit der Einsparung von Gesundheitsausgaben spielen die **Apotheker**. Laut May profitiert der Selbstbehandlungsgedanke stark von der Apotheke, da ohne die Beratungsmöglichkeit in der Apotheke die Bereitschaft der Verbraucher zur Selbstbehandlung weniger ausgeprägt wäre. Bei der perspektivengerechten Analyse der Untersuchungsergebnisse werde allerdings deutlich, dass das gegenwärtige Honorierungs- bzw. Preisbildungssystem dem gesundheitsökonomischen Beitrag der Apotheken in der Selbstbehandlung nicht entspricht. Die Autoren der Studie sprechen sich klar für eine stärkere Förderung der apothekengestützten Selbstbehandlung aus. Angesichts künftiger Herausforderungen (demografische Entwicklung, Mangelsituation speziell im Bereich der hausärztlichen Versorgung, kostensteigernder medizinisch-pharmazeutischer Fortschritt) gilt es in besonderem Maße, das hier liegende Effizienzpotenzial zu nutzen.[291]

Mit anderen Worten: Ohne die Berechnungen im Einzelnen auf die Nachkommastelle nachvollziehen zu wollen, sind insbesondere die indirekten Wirkungen der Apothekenberatung immens. Von daher kann ruhigen Gewissens darauf verwiesen werden, dass Apotheken mehr nutzen, als sie kosten – ein wichtiger Punkt auch für künftige Honorierungsfragen.

5

---

289 Bei der Ermittlung dieser Daten ist kalkulatorisch berücksichtigt, dass es neben Käufen in der Apotheke auch zur Anwendung von Präparaten aus der privaten Hausapotheke kommt.

290 Dieser Wert fällt im Vergleich zu bislang veröffentlichten Studien höher aus, da in diesen regelhaft ein Selbstmedikationsfall mit dem vollständigen Verbrauch einer OTC-Packung gleichgesetzt wurde, was sich in der vorliegenden Studie aufgrund verbesserter und erstmals verfügbarer Daten als unrealistisch (da zu hoch) erwiesen hat.

291 Deutsche Apotheker Zeitung Online: Pharmazeutisch effektiv, ökonomisch effizient – Gesundheitsökonomische Effekte der Selbstbehandlung mithilfe der Apotheke, Ausgabe 07/2017, online unter: https://www.deutsche-apotheker-zeitung.de/daz-az/2017/daz-7–2017/pharmazeutisch-effektiv-oekonomisch-effizient, Zugriff: 01.04.19.

Mythos 16: Die benötigten Produkte sind (allzu oft) nicht vorrätig

Andreas Kaapke/Nina Kleber-Herbel

Der Mythos

Die Warenlager der Apotheken sind leer; die Apotheker verlassen sich darauf, dass ihr Vorlieferant die benötigten Arzneimittel innerhalb kürzester Zeit anliefert. Denn: Gefühlt müssen Arzneimittel aus Sicht der Kunden vergleichsweise häufig bestellt bzw. nachträglich geliefert werden.

Die Wahrheit

Die Vor-Ort-Apotheken unterliegen dem gesetzlich definierten Auftrag, Arzneimittel und apothekenpflichtige Medizinprodukte, die zur **Sicherstellung einer ordnungsgemäßen Arzneimittelversorgung** der Bevölkerung notwendig sind, in einer Menge vorrätig zu halten, die mindestens dem durchschnittlichen Bedarf [der Bevölkerung im Einzugsgebiet] für eine Woche entspricht (§ 15 Abs. 1 ApBetrO, Vorratshaltung). Zudem obliegt es den Vor-Ort-Apotheken, eine klar definierte Auswahl an Notfallarzneimitteln ständig verfügbar zu halten, die bei lebensbedrohlichen Akutzuständen wie etwa Vergiftungen sofort benötigt werden (§ 15 Abs. 2 ApBetrO). Dies hat Konsequenzen für die Lagerhaltung. Entsprechend betrug der **Lagerbestand** einer deutschen Apotheke im Jahr 2018 im Durchschnitt rund 110.000 Euro (an gebundenem Kapital).[292] Diese Kapitalbindung stellt eine gewaltige betriebswirtschaftliche und volkswirtschaftliche Leistung zugunsten aller Teile der Bevölkerung dar.

Während für die Gestaltung des Warenlagers früher ausschlaggebend war, was die Ärzte in der Umgebung verordnet haben, sind es heute die zwischen der speziellen Krankenkasse und dem Hersteller geschlossenen **Rabattverträge**. Die Apotheke hält daher jeden Wirkstoff von mehreren Herstellern vorrätig. Trotz des beträchtlichen Warenbestands und der effizienten Lagerlogistik kann aber keine vergleichbar hohe Lieferfähigkeit wie in Zeiten vor den Rabattverträgen erreicht werden. Im Jahr 2007 konnte eine Apotheke mit der Bereithaltung von rund 5.000 Artikeln eine Lieferfähigkeit von 95 Prozent bewerkstelligen. Aufgrund des heutigen Erfordernisses, erheblich mehr und häufig wechselnde Artikel bereitzuhalten, kann dies kaum mehr erreicht werden. Im konkreten Verordnungsfall kommt es daher häufiger als früher vor, dass ein benötigtes Medikament nachbestellt werden muss, weil die Apotheke zwar bspw. ein der ärztlichen Verordnung entsprechendes „identisches Arzneimittel" vorrätig hält, dies aber aufgrund der Rabattvertragsregelung nicht abgeben darf. Es muss somit „zwangsweise" erst beim Großhandel bestellt werden.

Dabei unterliegen die öffentlichen Apotheken in Deutschland dem sog. **Kontrahierungszwang**: „Verschreibungen […] sind in einer der Verschreibung angemessenen Zeit auszuführen." (§ 17 Abs. 4 ApBetrO) Damit ist die Apotheke nicht nur zu einer beachtlichen Bevorratung verpflichtet, sondern auch dazu, nicht vorrätige Arzneimittel kurzfristig zu beschaffen. Hierbei spielt der vollversorgende **pharmazeutische Großhandel** eine maßgebliche Rolle. Er beliefert die im Einzugsgebiet ansässigen Apotheken mit sämtlichen in Deutschland im Verkehr befindlichen, nachgefragten Arzneimitteln. Die Beliefe-

---

292 2HM-Gutachten „Ermittlung der Erforderlichkeit und des Ausmaßes von Änderungen der in der Arzneimittelpreisverordnung (AMPreisV) geregelten Preise"; Stand: Version 1.21, 16.03.2018

rung erfolgt bundesweit werktäglich durchschnittlich 2,9-mal in 24 Stunden.[293] In Notfallsituationen erfolgen außerplanmäßige Einzel- bzw. Eilbelieferungen. So ist die stationäre Apotheke in der Lage, ein nicht vorrätiges Arzneimittel innerhalb kürzester Zeit – meist innerhalb weniger Stunden – zu besorgen und entsprechend zu beliefern. Zudem unterhalten die Apotheken in aller Regel einen Lieferdienst, der das Medikament noch am selben Tag zum Kunden nach Hause liefert. Aufgrund des von ihnen im Sinne des Gemeinwohls geleisteten **Nacht- und Notdienstes** stellen die stationären Apotheken außerdem sicher, dass die gesamte Bevölkerung rund um die Uhr Zugang zu benötigten Arzneimitteln hat und entsprechend versorgt ist – auch außerhalb der regulären Öffnungszeiten.

Seit geraumer Zeit ist es die Zunahme von **Lieferengpässen**, die dazu führt, dass Arzneimittel zunehmend nicht in der Apotheke vorrätig sind. Von einem Lieferengpass ist die Rede, wenn Großhändler bzw. Hersteller einzelne Arzneimittel kurzfristig nicht zur Verfügung stellen können.[294] Seit dem Jahr 2016 kommt es in Deutschland in verstärktem Maße zu Lieferengpässen. In einer Umfrage im Jahr 2019 nannten 91,2 Prozent der selbständigen Apotheker Lieferengpässe als eines der größten Ärgernisse in ihrem Berufsalltag.[295] Das Management von Lieferengpässen bedeutet für Apotheken einen erheblichen Aufwand. Rund 40 Prozent der Apotheker geben in derselben Umfrage an, dass mehr als 16 Prozent der Arbeitszeit der Mitarbeiter/innen der Apotheke für das Management von Lieferengpässen aufgewendet werden müssen (bspw. in Form von Rücksprache mit Großhandel, Anruf bei Ärzten, zusätzlicher Beratung).

Die Ursachen für die Entstehung von Lieferengpässen liegen unter anderem in der stark globalisierten und spezialisierten Arzneimittelherstellung. Produktionen werden häufig in Billiglohnländer verlagert, manche Wirkstoffe werden nur noch von wenigen Herstellern weltweit produziert. Produktionsausfälle oder andere Probleme in einer einzelnen Anlage können somit unmittelbar die Belieferung beeinträchtigen, mögliche Engpässe können nicht kompensiert werden. Zusätzlich wird Deutschland immer mehr zum Exportland, weil viele Arzneimittel inzwischen hierzulande billiger sind als im Ausland.

Die Corona-Krise ließ das Problem der Lieferengpässe nochmals besonders spürbar zu Tage treten. Mathias Arnold, Vizepräsident der ABDA, sagte dazu: „Die Corona-Pandemie führt uns deutlich vor Augen, wie anfällig die Arzneimittelversorgung in Europa bei Produktionsausfällen, Exportstopps oder Logistikproblemen in anderen Teilen der Welt ist."[296] Die Politik reagierte mit der **SARS-CoV-2-Arzneimittelversorgungsverordnung**, die am 22. April 2020 in Kraft trat. Apotheker dürfen seitdem nach Rücksprache mit dem Arzt Arzneimittel nach „aut simile" (wörtlich übersetzt „oder ein Ähnliches") austauschen, sofern kein wirkstoffgleiches Präparat verfügbar oder lieferbar ist. Dadurch wird der Spielraum – aber auch die Verantwortung – der Apotheke bei der Abgabe eines verordneten Medikaments erweitert. Das heißt: Bei einem Rezept, auf dem der Arzt das „aut

293 IFH Köln (2018): Verbandsstatistik des pharmazeutischen Großhandels, Köln, 2018.

294 Website der ABDA: Lieferengpässe, online: www.abda.de/themen/versorgungsfragen/lieferengpaesse, Zugriff: 06.07.20.

295 Apothekenklima-Index 2019: Pressekonferenz zum Deutschen Apothekertag Düsseldorf, 24. September 2019, online: www.abda.de/fileadmin/user_upload/assets/Pressetermine/2019/DAT_2019/DAT_ PK_Apothekenklima_Index_2019-final.pdf, siehe auch: www.deutsche-apotheker-zeitung.de/ daz-az/2019/daz-46–2019/krieg-der-zahlen, Zugriff: 15.11.19.

296 Deutsche Apotheker Zeitung Online, Artikel vom 25.06.2020: EU-Ratspräsidentschaft – Apotheker setzen Lieferengpässe auf EU-Agenda, online unter: https://www.deutsche-apotheker-zeitung.de/ news/artikel/2020/06/25/apotheker-setzen-lieferengpaesse-auf-eu-agenda, Zugriff: 06.07.20.

idem"-Feld angekreuzt hat, darf die Apotheke ein Medikament abgeben, das nicht das namentlich verordnete, aber wirkstoffgleich ist. Im Falle einer **„Aut simile"-Verordnung** ist es der Apotheke darüber hinaus erlaubt, ein Arzneimittel abzugeben, das ähnlich wirkt wie das verordnete, aber einen anderen Wirkstoff enthält.[297] In einer nicht-repräsentativen Umfrage der Deutschen Apotheker Zeitung gaben etwa zwei Drittel der Apotheker an, die neuen Austauschmöglichkeiten zu nutzen, 36 Prozent nutzen sie täglich.[298] Mit der Übernahme einer derart erhöhten pharmazeutischen Verantwortung tragen die Apotheker nicht nur dazu bei, die Auswirkungen von Lieferengpässen zu mildern, zudem kann damit in vielen Fällen vermieden werden, dass Patienten nochmals die Apotheke aufsuchen müssen, um ein zunächst nicht verfügbares Arzneimittel abzuholen. Es ist fraglich, ob die neuen Austauschmöglichkeiten auch nach der Corona-Krise beibehalten werden sollen. Eine Mehrheit der befragten Apotheker (68 Prozent) sprach sich jedenfalls dafür aus. Eine Chance, das Problem der Arzneimittelengpässe ursächlich anzugehen, sieht die ABDA in der am 1. Juli 2020 beginnenden EU-Ratspräsidentschaft Deutschlands: Der Kampf gegen Lieferengpässe bei lebenswichtigen Medikamenten soll auf die Tagesordnung der deutschen EU-Ratspräsidentschaft gesetzt werden.

Es kann also vorkommen, dass ein benötigtes Arzneimittel in der Apotheke vor Ort nicht direkt verfügbar ist und erst bestellt werden muss. Dies ist aber im Wesentlichen externen Einflüssen, Entwicklungen oder Auflagen geschuldet. Nichtsdestotrotz gewährleistet die Apotheke vor Ort in aller Regel die Verfügbarkeit des Arzneimittels noch am selben Tag und liefert auf Wunsch häufig frei Haus per Botendienst.

Mythos 17: Der Apotheker ist doch nur Schubladenzieher

Andreas Kaapke/Nina Kleber-Herbel

Der Mythos

Durch die vermeintliche Vergleichbarkeit der Warenabgabe von Arzneimitteln mit Drogeriewaren, Elektronikgeräten oder Schwarzwälder Schinken entsteht in der Wahrnehmung mancher Verbraucher der Eindruck, der Apotheker sei auch nichts anderes als ein Händler. Auch die Beratungsleistung kennt der Kunde von Textilfachgeschäften, Schuhgeschäften oder auch Fachgeschäften für Fernseher oder Fotoapparate.

Deshalb werden vor dem Hintergrund der Aufbewahrung insbesondere der rezeptpflichtigen Arzneimittel der Apotheker und das ganze Apothekenteam von den Bürgern auch als (akademische) „Schubladenzieher" bezeichnet. Eine Wertschätzung für deren Tätigkeit kann dies nicht bedeuten, zeigt es doch, dass ein Anteil von Verbrauchern die Dienstleistung des Apothekers lediglich darin vermutet, ein vom Arzt verordnetes Medikament auszuhändigen.

Dass Apotheker durch Preisaktionen und Flyer oder ähnliche Marketing-Gimmicks in der Wahrnehmung der Verbraucher eher (noch) näher an den klassischen Händler

---

297 in Anlehnung an: Pharmazeutische Zeitung Online: Aut simile, online unter: https://www.pharmazeutische-zeitung.de/aut-simile, Zugriff: 06.07.20.

298 Deutsche Apotheker Zeitung Online, Artikel vom 23.06.2020: DAZ.online-Umfrage – Apothekenmitarbeiter: Corona-Austausch-Möglichkeiten behalten! online unter: https://www.deutsche-apotheker-zeitung.de/news/artikel/2020/06/23/89-prozent-der-apotheker-sind-froh-ueber-die-neuen-corona-austauschmoeglichkeiten, Zugriff: 06.07.20.

rücken, als sich von diesem abzugrenzen, kommt noch hinzu und verstärkt den Eindruck, dass der Apotheker ein normaler Händler sei.

Die Wahrheit

Wahr ist aber, dass kein „normaler" Händler oder Kaufmann, sondern ausschließlich ein approbierter Apotheker zur Eröffnung und Führung einer Apotheke berechtigt ist. Voraussetzung für den Erhalt der Approbation ist ein aufwendiges und anspruchsvolles **Studium** (u. a. mit den Fächern Pharmakologie, Chemie, Biologie, klinischer Pharmazie) und eine einjährige Erprobungszeit. Schließlich ist das Führen der Apotheke an strenge **gesetzliche Vorgaben** geknüpft.

Der Apotheker **haftet** für etwaige Fehler, insbesondere im Bereich der Beratung – und das letztlich auch mit seinem Privatvermögen.

Insbesondere aus Gründen des Verbraucherschutzes (respektive der auch persönlichen Haftung) gibt es für Apotheken dabei in Deutschland das Fremd- und das (eingeschränkte) Mehrbesitzverbot. Das eingeschränkte **Mehrbesitzverbot** besagt, dass ein Apotheker nicht mehr als vier Verkaufsstellen betreiben darf: Neben seiner Hauptapotheke sind dies bis zu drei weitere Filialen (beschränkter Mehrbesitz). Die Hauptapotheke hat der Apotheker persönlich zu führen und für jede Filialapotheke ist ein approbierter Apotheker als Verantwortlicher zu benennen, der die im Apothekengesetz und in der Apothekenbetriebsordnung verankerten Pflichten eines Apothekenleiters zu erfüllen hat. Das **Fremdbesitzverbot** für Apotheken ergibt sich daraus, dass die zum Betrieb einer Apotheke erforderliche Erlaubnis nur demjenigen erteilt wird, der entweder über eine deutsche Approbation als Apotheker oder einen vergleichbaren pharmazeutischen Befähigungsnachweis eines EU-Mitgliedsstaates verfügt. Zudem dürfen mehrere Personen zusammen eine Apotheke nur in der Rechtsform einer Gesellschaft bürgerlichen Rechts (GbR) oder einer offenen Handelsgesellschaft (OHG) betreiben, wobei alle Gesellschafter der entsprechenden Erlaubnis bedürfen und damit approbierte Apotheker sein müssen.

Denn die öffentlichen Apotheken haben einen staatlich definierten **Versorgungsauftrag**. Dieser Versorgungsauftrag gilt für die gesamte Bevölkerung und im Prinzip für alle Arzneimittel (Stichwort: Apothekenpflicht); die wenigen Ausnahmen, d. h. „Abgabe von Arzneimitteln auch außerhalb von Apotheken", sind in § 43 Arzneimittelgesetz (AMG) gesetzlich fixiert.

Für den Apotheker ist es verpflichtend, ein **Labor** zu führen, in dem Rezepturen und ggf. Defekturen angefertigt werden können. Auch die **regelmäßige Kontrolle von Fertigarzneimitteln**, die in entscheidendem Maße zur Sicherstellung der Arzneimittelsicherheit beiträgt, fällt in den Aufgabenbereich des Apothekers. Die gesetzlichen Regelungen zum Führen eines Labors sind ausgesprochen streng.

Die **Informations- und Beratungspflicht**[299] verpflichtet den Apotheker (und seine pharmazeutischen Mitarbeiter), Arzt und Verbraucher aus arzneimittelsicherheitsrelevanten Gründen zu informieren und zu beraten sowie dem Patienten oder Kunden die zur sachgerechten Anwendung erforderlichen Informationen zu geben. In der Apothekenbetriebsordnung ist zudem geregelt, dass das pharmazeutische Personal einem erkennbaren Arzneimittelmissbrauch in geeigneter Weise entgegenzutreten hat. Bei

---

299 vgl. § 20 ApBetrO.

begründetem Verdacht auf Missbrauch ist die Abgabe – aus Gründen des Verbraucherschutzes – zu verweigern![300]

In der Beratung dürfen nur ausgebildete **Fachkräfte** eingesetzt werden und es muss zu jeder Zeit während der Öffnung der Apotheke ein approbierter Apotheker, sei es der Apothekenleiter oder ein Angestellter, anwesend sein. Die Abgabe eines Arzneimittels muss immer von einem approbierten Apotheker geprüft werden.

Das **Sortiment** der Apotheken ist **stark begrenzt**.[301] Auf diese Weise soll sichergestellt werden, dass das Bild der Apotheke als Ort der Arzneimittelabgabe, der Krankheitsprävention und der Gesundheitsförderung weiterhin erhalten bleibt. Der „Sortimentsbeschränkung" auf der einen Seite steht andererseits eine **Vorratshaltungsverpflichtung** für Arzneimittel entgegen. So muss die Apotheke im Rahmen der gesetzlich vorgeschriebenen Mindestbevorratung Arzneimittel in dem Umfang bereithalten, um die Versorgung der regionalen Bevölkerung über eine Woche sicherzustellen. Sie verfügt außerdem über ein Notfalldepot mit Medikamenten, die unverzüglich zugänglich sein müssen (z. B. im Falle von Vergiftung, Allergie, Schock). Die Bevorratung in der Apotheke mit Arzneimitteln ist daher sehr hoch. Sie geschieht dabei auf **eigenes Risiko**. Täuscht sich der Apotheker, was die Disposition anbetrifft, ist dies sein unternehmerisches Risiko.

Arzneimittel, die in der Apotheke gerade nicht vorrätig sind, können darüber hinaus **innerhalb weniger Stunden besorgt** werden. Der von den Apotheken angebotene **Lieferservice** nimmt den Kunden dabei häufig den zweiten Weg in die Apotheke ab. Da die Abgabe von Arzneimitteln häufig keinen Aufschub duldet und die Zugänglichkeit zu Arzneimitteln zu jeder Zeit gewährleistet werden muss, leisten die Apotheken regelmäßig **Nacht- und Notdienste.**

Die Verpflichtung zur Vorratshaltung steht in einem engen Kontext zum „**Kontrahierungszwang**". Grundsätzlich herrscht in Deutschland Privatautonomie. Das heißt, ein Gewerbetreibender ist nicht verpflichtet, einen Vertrag mit jedermann abzuschließen. Ein Kaufhaus oder ein Gastwirt muss zum Beispiel nicht jeden bedienen. Es gibt jedoch gesetzlich vorgeschriebene Ausnahmen. So hat der Gesetzgeber diesen „Kontrahierungszwang" für Arzneimittel festgeschrieben[302], um zu verhindern, dass sich allzu tüchtige Geschäftsleute dazu hinreißen lassen könnten, nur solche Produkte zu führen, die den größten Profit versprechen. Zudem ist es Apotheken verboten, bestimmte Arzneimittel zu „bevorzugen" bzw. das „Arzneimittelangebot" zu beschränken.

Weiter gibt es **Mindeststandards bezüglich der Räumlichkeiten** einer Apotheke, die genau definiert sind. So muss eine öffentliche Apotheke mindestens eine Offizin (den Verkaufsraum), ein Labor, einen Lagerraum und ein Nachtdienstzimmer (für den Aufenthalt während des Nacht- und Notdienstes) mit einer Gesamtfläche von mindestens 110 Quadratmetern aufweisen. Grundsätzlich sollen alle Betriebsräume der Apotheke direkt aneinander angrenzen; ausgenommen von dieser Verpflichtung ist dabei das Nachtdienstzimmer.

Der Apotheker unterscheidet sich also durch die aufwendige Ausbildung, die ausgeübten Funktionen sowie die strengen gesetzlichen Auflagen, unter denen er agiert, in jedweder Hinsicht von einem Kaufmann. Allein durch die gesetzlichen Auflagen entstehen

---

300 vgl. § 17 Abs. 8 ApBetrO
301 vgl. § 1a ApBetrO
302 vgl. § 17 Abs. 4 ApBetrO

in der Apotheke außerdem völlig andere Kosten bspw. für das Personal oder die Räume und deren Ausstattung als im traditionellen Handel.

Die besonderen Leistungen sowie Auflagen und Anforderungen, die an eine Apotheke gestellt werden, begründen sich im Wesentlichen in der **Besonderheit der hier vertriebenen Produkte**. Händler vertreiben Ware der herkömmlichen Art mit typischen Effekten wie bspw. Hortungskäufen bei attraktiver Preisbildung usw. Apotheker verkaufen dagegen „Waren der besonderen Art", also solche, die sich den Gesetzen der Marktwirtschaft in gewisser Weise entziehen. So wird ein besonders billiges Magenmittel nicht wegen des günstigen Preises, sondern ausschließlich bei Bedarf gekauft. Von daher hinkt der Vergleich von Händler und Apotheker nicht nur, er wird auch beiden Berufsgruppen nicht gerecht.

5

6 Zusammenfassung

Mythos 18: Mythos Apotheke

Andreas Kaapke/Nina Kleber-Herbel

Mythos

17 Mythen ergeben zusammen in weiten Teilen das Bild einer oftmals nur unzureichend informierten Öffentlichkeit. Unglaubliche Fehlurteile, Falschmeinungen und Irrtümer scheinen die Apotheken und die Arzneimitteldistribution zu begleiten, darunter: Es gibt in Deutschland (noch immer) zu viele Apotheken, die Arzneimittelversorgung durch die Apotheken ist (auch dadurch) eine teure Angelegenheit und belastet die Krankenkassen über die Maßen, Apotheken verzeichnen dafür beachtliche Gewinne – und das für eine Leistung, die im Wesentlichen aufs „Schubladenziehen" beschränkt ist. Auch hinsichtlich des Versandhandels bestehen seltsame positive Lobeshymnen, denn schließlich erbringt dieser genau die gleichen Leistungen wie die Apotheken vor Ort, nur tut er dies auf eine für die Kunden bequemere Art und Weise – ein paar Klicks bis zum gewünschten Medikament genügen – und zu sehr viel günstigeren Preisen. Überhaupt sind die Arzneimittel in Deutschland viel teurer als im Ausland, und das, obwohl sie doch sicherlich von der Mehrwertsteuer befreit oder zumindest geringer besteuert sind. Die Margen der deutschen Apotheken müssen somit gewaltig sein und die Apotheker zu den Top-Verdienern gehören. All dies ist kein Wunder angesichts der starken Lobby, über die die Apothekerschaft in Berlin verfügt.

Diese und weitere kleinere und größere Mythen ranken sich um die deutschen Apotheken und führen dazu, dass in Summe – auch im Jahr 2020 – die Apotheke als solche als Mythos bezeichnet werden kann, der aber in vielfacher Hinsicht genau das ist: ein Mythos.

Wahrheit

Denn leider oder besser Gott sei Dank sieht die Wahrheit oftmals etwas anders aus. Die Zahl der Apotheken sinkt seit Jahren aufgrund diverser gesetzlicher Auflagen und dadurch verursachter wirtschaftlicher Einbußen beständig. Die Apothekendichte in Deutschland liegt deutlich unter dem EU-Durchschnitt. In zwölf Monaten, an 365 Tagen, rund um die Uhr stehen die deutschen Apotheken den Kundinnen und Kunden zur Verfügung. Während der regulären Öffnungszeiten alle rund 19.000 Apotheken, in der Nacht und an Sonn- und Feiertagen versorgt ein Teil der Apotheken abwechselnd die Bevölkerung nach einem ausgeklügelten Nacht- und Notdienstplan. Essenziell sind außerdem Leistungen wie die persönliche Information und Beratung, die Herstellung von Arzneimitteln und der niederschwellige Zugang zu medizinischer Versorgung. Nicht selten ersetzt apothekerliches Handeln Arztbesuche oder initiiert sie, wenn dies geboten erscheint.

Die stationären Apotheken erhalten dafür die gleiche Honorierung wie die Versandapotheken, welche die über die reine Abgabe von Arzneimitteln hinausgehenden Leistungen nicht oder nur in sehr eingeschränktem Maße erbringen (können). Dies bedeutet die Etablierung eines Strukturunterschiedes und muss als Wettbewerbsverzerrung angesehen werden. Dabei unterliegen ausländische Versandapotheken als stärkste Konkurrenz der stationären Apotheken unterliegen derzeit nur eingeschränkt deutschen Gesetzen, was auch der Grund dafür ist, dass die Versender Rabatte auf verschreibungspflichtige Arzneimittel gewähren können, was die der Arzneimittelpreisverordnung unterliegenden deutschen Apotheken nicht tun dürfen. Zudem müssen die Sicherheitsdefizite angemahnt werden, die durch das Internet entstehen und die das System der Arzneimitteldistribution in Deutschland konterkarieren.

Wüssten alle Deutschen, wie es sich tatsächlich verhält, und würden sie nicht einem oder mehreren der dargestellten Mythen glauben und folgen, stünde es um das Image der Apotheken (noch) besser und die finale Kaufentscheidung der Verbraucher fiele in deutlich mehr Fällen zugunsten der stationären Apotheke aus, wo jetzt aus Unkenntnis ggf. in anderen Vertriebskanälen gekauft wird.

6

Literaturverzeichnis

2HM-Gutachten „Ermittlung der Erforderlichkeit und des Ausmaßes von Änderungen der in der Arzneimittelpreisverordnung (AMPreisV) geregelten Preise"; Stand: Version 1.21, 16.03.2018.

ABDA: Apothekenklima-Index 2018 – Pessimistische Branchenaussichten und Nachwuchssorgen, online: https://www.abda.de/pressemitteilung/apothekenklima-index-2018-pessimistische-branchenaussichten-und-nachwuchssorgen.

ABDA: Apothekenklima-Index 2018 – Pressekonferenz zum Deutschen Apothekertag München, 9. Oktober 2018, online: https://www.abda.de/fileadmin/assets/Pressetermine/2018/DAT_2018/DAT_2018_PK_Apothekenklima_Index.pdf.

ABDA: Apothekenklima-Index 2019 – Pressekonferenz zum Deutschen Apothekertag Düsseldorf, 24. September2019, online: www.abda.de/fileadmin/user_upload/assets/Pressetermine/2019/DAT_2019/DAT_PK_Apothekenklima_Index_2019-final.pdf.

ABDA: Bericht über Rabattverträge, Pressemitteilung vom 18.07.2018, online: https://www.abda.de/pressemitteilung/artikel/bericht-ueber-rabattvertraege, Zugriff: 29.03.19.

ABDA: Der Betrieb der Apotheke, online: https://www.abda.de/themen/recht/apotheken-wettbewerb/der-betrieb-der-apotheke, Zugriff: 12.04.19.

ABDA: Die Apotheke – Zahlen, Daten, Fakten, 2020 sowie weitere Jahrgänge.

ABDA: Faktenblatt Apothekenhonorierung, online: https://www.abda.de/fileadmin/assets/Faktenblaetter/Faktenblatt_Apothekenhonorierung.pdf.

ABDA: Faktenblatt Arzneimittelfälschungen, 02/2019, online: https://www.abda.de/fileadmin/assets/Faktenblaetter/Faktenblatt_Arzneimittelfaelschungen_Februar-2019.pdf.

ABDA: Faktenblatt Arzneimittelkontrollen in Apotheken, online: https://www.abda.de/fileadmin/assets/Faktenblaetter/Faktenblatt_Arzneimittelkontrollen_in_Apotheken_20170517.pdf.

ABDA: Leitlinien, online: https://www.abda.de/themen/apotheke/qualitaetssicherung0/leitlinien, Zugriff: 12.04.19.

ABDA: Lieferengpässe, online: www.abda.de/themen/versorgungsfragen/lieferengpaesse, Zugriff: 06.07.20.

ABDA: Nur noch jedes fünfte Rabattarzneimittel zuzahlungsfrei, Artikel vom 30.07.2019, online: https://www.abda.de/pressemitteilung/artikel/nur-noch-jedes-fuenfte-rabattarzneimittel-zuzahlungsfrei.

ABDA: PHARM-CHF, online: https://www.abda.de/themen/positionen-und-initiativen/pharm-chf.

ABDA: Zahlen und Fakten, online: https://www.abda.de/themen/arzneimittelsicherheit/amk/zahlen-und-fakten, Zugriff: 30.10.2018.

Akademie für Sport und Gesundheit: Spinat enthält viel Eisen – Mythos oder Wahrheit?, online: https://www.akademie-sport-gesundheit.de/magazin/spinat-enthaelt-viel-eisen.html.

Apotheke adhoc: „Der goldene Weg" – eRezept: Oberhänsli will Prämie für Ärzte, Artikel vom 27.06.2019, online: https://www.apotheke-adhoc.de/nachrichten/detail/apothekenpraxis/erezept-oberhaensli-will-praemie-fuer-aerzte-der-goldene-weg.

Apotheke adhoc: Adrenalin-Notfallpen – Fastjekt-Retax: Apotheke war zu langsam, Artikel vom 20.05.2019, online: https://www.apotheke-adhoc.de/nachrichten/detail/apothekenpraxis/fastjekt-retax-apotheke-war-zu-langsam.

Apotheke adhoc: Apotheken-Luxussteuer-exklusiv, Artikel vom 22.02.2016, online: https://www.apotheke-adhoc.de/nachrichten/detail/markt/kommentar-apotheke-drogerie-otc-apotheken-luxussteuer-exklusiv.

Apotheke adhoc: Beratung rettet Leben – „Dann kann nur die Apotheke vor Ort helfen", Artikel vom 23.06.2019, online: https://www.apotheke-adhoc.de/nachrichten/detail/apothekenpraxis/dann-kann-nur-die-apotheke-vor-ort-loewen-apotheke-inzell.

Apotheke adhoc: BfArM – Weitere Xarelto-Fälschungen aufgetaucht, Artikel vom: 14.06.2019, online: https://www.apotheke-adhoc.de/nachrichten/detail/pharmazie/weitere-xarelto-faelschungen-aufgetaucht-bfarm.

Apotheke adhoc: GfK-Vertrauensstudie – Apotheker büßen Vertrauen ein, Artikel vom 22.03.2018, online: https://www.apotheke-adhoc.de/nachrichten/detail/panorama/apotheker-buessen-vertrauen-ein-gfk-vertrauensstudie, Zugriff: 02.04.19.

Apotheke adhoc: GSAV – AOK: Litsch will Wirkstoffproduzenten im Beipackzettel, Artikel vom 10.04.2019, online: https://www.apotheke-adhoc.de/nachrichten/detail/politik/aok-litsch-will-wirkstoffproduzenten-im-beipackzettel.

Apotheke adhoc: Healthcare-Barometer 2019 – PwC: Drei Viertel der Deutschen wollen Medikamente online, Artikel vom 21.02.2019, online: https://www.apotheke-adhoc.de/nachrichten/detail/apothekenpraxis/pwc-drei-viertel-der-deutschen-wollen-medikamente-online-healthcare-barometer-2019-digitalisierung/?tx_aponews_newsdetail%5B%40widget_4%5D%5BcurrentPage%5D=2&tx_aponews_newsdetail%5B%40widget_4%5D%5BitemsPerPage%5D=1&cHash=9538229ca35d7c0a0edb54848c0ce851, Zugriff: 03.04.19.

Apotheke adhoc: Hilfsmittelvertrag – 20 Sekunden: Die Telefon-Vorgaben der DAK, Artikel vom 06.02.2019, online: https://www.apotheke-adhoc.de/nachrichten/detail/apothekenpraxis/20-sekunden-die-telefon-vorgaben-der-dak-hilfsmittelvertrag-20-sekunden-countdown.

Apotheke Adhoc: Hotline-Test – Chip: Shop-Apotheke ist Service-Schlusslicht, Artikel vom 21.11.2018, online: https://www.apotheke-adhoc.de/nachrichten/detail/markt/chip-shop-apotheke-ist-service-schlusslicht-hotline-test, Zugriff: 05.04.19.

Apotheke adhoc: Jede zweite Retax unbegründet – LAV holt 776.300 Euro von Kassen zurück, Artikel vom 18.07.2019, online: https://www.apotheke-adhoc.de/nachrichten/detail/politik/lav-holt-776300-euro-von-kassen-zurueck-retax-bilanz-2018.

Apotheke adhoc: Kontingentierung – Trotz Rezept: Novartis verweigert Jakavi, Artikel vom 09.06.2019, online: https://www.apotheke-adhoc.de/nachrichten/detail/apothekenpraxis/trotz-rezept-novartis-verweigert-jakavi-kontingentierung.

Apotheke adhoc: Pharmazeutische Bedenken – Sonder-PZN: TK will Apotheker sprechen, Artikel vom 17.05.2019, online: https://www.apotheke-adhoc.de/nachrichten/detail/apothekenpraxis/sonder-pzn-tk-will-apotheker-sprechen-pharmazeutische-bedenken.

Apotheke adhoc: Revisionen – Regierungspräsidium: Jetzt spricht der „Totengräber", Artikel vom 23.05.2019, online: https://www.apotheke-adhoc.de/nachrichten/detail/apothekenpraxis/regierungspraesidium-jetzt-spricht-der-totengraeber.

Apotheke Adhoc: Schnell-Check BGH-Urteil: zulässig oder verboten, Artikel vom 13.06.2020, online: https://www.apotheke-adhoc.de/nachrichten/detail/apothekenpraxis/schnell-check-bgh-urteil-zulaessig-oder-verboten-rechtsanwaeltin-christiane-koeber-wettbewerbszentral, Zugriff: 30.06.20.

Apotheke adhoc: Studie „Zukunft der Apotheken" – Weniger jammern und sich nicht so aufregen, Artikel vom 27.11.2018, online: https://www.apotheke-adhoc.de/nachrichten/detail/politik/weniger-jammern-und-sich-nicht-so-aufregen-studie-zukunft-der-apotheken.

Apotheke adhoc: Thüringen – Hilfe für Hochwasser-Apotheken, Artikel vom: 06.06.2013, online: https://www.apotheke-adhoc.de/nachrichten/detail/pharmazie/thueringen-hilfe-fuer-hochwasser-apotheken/?tx_ttnews%255BsViewPointer%255D=1&cHash=6f4819fe50bc21a0f2256b2e1d1b10f9.

Apotheke adhoc: Vermerke auf Muster 16 – Rezept-Stichelei: Kassen nehmen's gelassen, Artikel vom 24.05.2019, online: https://www.apotheke-adhoc.de/nachrichten/detail/apothekenpraxis/rezept-stichelei-kassen-nehmens-gelassen-vermerke-auf-muster-16.

apotheke.de: Datenschutzerklärung, online: https://www.apotheke.de/datenschutz, Zugriff: 15.04.19.

Apotheken heute: Landesapothekerverband Baden-Württemberg – Bilanz 2017: Mehr Retax-Fälle bei sinkendem Wertvolumen, Nachricht vom 27.07.2018, online: https://www.iww.de/ah/retaxation/landesapothekerverband-baden-wuerttemberg-bilanz-2017-mehr-retax-faelle-bei-sinkendem-wertvolumen-n114382.

Apotheken Umschau: Arzneimittelkosten – Thema Rabattverträge, Artikel vom 09.10.2017, online: https://www.apotheken-umschau.de/Medikamente/Arzneimittelkosten-Thema-Rabattvertraege-542481.html, Zugriff: 11.04.19.

Apotheken Umschau: Leistungen in der Corona-Pandemie – Danke Apotheke, Artikel vom 08.05.2020, online: https://www.apotheken-umschau.de/Coronavirus/Leistungen-in-der-Corona-Pandemie-Danke-Apotheke-558645.html, Zugriff: 30.06.20.

Apotheken Umschau: Thema Medikamente – Wie lange ist mein Rezept gültig?, Artikel vom 25.03.2019, online: https://www.apotheken-umschau.de/Medikamente/Wie-lange-ist-mein-Rezept-gueltig-192477.html.

Apotheker setzen Lieferengpässe auf EU-Agenda, online: https://www.deutsche-apotheker-zeitung.de/news/artikel/2020/06/25/apotheker-setzen-lieferengpaesse-auf-eu-agenda, Zugriff: 06.07.20.

Apothekerkammer Nordrhein: Kampagne „Schluss mit der Rosinen-Pickerei", 2017, online: https://www.aknr.de/download/news/news_rosinenpickerei_flyer.pdf?sid=bpoig1m24glqooc3n32492cmg5, Zugriff: 01.04.19.

Apothekerverband Westfalen-Lippe, Meldung vom 20.08.2019: Von Brötchen-Gutscheinen und Traubenzucker, online: https://www.apothekerverband.de/presse/aktuelles/von-broetchen-gutscheinen-und-traubenzucker, Zugriff: 30.06.20.

Arzneimittelkommission der deutschen Ärzteschaft: Position der AkdÄ zur Presseerklärung der KKH vom 2. April 2019: Sichere Medikamente retten Leben, Artikel vom 05.04.2019, online: https://www.akdae.de/Service/Newsletter/Archiv/News/Archiv/2019-19.html.

Ärzteblatt.de: Politik – Apothekerlobby hat guten Draht zu Spahn, Artikel vom 21.01.2019, online: https://www.aerzteblatt.de/nachrichten/100518/Apothekerlobby-hat-guten-Draht-zu-Spahn, Zugriff: 28.03.2019.

Ärzteblatt: Adalimumab-Biosimilars: Erster Anbieter korrigiert Preise weiter nach unten, Artikel vom 25.10.2018, online: https://www.aerzteblatt.de/nachrichten/98769/Adalimumab-Biosimilars-Erster-Anbieter-korrigiert-Preise-weiter-nach-unten.

Ärzteblatt: Illegale Medikamente für 165 Millionen Euro sichergestellt, Artikel vom 11.03.2019, online: https://www.aerzteblatt.de/nachrichten/101525/Illegale-Medikamente-fuer-165-Millionen-Euro-sichergestellt.

Ärzteblatt: Lieferengpässe bei Arzneimitteln nehmen zu, Artikel vom 12.06.2019, online: https://www.aerzteblatt.de/nachrichten/103815/Lieferengpaesse-bei-Arzneimitteln-nehmen-zu.

Ärztezeitung: Adalimumab – Kassen sparen enorm durch Biosimilars, online: https://www.aerztezeitung.de/politik_gesellschaft/arzneimittelpolitik/article/985951/adalimumab-kassen-sparen-enorm-durch-biosimilars.html.

Ärztezeitung: GKV-Zahlen – Kassen erzielen 2018 zwei Milliarden Euro Überschuss, Artikel vom 07.03.2019, online: https://www.aerztezeitung.de/politik_gesellschaft/krankenkassen/article/982486/gkv-zahlen-kassen-erzielen-2018-zwei-milliarden-euro-ueberschuss.html.

Ärztezeitung: Interview – vdek Bayern: „Verwaltungskosten sind nicht explodiert", Artikel vom 17.12.2010, online: www.aerztezeitung.de/politik_gesellschaft/krankenkassen/article/629935/ vdek-bayernverwaltungskosten-nicht-explodiert.html, Zugriff: 19.07.17.

Ärztezeitung: Krankenhausstatistik – Benchmark Niederlande? Bitte nicht, warnen die Kliniken, Artikel vom 27.01.2018, online: https://www.aerztezeitung.de/politik_gesellschaft/ article/956348/krankenhausstatistik-benchmark-niederlande-bitte-nicht-warnen-kliniken.html.

Ärztezeitung: Nordrhein-Westfalen – Ansturm auf Medizinstudienplätze mit Landarztquote, Artikel vom 03.05.2019, online: https://www.aerztezeitung.de/politik_gesellschaft/bedarfsplanung/ article/985773/nordrhein-westfalen-medizinstudienplaetze-mit-landarztquote-beliebt.html.

Ärztezeitung: Problem erkannt – Lieferengpässe bei Arzneien – Lösung für Europa kommt in Sicht, online: https://www.aerztezeitung.de/politik_gesellschaft/arzneimittelpolitik/article/977731/ fehlende-arzneimittel-lieferengpass-loesung-europa.html.

Ärztezeitung: Pssst – Was Patienten ihrem Arzt verschweigen, online: https://www.aerztezeitung.de/ praxis_wirtschaft/special-arzt-patient/article/978145/pssst-patienten-ihrem-arzt-verschweigen.html.

Ärztezeitung: Unerwünschte Wirkungen – Auf diese Arzneien sollten Ärzte bei Hitze achten, Artikel vom 26.06.2019, online: https://www.aerztezeitung.de/medizin/krankheiten/ herzkreislauf/article/991166/unerwuenschte-wirkungen-diese-arzneien-sollten-aerzte-hitze-achten.html.

BAH um Vier vom 19.06.2019.

Barmer GEK. Barmer-Arzneimittelreport, 22.06.2017, online: https://www.barmer.de/ blob/121884/7761f7e1250ace22579449fa93b65fc2/data/dl-pressemappe.pdf.

Bild der Frau: Vorsicht! Wirksamkeit leidet – Wann man Tabletten teilen darf, und wann nicht, Artikel vom 24.06.2019, online: www.bildderfrau.de/gesundheit/krankheiten/article226162313/ Wann-man-Tabletten-teilen-darf-und-wann-nicht.html.

Bundesapothekerkammer: Leitlinie zur Qualitätssicherung – Prüfung und Lagerung der Fertigarzneimittel und apothekenpflichtigen Medizinprodukte, Stand 06.06.2019, online: https:// www.abda.de/fileadmin/assets/Praktische_Hilfen/Leitlinien/Pruefung_Fertigarzneimittel/LL_ Pruefung_Fertigarzneimittel.pdf.

Bundesinstitut für Arzneimittel und Medizinprodukte (BfArM): Arzneimittelfälschungen, online: https://www.bfarm.de/DE/Arzneimittel/Arzneimittelzulassung/Arzneimittelinformationen/ Arzneimittelfaelschungen/_node.html.

Bundesinstitut für Arzneimittel und Medizinprodukte (BfArM): Arzneimittel für Kinder, online: https://www.bfarm.de/DE/Arzneimittel/Arzneimittelzulassung/Arzneimittel_fuer_Kinder/_ node.html.

Bundesinstitut für Arzneimittel und Medizinprodukte (BfArM): RSS-Feed – Valsartan, online: https://www.bfarm.de/DE/Arzneimittel/Arzneimittelzulassung/Arzneimittelinformationen/ Lieferengpaesse/_functions/Filtersuche_Formular.html?queryResultId=null&pageNo=0.

Bundesinstitut für Arzneimittel und Medizinprodukte (BfArM): RSS-Feed – Valsartan, online: https://www.bfarm.de/DE/Arzneimittel/Arzneimittelzulassung/Arzneimittelinformationen/ Arzneimittelfaelschungen/RapidAlertSystem/Valsartan/_node.html.

Bundeskriminalamt: Internationale Aktionswoche gegen illegalen Handel mit Arzneimitteln im Internet – Operation PANGEA XI, Pressemitteilung vom 23. Oktober 2018, online: https://www. bka.de/DE/Presse/Listenseite_Pressemitteilungen/2018/Presse2018/181023_PangeaXI. html;jsessionid=931D7EEF2452FB7177CFB3644FDC257D.live0601, Zugriff: 08.07.20.

Bundesministerium für Gesundheit: Gesetzliche Krankenversicherung – Endgültige Rechnungsergebnisse 2018, Stand: 24.06.2019, online: https://www. bundesgesundheitsministerium.de/fileadmin/Dateien/3_Downloads/Statistiken/GKV/ Finanzergebnisse/KJ1_2018_Internet.pdf.

Bundesministerium für Gesundheit, online: https://www.bundesgesundheitsministerium.de.

Bundesministerium für Gesundheit: Online-Ratgeber Krankenversicherung – Zuzahlung, online: https://www.bundesgesundheitsministerium.de/zuzahlung-krankenversicherung.html.

Bundesministerium für Gesundheit: Schnellere Termine, mehr Sprechstunden, bessere Angebote für gesetzlich Versicherte – Terminservice- und Versorgungsgesetz (TSVG), online: https://www. bundesgesundheitsministerium.de/terminservice-und-versorgungsgesetz.html.

Bundesministerium für Gesundheit: Zuzahlung und Erstattung – Zuzahlung und Erstattung von Arzneimitteln, online: https://www.bundesgesundheitsministerium.de/zuzahlung-und-erstattung-arzneimittel.html.

Bundesregierung: Abbau von Bürokratie – Bürger und Unternehmen entlasten, online: https://www. bundesregierung.de/breg-de/themen/buerokratieabbau/buerger-und-unternehmen-entlasten-1560528.

Bundesverband der Pharmazeutischen Industrie e. V.: GSAV – Föderalismus fehlt der Widerstand, Pressemeldung vom 28.06.2019, online: https://www.bpi.de/de/nachrichten/detail/gsav-foederalismus-fehlt-der-widerstand.

Bundesversicherungsamt: 25 Jahre Wettbewerb in der GKV – Licht und Schatten, Bundesversicherungsamt veröffentlicht Sonderbericht zum Wettbewerb in der gesetzlichen Krankenversicherung, Pressemitteilung vom 04.04.2018, online: https://www. bundesversicherungsamt.de/fileadmin/redaktion/Presse/2018/PM-1-2018.pdf.

Chip online: Gefährliche Arznei aus dem Netz: Online-Apotheken fallen im Test gnadenlos durch, Artikel vom 09.04.2018, online: https://www.chip.de/news/Online-Apotheken-im-Test-Die-Testsieger-der-Stiftung-Warentest_125973033.html, Zugriff: 05.04.19.

Das Erste, online: https://www.daserste.de/information/wirtschaft-boerse/plusminus/sendung/sendung-vom-27-09-2017-buerokratie-100.html.

Das Erste: Kreis der Beschuldigten im Lunapharm-Skandal wächst – Durchsuchungen in Deutschland und der Schweiz, Beitrag basierend auf der Sendung Kontraste, online: https:// www.rbb-online.de/kontraste/themen/lunapharm-skandal--durchsuchungen-in-deutschland-und-der-schweiz.html.

Der Spiegel: Lobby-Trommelfeuer der Apotheker – „Wir schießen aus allen Rohren", Artikel vom 26.01.2019, Ausgabe 4/2017, online: http://www.spiegel.de/spiegel/apothekerlobby-wir-schiessen-aus-allen-rohren-a-1131268.html, Zugriff: 28.03.19.

Der Tagesspiegel: Markt für Medikamente – Pharmahändler kaufen Arzneimittel fürs EU-Ausland auf, Artikel vom 09.01.2017, online: https://www.tagesspiegel.de/wirtschaft/markt-fuer-medikamente-pharmahaendler-kaufen-arzneimittel-fuers-eu-ausland-auf/19225088.html.

Der Tagesspiegel: Preisschub bei Arznei alarmiert Krankenkassen – Bis zu 750 000 Euro pro Patient, Artikel vom 20.09.2018, online: https://www.tagesspiegel.de/wirtschaft/preisschub-bei-arznei-alarmiert-krankenkassen-bis-zu-750–000-euro-pro-patient/23094996.html.

Der Westen: So kann man beim Kauf von Medikamenten im Ausland sparen, Artikel vom 08.03.2016, online: https://www.derwesten.de/leben/so-kann-man-beim-kauf-von-medikamenten-im-ausland-sparen-id11632597.html.

Deutsche Apotheker Zeitung, Nr. 25/2012, online: https://www.deutsche-apotheker-zeitung.de/daz-az/2012/daz-25-2012/provision-fuer-apotheken.

Deutsche Apotheker Zeitung: „Akutversorgung" und „pharmazeutische Bedenken" – Sonderkennzeichen: TK schreibt wieder Apotheker an, Artikel vom 16.05.2019, online: https://www.deutsche-apotheker-zeitung.de/news/artikel/2019/05/16/sonderkennzeichen-tk-schreibt-wieder-apotheker-an.

Deutsche Apotheker Zeitung: „Uninformierte oder uninteressierte" Beratung – Schlechte Testergebnisse für Hotlines der EU-Versender, Artikel vom 21.11.2018, online: https://www.deutsche-apotheker-zeitung.de/news/artikel/2018/11/21/schlechte-testergebnisse-fuer-hotlines-der-eu-versender/chapter:1, Zugriff: 05.04.19.

Deutsche Apotheker Zeitung: Alltagsproblem Lieferengpässe – Substitutionsausschlussliste teilweise nicht erfüllbar, Artikel vom 23.05.2015 (DAZ Nr. 8/2015), online: https://www.deutsche-apotheker-zeitung.de/daz-az/2015/az-9-2015/alltagsproblem-lieferengpaesse.

Deutsche Apotheker Zeitung: Am meisten Vertrauen zum Apotheker – BAH-Studie untersucht Zufriedenheit mit Gesundheitsversorgung, Artikel vom 03.06.2019 (AZ Nr. 23/2019), online: https://www.deutsche-apotheker-zeitung.de/daz-az/2019/az-23-2019/am-meisten-vertrauen-zum-apotheker.

Deutsche Apotheker Zeitung: AMNOG zeigt Wirkung – Arzneimittelpreise in Deutschland nähern sich europäischem Niveau, Artikel vom 19.05.2016, online: https://www.deutsche-apotheker-zeitung.de/news/artikel/2016/05/19/arzneimittelpreise-in-deutschland-nahern-sich-europaischem-niveau.

Deutsche Apotheker Zeitung: Apotheken-Stärkungsgesetz – 205 Millionen Euro mehr für Apotheken, Artikel vom 08.04.2019, online: https://www.deutsche-apotheker-zeitung.de/news/artikel/2019/04/08/205-millionen-euro-mehr-fuer-apotheken/chapter:1, Zugriff: 11.04.19.

Deutsche Apotheker Zeitung: Apotheker-Aktion – #RettedeineApotheke stichelt weiter gegen EU-Versender, Artikel vom 08.04.2019, online: https://www.deutsche-apotheker-zeitung.de/news/artikel/2019/04/05/rettedeineapotheke-stichelt-weiter-gegen-eu-versender/chapter:1, Zugriff: 12.04.19.

Deutsche Apotheker Zeitung: Arzneimittel und Therapie – Nie wieder bittere Medizin! – Patisserie trifft auf Pharmazie, Artikel vom 23.01.2014 (DAZ Nr. 4/2014), online: https://www.deutsche-apotheker-zeitung.de/daz-az/2014/daz-4-2014/nie-wieder-bittere-medizin.

Deutsche Apotheker Zeitung: Arzneimittel-Sparinstrument – 30 Jahre Festbeträge – Freude und Kritik, Artikel vom 19.06.2019, online: https://www.deutsche-apotheker-zeitung.de/news/artikel/2019/06/19/30-jahre-festbetraege-freude-und-kritik/chapter:all.

Deutsche Apotheker Zeitung: Boni-Verbot, Impfen, Honorar, Dauerverordnungen – Das ist Spahns Apothekenreform im Überblick, Artikel vom 09.04.2019, online: https://www.deutsche-apotheker-zeitung.de/news/artikel/2019/04/09/das-ist-spahns-apothekenreform-im-ueberblick/chapter:1, Zugriff: 11.04.19.

Deutsche Apotheker Zeitung: Bundestag – Spahn: Boni-Verbot soll auch für PKV-Versicherte gelten, Artikel vom 04.04.2019, online: https://www.deutsche-apotheker-zeitung.de/news/artikel/2019/04/04/spahn-boni-verbot-soll-auch-fuer-pkv-versicherte-gelten/chapter:1, Zugriff: 08.04.19.

Deutsche Apotheker Zeitung: DAZ.online-Umfrage – Apothekenmitarbeiter: Corona-Austausch-Möglichkeiten behalten! Artikel vom 23.06.2020, online: https://www.deutsche-apotheker-zeitung.de/news/artikel/2020/06/23/89-prozent-der-apotheker-sind-froh-ueber-die-neuen-corona-austauschmoeglichkeiten, Zugriff: 06.07.20.

Deutsche Apotheker Zeitung: DAZ.online-Umfrage – Wie viele Dauerdefekte haben Sie aktuell?, Artikel vom 21.05.2019, online: https://www.deutsche-apotheker-zeitung.de/news/artikel/2019/05/21/wie-viele-dauerdefekte-haben-sie-aktuell.

Deutsche Apotheker Zeitung: Die letzte Woche – Mein liebes Tagebuch, Artikel vom 27.03.2019, online: https://www.deutsche-apotheker-zeitung.de/news/artikel/2019/04/05/mein-liebes-tagebuch/chapter:4, Zugriff: 08.04.19.

Deutsche Apotheker Zeitung: Eine unrühmliche Geschichte – Zwei Jahre EuGH-Urteil – Was ist passiert? Artikel vom 19.10.2019, online: https://www.deutsche-apotheker-zeitung.de/news/artikel/2018/10/19/zwei-jahre-eugh-urteil-was-ist-passiert, Zugriff: 28.03.19.

Deutsche Apotheker Zeitung: Ersatzkassen-Musterstreitverfahren – Bundessozialgericht billigt Nullretax, Artikel vom 02.07.2013, online: https://www.deutsche-apotheker-zeitung.de/news/artikel/2013/07/02/bundessozialgericht-billigt-nullretax.

Deutsche Apotheker Zeitung: EU-Parlamentarier Ehler besucht Apotheke – „Man kann in der Gesundheitsversorgung nicht alles über den Markt regeln", Artikel vom 16.05.2019, online: https://www.deutsche-apotheker-zeitung.de/news/artikel/2019/05/16/man-kann-in-der-gesundheitsversorgung-nicht-alles-ueber-den-markt-regeln/chapter:all.

Deutsche Apotheker Zeitung: EU-Ratspräsidentschaft – Apotheker setzen Lieferengpässe auf EU-Agenda, Artikel vom 25.06.2020, online: https://www.deutsche-apotheker-zeitung.de/news/artikel/2020/06/25/apotheker-setzen-lieferengpaesse-auf-eu-agenda, Zugriff: 06.07.20.

Deutsche Apotheker Zeitung: Formfehler-Retaxationen – Kühne (CDU): Ärzte schulen statt Apotheker bestrafen, Artikel vom 24.01.2019, online: https://www.deutsche-apotheker-zeitung.de/news/artikel/2019/01/24/kuehne-cdu-aerzte-schulen-statt-apotheker-bestrafen/chapter:all.

Deutsche Apotheker Zeitung: Gesundheitspolitik – Bleibt der Ofenkrusti-Gutschein tabu?, 14/2019, online: https://www.deutsche-apotheker-zeitung.de/daz-az/2019/az-14-2019/bleibt-der-ofenkrusti-gutschein-tabu, Zugriff: 11.04.19.

Deutsche Apothekerzeitung: Gleichpreisigkeit – Funke: Spahn muss endlich handeln, Artikel vom 11.06.2020, online: www.deutsche-apotheker-zeitung.de/news/artikel/2020/06/11/funke-spahn-muss-endlich-handeln, Zugriff: 29.06.20.

Deutsche Apothekerzeitung: GRPG-Symposium – Was tun gegen Lieferengpässe?, Artikel vom 13.06.2019, online: https://www.deutsche-apotheker-zeitung.de/news/artikel/2019/06/13/was-tun-gegen-lieferengpaesse/chapter:all.

Deutsche Apotheker Zeitung: GSAV noch immer nicht in Kraft – Verzögert ein Fehler bei der Import-Regelung das GSAV?, Artikel vom 02.08.2019, online: https://www.deutsche-apotheker-zeitung.de/news/artikel/2019/08/02/verzoegert-ein-fehler-bei-der-import-regelung-das-gsav.

Deutsche Apotheker Zeitung: Honorargutachten – Was sagt 2HM zu den Rechenfehlern?, Artikel vom 11.07.2018, online: https://www.deutsche-apotheker-zeitung.de/news/artikel/2018/07/11/was-sagt-2hm-zu-den-rechenfehlern, Zugriff: 29.03.19.

Deutsche Apotheker Zeitung: Honorargutachten im Wirtschaftsausschuss – Schulz-Asche: „Wirtschaftsministerium ist Korrektiv für Apotheker-BMG-Gemauschel", Artikel vom 13.12.2018, online: https://www.deutsche-apotheker-zeitung.de/news/artikel/2018/12/13/schulz-asche-wirtschaftsministerium-ist-korrektiv-fuer-apotheker-bmg-gemauschel/chapter:1, Zugriff: 29.03.19.

Deutsche Apotheker Zeitung: Kammergericht bestätigt Vorinstanz – DocMorris darf Widerrufsrecht nicht generell ausschließen, Artikel vom 20.12.2018, online: https://www.deutsche-apotheker-zeitung.de/news/artikel/2018/12/20/docmorris-darf-widerrufsrecht-nicht-generell-ausschliessen/chapter:1, Zugriff: 08.04.19.

Deutsche Apotheker Zeitung: Kommentar – Keine Hilfsmittel mehr in der Apotheke – aber das mit hoher Qualität …, Artikel vom 07.07.2019, online: https://www.deutsche-apotheker-zeitung.de/news/artikel/2019/07/02/keine-hilfsmittel-mehr-in-der-apotheke-aber-das-mit-hoherqualitaet?utm_campaign=kurzNach6&utm_source=20190702&utm_medium=newsletter&utm_keyword=article.

Deutsche Apotheker Zeitung: Krieg der Zahlen, Artikel vom 14.11.2019 (DAZ 46/2019, S. 3), online: www.deutsche-apotheker-zeitung.de/daz-az/2019/daz-46–2019/krieg-der-zahlen, Zugriff: 15.11.19.

Deutsche Apotheker Zeitung: Leserbriefe – Importquote: Sofort streichen und Parallelimporte unterlassen, Artikel vom 06.06.2019 (DAZ Nr. 23/2019), online: https://www.deutsche-apotheker-zeitung.de/daz-az/2019/daz-23-2019/importquote-sofort-streichen-und-parallelimporte-unterlassen.

Deutsche Apotheker Zeitung: Lieferengpässe – Diefenbach bleibt am Ball, Artikel vom 10.02.2014, online: https://www.deutsche-apotheker-zeitung.de/news/artikel/2014/02/10/diefenbach-bleibt-am-ball.

Deutsche Apotheker Zeitung: Linden (Hessen) – „Alles richtig gemacht" – PTA rettet Kunden das Leben, Artikel vom 24.06.2019, online: https://www.deutsche-apotheker-zeitung.de/news/artikel/2019/06/24/alles-richtig-gemacht-pta-rettet-kunden-das-leben/chapter:all.

Deutsche Apotheker Zeitung: Operation Pangea – Gefälschte Produkte gegen das Coronavirus weit verbreitet, Artikel vom 31.03.2020, online: www.deutsche-apotheker-zeitung.de/news/artikel/2020/03/31/gefaelschte-produkte-gegen-das-coronavirus-weit-verbreitet, Zugriff: 29.06.20.

Deutsche Apotheker Zeitung: PGEU-Positionspapier – Lieferengpässe: EU-Apothekerverband fordert Ausgleich für Apotheken, Artikel vom 14.05.2019, online: https://www.deutsche-apotheker-zeitung.de/news/artikel/2019/05/14/lieferengpaesse-eu-apothekerverband-fordert-ausgleich-fuer-apotheken/chapter:all.

Deutsche Apotheker Zeitung: Pharmazeutisch effektiv, ökonomisch effizient – Gesundheitsökonomische Effekte der Selbstbehandlung mithilfe der Apotheke, Ausgabe 07/2017, online: https://www.deutsche-apotheker-zeitung.de/daz-az/2017/daz-7-2017/pharmazeutisch-effektiv-oekonomisch-effizient, Zugriff: 01.04.19.

Deutsche Apotheker Zeitung: Pharmazeutische Dienstleistungen – Schmidt freut sich über Unterstützung der Kardiologen, Artikel vom 26.06.2019, online: https://www.deutsche-apotheker-zeitung.de/news/artikel/2019/06/26/schmidt-freut-sich-ueber-unterstuetzung-der-kardiologen.

Deutsche Apotheker Zeitung: Pläne der Bundesapothekerkammer – Diese pharmazeutischen Dienstleistungen könnten es werden, Artikel vom 02.04.2019, online: https://www.deutsche-apotheker-zeitung.de/news/artikel/2019/04/02/diese-pharmazeutischen-dienstleistungen-koennten-es-werden/chapter:1, Zugriff: 03.04.19.

Deutsche Apotheker Zeitung: Sonderkennzeichen – AOK zweifelt an Nichtverfügbarkeit und droht mit Nullretaxen, Artikel vom 24.05.2019, online: https://www.deutsche-apotheker-zeitung.de/news/artikel/2019/05/24/aok-zweifelt-an-nichtverfuegbarkeit-und-droht-mit-nullretaxen/chapter:all.

Deutsche Apotheker Zeitung: Studie – Paketzustellung bis an die Haustür könnte bald extra kosten, Artikel vom 29.03.2019, online: https://www.deutsche-apotheker-zeitung.de/news/artikel/2019/03/29/paketzustellung-bis-an-die-haustuer-koennte-bald-extra-kosten?utm_campaign=kurzNach6&utm_source=20190329&utm_medium=newsletter&utm_keyword=article, Zugriff: 09.04.19.

Deutsche Apotheker Zeitung: Südbayern – Wie geht es den Apotheken im Schneechaos-Gebiet?, Artikel vom 16.01.2019, online: https://www.deutsche-apotheker-zeitung.de/news/artikel/2019/01/16/wie-geht-es-den-apotheken-im-schneechaos-gebiet/chapter:all.

Deutsche Apotheker Zeitung: Unwetter in Braunsbach – Den Schlamm aus der Apotheke geschoben, Artikel vom 31.05.2016, online: https://www.deutsche-apotheker-zeitung.de/news/ artikel/2016/05/31/den-schlamm-aus-der-apotheke-geschoben.

Deutsche Apotheker Zeitung: Versandhandel – Welche Rezepturen stellt DocMorris her?, Artikel vom 26.09.2017, online: https://www.deutsche-apotheker-zeitung.de/news/artikel/2017/09/25/ so-erklaert-docmorris-die-ausnahmen-bei-der-rezepturherstellung, Zugriff: 01.04.19.

Deutsche Apotheker Zeitung: Vertragsverletzungsverfahren – EU setzt Deutschland Ultimatum zur Aufhebung der Rx-Preisbindung, Artikel vom 07.03.2019, online: https://www.deutsche-apotheker-zeitung.de/news/artikel/2019/03/07/eu-setzt-deutschland-ultimatum-zur-aufhebung-der-rx-preisbindung, Zugriff: 12.04.19.

Deutsche Apotheker Zeitung: Von der „Apotheke der Welt" zum Arzneistoffimporteur – Pharmastandort Deutschland – eine Zeitreise im Schnelldurchlauf, Artikel vom 01.11.2018 (DAZ Nr. 44/2018), online: https://www.deutsche-apotheker-zeitung.de/daz-az/2018/daz-44-2018/von-der-apotheke-der-welt-zum-arzneistoffimporteur.

Deutsche Apotheker Zeitung: Wichtiger Rettungsanker – Die Bedeutung der flächendeckenden Arzneimittelversorgung im Katastrophenfall, Artikel vom 30.05.2019 (DAZ Nr. 22/2019), online: https://www.deutsche-apotheker-zeitung.de/daz-az/2019/daz-22-2019/wichtiger-rettungsanker.

Deutsche Apotheker Zeitung: Wirtschaft – Was kostet Securpharm die Apotheken?, 10/2019, online: https://www.deutsche-apotheker-zeitung.de/daz-az/2019/daz-10-2019/was-kostet-securpharm-die-apotheken, Zugriff: 12.04.19.

Deutsche Apotheker Zeitung: Zitate der Woche, 14/2019, online unter; https://www.deutsche-apotheker-zeitung.de/daz-az/2019/daz-14-2019/zitate-der-woche, Zugriff: 11.04.19.

Deutsche Apotheker Zeitung: Zufriedenheitswerte – Apotheker belegen ersten Platz in AOK-Versorgungsstudie, Artikel vom 03.04.2019, online: https://www.deutsche-apotheker-zeitung.de/ news/artikel/2019/04/03/apotheker-belegen-ersten-platz-in-aok-versorgungsstudie, Zugriff: 03.04.19.

Deutsche Krankenhausgesellschaft: Eckdaten der Krankenhausstatistik, Stand: 19.09.2018, online: https://www.dkgev.de/fileadmin/default/Mediapool/3_Service/3.2._Zahlen-Fakten/Eckdaten_ Krankenhausstatistik.pdf.

Deutscher Ethikrat: Big Data, online: https://www.ethikrat.org/themen/forschung-und-technik/big-data.

Deutsches Apothekenportal: Apothekenfragen-Archiv, online: https://www. deutschesapothekenportal.de/rezept-retax/apothekenfragen-archiv/vollstaendiger-beitrag/der-neue-rahmenvertrag-ist-da.

Deutsches Apothekenportal: Arbeitshilfe – Pharmazeutische Bedenken korrekt anwenden, online: https://www.deutschesapothekenportal.de/rezept-retax/dap-retax-arbeitshilfen/ pharmazeutische-bedenken/pharmazeutische-bedenken-korrekt-anwenden.

Deutschlandfunk Kultur: Braunsbach 100 Tage nach der Überschwemmungskatastrophe – „Die Uhr ist stehen geblieben", online: https://www.deutschlandfunkkultur.de/braunsbach-100-tage-nach-der-ueberschwemmungskatastrophe.1001.de.html?dram:article_id=365078.

DocMorris: Allgemeine Geschäftsbedingungen, online: https://www.docmorris.de/service/ bestellung/agb, Zugriff: 08.04.19.

EHI Retail Institute/Statista: „E-Commerce-Markt Deutschland 2018": Auflistung der 1.000 größten deutschen Online-Shops für physische Güter (Schwerpunkt B2C) anhand der erwirtschafteten Online-Umsätze im Jahr 2017, online: https://de.statista.com/statistik/daten/studie/313328/ umfrage/fuehrende-versandapotheken-nach-umsatz-in-deutschland; Zugriff: 03.04.19.

Elmar Sittner: Haftung eines Vorstandsmitglieds einer gesetzlichen Krankenkasse, Artikel vom 10.11.2016, online: http://www.sittner-versicherungsberatung.de/haftung-eines-vorstandsmitglieds-einer-gesetzlichen-krankenkasse.

Focus Money online: Millionen für Apotheker? Spahn trifft sich elfmal mit Lobbyisten – heraus kommt ein teurer Gesetzesvorschlag, Artikel vom 21.09.2019, online: https://www.focus.de/finanzen/news/millionen-fuer-apotheker-spahn-trifft-sich-elfmal-mit-lobbyisten-heraus-kommt-ein-teurer-gesetzesvorschlag_id_10209872.html, Zugriff: 28.03.19.

Forschungsbericht des Bundeskriminalamts: Arzneimittelkriminalität: Ein Wachstumsmarkt, Oktober 2016.

Gabler Wirtschaftslexikon: Daseinsvorsorge, online: https://wirtschaftslexikon.gabler.de/definition/daseinsvorsorge-28469.

Gemeinsamer Bundesausschuss: Nutzenbewertung von Arzneimitteln gemäß § 35a SGB V, online: https://www.g-ba.de/themen/arzneimittel/arzneimittel-richtlinie-anlagen/nutzenbewertung-35a.

Generalzolldirektion: Weltweite Kontrolloperation gegen den Handel mit illegalen Arzneimitteln im Internet – PANGEA XIII, Pressemitteilung vom 19. März 2020, online: https://www.zoll.de/SharedDocs/Pressemitteilungen/DE/Sonstiges/2020/z83_operation_pangea.html, Zugriff: 08.07.20.

Gesundheit adhoc: Pro Generica zur heutigen Anhörung zum GSAV, Meldung vom 10.04.2019, online: https://www.gesundheit-adhoc.de/pro-generika-zur-heutigen-anhoerung-zum-gsav.html.

GKV-Spitzenverband: Erfolgsmodell: Seit 30 Jahren sichern Arzneimittel-Festbeträge bezahlbare und hochwertige Versorgung, Pressemeldung vom 19.06.2019, online: https://www.gkv-spitzenverband.de/gkv_spitzenverband/presse/pressemitteilungen_und_statements/pressemitteilung_864192.jsp.

GKV-Spitzenverband: Mehrkostenbericht gemäß § 302 SGB V, online: https://www.gkv-spitzenverband.de/krankenversicherung/hilfsmittel/mehrkostenbericht/mehrkostenbericht.jsp.

Handelsblatt: Die größten Pharmaskandale unseres Jahrtausends, online: https://veranstaltungen.handelsblatt.com/pharma/die-groessten-pharmaskandale-unseres-jahrtausends.

Hannoversche Allgemeine: In Apotheken werden immer mehr Medikamente knapp, Artikel vom 30.03.2019, online: http://www.haz.de/Hannover/Aus-der-Stadt/Lieferengpaesse-in-Apotheken-Schmerzmittel-sind-weiter-knapp.

Hüsgen, Uwe/Kaapke, Andreas: Partner der Apotheken? Die Apotheken und die Krankenkassen, Teil 1: Defizite und Fehlverhalten gesetzlicher Krankenkassen, Gastbeitrag vom 22.10.2015, in: Deutsche Apotheker Zeitung Nr. 43/2015, online: https://www.deutsche-apotheker-zeitung.de/daz-az/2015/daz-43-2015/partner-der-apotheken.

Hüsgen, Uwe: Apotheken: Von der Politik vergessen, Deutscher Apotheker Verlag, Stuttgart 2017.

Hüsgen, Uwe: Aufwand honorieren! Gastbeitrag vom 21.02.2013, in: Deutsche Apotheker Zeitung Nr. 8/2013, online: https://www.deutsche-apotheker-zeitung.de/daz-az/2013/daz-8-2013/aufwand-honorieren.

Hüsgen, Uwe: Gespart auf Kosten der Apotheker, Gastbeitrag vom 18.04.2019, in: Deutsche Apotheker Zeitung Nr. 16/2019, online: https://www.deutsche-apotheker-zeitung.de/daz-az/2019/daz-16-2019/gespart-auf-kosten-der-apotheker.

Hüsgen, Uwe: Nachwuchssorgen – Wünsche und Erwartungen von Pharmaziestudierenden, Gastbeitrag vom 22.11.2018, in: Deutsche Apotheker Zeitung Nr. 47/2018, online: https://www.deutsche-apotheker-zeitung.de/daz-az/2018/daz-47-2018/nachwuchssorgen.

Hüsgen, Uwe: PTA dringend gesucht – Wünsche und Erwartungen angehender PTA, Gastbeitrag vom 27.09.2018, in: Deutsche Apotheker Zeitung (DAZ) Nr. 39/2018, online: https://www.deutsche-apotheker-zeitung.de/daz-az/2018/daz-39-2018/pta-dringend-gesucht.

IFH Köln (2018): Verbandsstatistik des pharmazeutischen Großhandels, Köln, 2018.

IMS HEALTH GmbH & Co. OHG, Frankfurt/Main.

Informationsdienst Wissenschaft (idw): PHARM-CHF: Patienten mit Herzschwäche profitieren von Zusammenarbeit zwischen Ärzten und Apotheken, Artikel vom: 28.05.2020, online: https://idw-online.de/de/news716549.

Initiative „Wir stoßen Sie mit der Nase drauf" der Landesapothekerkammer Baden-Württemberg, online: http://www.apotheken-informieren.de/die_wahrheit_ueber_apotheken.html.

Insight Health, https://www.insight-health.de/#!/.

Institut für Handelsforschung GmbH/Landesapothekerkammer Baden-Württemberg: Apothekergestützte Selbstmedikation, Köln-Stuttgart 2011.

JAMA Network: Prevalence of and Factors Associated With Patient Nondisclosure of Medically Relevant Information to Clinicians, Artikel vom 30.11.2018, online: https://jamanetwork.com/journals/jamanetworkopen/fullarticle/2716996.

Kaapke, Andreas/Preißner, Markus/Heckmann, Sabrina: Die öffentliche Apotheke – ihre Funktionen, ihre Bedeutung, Deutscher Apotheker Verlag, Stuttgart 2007.

Koalitionsvertrag zwischen CDU, CSU und SPD, 19. Legislaturperiode, S. 15, online verfügbar unter: https://www.cdu.de/system/tdf/media/dokumente/koalitionsvertrag_2018.pdf?file=1, Zugriff: 28.03.19.

Krankenkassen-Zentrale (Zentrale Vereinigung für bürgernahe Verbraucherinformationen): Mitgliederschwund: Welche Krankenkassen zu den unpopulärsten zählen, Artikel vom 15.11.2016, online: https://www.krankenkassenzentrale.de/magazin/mitgliederschwund-welche-krankenkassen-zu-den-unpopulaersten-zaehlen-3336#

Market Access & Health Policy: Apotheken in Pantoffelnähe, Artikel vom 10.03.2011, online: https://www.healthpolicy-online.de/industrie/apotheken-in-pantoffelnaehe.

n-tv: Kostenfaktor Versand – Online-Apotheken im Test, Artikel vom 12.09.2018, online: https://www.n-tv.de/ratgeber/tests/Online-Apotheken-im-Test-article20476168.html sowie Website des Deutschen Instituts für Service-Qualität, online: https://disq.de/2018/20180912-Online-Apotheken.html Zugriff: 09.04.19.

Österreichische Apothekerkammer, online: https://www.apotheker.or.at/internet/oeak/NewsPresse.nsf/WebTeaser/NewsTeaser.

Österreichische Apothekerkammer: Apothekerpreise, online: https://www.apotheker.or.at/internet/oeak/ST/STNewsPresse.nsf/print/2B6243821B95E94EC1258011003F82ED.

Pharmazeutische Zeitung: Apothekenstärkungsgesetz – FDP drängt auf mehr Transparenz, Artikel vom 18.06.2020, online: www.pharmazeutische-zeitung.de/fdp-draengt-auf-mehr-transparenz-118360, Zugriff: 29.06.20.

Pharmazeutische Zeitung: Aut simile, online: https://www.pharmazeutische-zeitung.de/aut-simile, Zugriff: 06.07.20.

Pharmazeutische Zeitung: BAH – Rabattverträge gefährden Versorgungssicherheit, Artikel vom 12.06.2019, online: https://www.pharmazeutische-zeitung.de/rabattvertraege-gefaehrden-versorgungssicherheit.

Pharmazeutische Zeitung: Bundesrat – Die Importquote bleibt, Artikel vom 28.06.2019, online: https://www.pharmazeutische-zeitung.de/die-importquote-bleibt.

Pharmazeutische Zeitung: Gesundheitspolitik – Ist die Hoffnung grün?, Artikel vom 18.01.2011, online: https://www.pharmazeutische-zeitung.de/ausgabe-032011/ist-die-hoffnung-gruen.

Pharmazeutische Zeitung: Interview – „Das TSVG ist ein Meilenstein", Artikel vom 15.03.2019, online: https://www.pharmazeutische-zeitung.de/das-tsvg-ist-ein-meilenstein.

PHARM-CHF-Studie (Pharmacy-based interdisciplinary intervention for patients with chronic heart failure), online: http://www.pharm-chf.de/mdb/web/patienten/

PHARM-CHF-Studie (Pharmacy-based interdisciplinary intervention for patients with chronic heart failure), online: https://www.pharm-chf.de/mdb/web/ziele-struktur.

Presseportal: Bundesärztekammer – 122. Deutscher Ärztetag: Antibiotikaproduktion nach Europa zurückverlagern, Pressemeldung vom 31.05.2019, online: https://www.presseportal.de/pm/9062/4285201.

Prof. Kaapke Projekte: Überprüfung der Leistungsfähigkeit des Arzneimittel-Versandhandels – Eine Studie im Auftrag der NOWEDA Apothekergenossenschaft eG, Ludwigsburg 2018.

PTA heute: Fortbildungs-Cockpit, online: https://www.ptaheute.de/fortbildung/e-learning/e-learning-importarzneimittel/importquote-und-15-15-regel.

Radio Sauerland, online: https://www.radiosauerland.de/sauerland/lokalnachrichten/lokalnachrichten/archive/2019/05/08/article/-158c0c15c9.html.

Reuters: Neue Gentherapie von Novartis könnte Millionen kosten, Artikel vom 05.11.2018, online: https://de.reuters.com/article/schweiz-novartis-gentherapie-idDEKCN1NA1Y4.

Roland Berger: Studie zur Versorgungssicherheit mit Antibiotika – Wege zur Produktion von Antibiotikawirkstoffen in Deutschland bzw. der EU (Ergebnisbericht), 11/2018, online: https://www.progenerika.de/wp-content/uploads/2018/11/20181115_ProGenerika_Antibiotikastudie2018_final.pdf.

securPharm e. V., online: http://www.securpharm.de/nmvo.

securPharm-Faktenblatt: Arzneimittelfälschungen, Stand: 23.11.2018, online: https://www.securpharm.de/wp-content/uploads/2018/12/Faktenblatt-Arzneimittelf%C3%A4lschungen.pdf, Zugriff: 02.04.19.

Silver Tipps: Schnäppchenjagd – Medikamente im Ausland kaufen, online: https://www.silver-tipps.de/medikamente-im-ausland-kaufen.

Spiegel: Krankengeld und Reha – Widerspruch bei der Krankenkasse lohnt sich, Artikel vom 06.07.2019, online: https://www.spiegel.de/wirtschaft/service/krankengeld-oder-reha-so-bekommen-sie-ihre-leistung-von-der-krankenkasse-a-1275935.html.

Spiegel: Lebensmittelhandwerk – Jeder dritte Fleischer und Bäcker gibt auf, Artikel vom 23.04.2019, online: https://www.spiegel.de/karriere/baecker-und-fleischer-jeder-dritte-betrieb-hat-aufgegeben-a-1263968.html.

Statista: Führende Backwaren-Filialisten in Deutschland nach Anzahl der Filialen 2018, online: https://de.statista.com/statistik/daten/studie/261281/umfrage/fuehrende-backwaren-filialisten-nach-anzahl-der-filialen.

Statista: Umsatz der größten Versandapotheken in Deutschland 2018, Veröffentlichungsdatum: 06.12.2019, online: de.statista.com/statistik/daten/studie/313328/umfrage/fuehrende-versandapotheken-nach-umsatz-in-deutschland, Zugriff: 29.06.20.

Statistisches Bundesamt, online: https://www.destatis.de.

Süddeutsche Zeitung: 375 Millionen Euro teurer Gesetzesvorschlag – Herr Spahn fragt nur die Apotheker, Artikel vom 20.01.2019, online: https://www.sueddeutsche.de/wirtschaft/millionen-euro-teurer-gesetzesvorschlag-herr-spahn-fragt-nur-die-apotheker-1.4295156, Zugriff: 28.03.19.

Tagesschau.de: Sensible Gesundheitsdaten – Sicherheitspanne bei Online-Apotheken, Artikel vom 24.05.2018, online unter https://www.tagesschau.de/inland/apotheken-datenleck-101.html, Zugriff: 15.04.19.

Tagesschau.de: Zahl der Betriebe seit 2008 – Jeder dritte Bäcker und Fleischer gibt auf, Beitrag vom 23.04.2019, online: https://www.tagesschau.de/wirtschaft/handwerk-101.html

T-online: Arzneimittel-Schlacht – Warum Pillen in Deutschland so teuer sind, online: https://www.t-online.de/finanzen/versicherungen/id_41053750/arzneimittel-sparplaene-warum-medikamente-in-deutschland-so-teuer-sind.html.

UPD Patientenberatung Deutschland: Monitor Patientenberatung 2018, Berichtszeitraum: 01.01.2018–31.12.2018, online: https://www.patientenberatung.de/dokumente/2018_upd_patientenmonitor.pdf.

Verband der Ersatzkassen – vdek: Verwaltungskosten, online: www.vdek.com/LVen/BAY/Politik/Verwaltungskosten/_jcr_content/par/download/file.res/Verwaltungskosten_Stand_November_2010_end.pdf, Zugriff: 27.02.2017.

vfa – Die forschenden Pharma-Unternehmen: Das Preisniveau für neue Arzneimittel in Deutschland sinkt, Artikel vom 09.05.2018, online: https://www.vfa.de/de/wirtschaft-politik/das-preisniveau-fuer-neue-arzneimittel-in-deutschland-sinkt.html, Zugriff: 10.04.19.

vfa – Die forschenden Pharma-Unternehmen: Versorgungsprobleme in Deutschland durch Parallelhandel mit Medikamenten, Stand (laut Grafik): 09.01.2019, online: https://www.vfa.de/de/wirtschaft-politik/artikel-wirtschaft-politik/versorgungsprobleme-in-deutschland-durch-parallelhandel-mit-medikamenten.html, Zugriff: 10.04.19.

Volksfreund: Gesundheit – Wohnortnahe Apotheken sind nicht selbstverständlich, Artikel vom 20.20.2019, online: https://www.volksfreund.de/region/daun/apotheker-sorgen-sich-um-versorgung-in-der-vulkaneifel_aid-36912233.

Wahlprogramm der SPD Thüringen zur Landtagswahl 2019, online: www.deutsche-apotheker-zeitung.de/news/artikel/2019/03/26/spd-thueringen-nimmt-gleichpreisigkeit-ins-wahlprogramm-auf?utm_campaign=kurzNach6&utm_source=20190326&utm_medium=newsletter&utm_keyword=article, Zugriff: 29.03.19.

WDR: Der lange Weg zum Arzneimittelgesetz – Hundert Jahre Gesetzeslücke, Artikel vom 24.11.2006, online: https://www1.wdr.de/archiv/contergan/contergan164.html.

Westdeutsche Allgemeine Zeitung: Gibt es in der Innenstadt zu viele Apotheken?, Artikel vom 15.02.2017, online: https://www.waz.de/staedte/hattingen/gibt-es-in-der-innenstadt-zu-viele-apotheken-id209614771.html.

Westfalenpost: Medizin – Hilchenbacher Apotheker sauer über Lieferengpässe, Artikel vom 12.05.2019, online: https://www.wp.de/staedte/wittgenstein/hilchenbacher-apotheker-sauer-ueber-lieferengpaesse-id217337213.html.

WHO Faktenblatt Arzneimittelfälschungen, 2012.

WHO Faktenblatt Arzneimittelfälschungen, Januar 2018.

Wikipedia: Bottrop, online: https://de.wikipedia.org/wiki/Medizinskandal_Alte_Apotheke_Bottrop.

Wikipedia: Contergan-Skandal, online: https://de.wikipedia.org/wiki/Contergan-Skandal.

Wikipedia: Gustav Kuschinsky, online: https://de.wikipedia.org/wiki/Gustav_Kuschinsky.

Wikipedia: Importarzneimittel, online: https://de.wikipedia.org/wiki/Importarzneimittel.

Wikipedia: Notfalldepot, online: https://de.wikipedia.org/wiki/Notfalldepot.

Wikipedia: Valsartan, online: https://de.wikipedia.org/wiki/Valsartan.

Wikipedia: Zur Geschichte des AMGs, online: https://de.wikipedia.org/wiki/Arzneimittelgesetz_(Deutschland)#Geschichte.

Zentralverband des Deutschen Bäckerhandwerks e. V., online: https://www.baeckerhandwerk.de.

Abbildungsverzeichnis

Tabellenverzeichnis